H. Dehn, H. Löhr, F. El-Hamouti, D. Scivoli,
N. El Bondouhi, C. Röthel, V. Kraus
sowie J. Witzke-Gross, J. Gross

Langzeit-EKG-Auswertung einfach gemacht

AF643356

H. Dehn, H. Löhr, F. El-Hamouti, D. Scivoli,
N. El Bondouhi, C. Röthel, V. Kraus
sowie J. Witzke-Gross, J. Gross

Langzeit-EKG-Auswertung einfach gemacht

Mit einem Vorwort von Herrn Prof. Dr. med. Jörg Neuzner, ehemaliger Direktor der Klinik für Herz- und Kreislauferkrankungen am Klinikum Kassel

319 Abbildungen
5 Tabellen

lehmanns media

Bibliografische Information der Deutschen Nationalbibliothek
Die Deutsche Nationalbibliothek verzeichnet diese Publikation in der Deutschen Nationalbibliografie; detaillierte bibliografische Angaben sind im Internet unter
`http://www.dnb.de` abrufbar.

Alle Rechte vorbehalten
Dieses Werk, einschließlich aller seiner Teile, ist urheberrechtlich geschützt. Jede Verwertung außerhalb der engen Grenzen des Urheberrechtsgesetzes ist ohne Zustimmung des Verlages unzulässig und strafbar. Das gilt insbesondere für Vervielfältigungen, Übersetzungen, Mikroverfilmungen, Verfilmungen und die Einspeicherung und Verarbeitung auf DVDs, CD-ROMs, CDs, Videos, in weiteren elektronischen Systemen sowie für Internet-Plattformen.

2025. Unveränderter Nachdruck der 4., überarbeiteten und erweiterten Auflage 2021
© Lehmanns Media GmbH, Berlin
Helmholtzstr. 2-9
10587 Berlin
verlag@lehmanns.de
Illustrationen und Abbildungen: Praxis Dres. med. J. Witzke-Gross und J. Gross

Satz & Layout: LaTeX(Zapf Palatino) Volker Thurner, Berlin
Druck und Bindung: Elanders • Waiblingen
ISBN 978-3-96543-203-1

www.lehmanns.de

Inhaltsverzeichnis

Vorwort

Die kontinuierliche Erfassung und Registrierung des Elektrokardiogramms, eine Leistung des amerikanischen Wissenschaftlers Norman J. Holter, begleitet die Kardiologie als ein wesentliches diagnostisches Verfahren seit mehr als 60 Jahren. Technischer Fortschritt hat die Diagnostik vereinfacht, sicherer und leistungsfähiger gemacht. Weitere positive methodische Attribute werden die Zukunft dieses nicht-invasiven diagnostischen Verfahrens in der Kardiologie sichern.
Das Buch „Langzeit-EKG-Auswertung einfach gemacht" stellt den Komplex Langzeit-EKG in vielen unterschiedlichen Aspekten dar. In klarer inhaltlicher Gliederung erfolgt die Abhandlung administrativer Inhalte, eine Übersicht zur Indikationsstellung, die Darstellung technisch apparativer Aspekte, eine umfangreiche Darstellung sehr sehenswerter EKG Beispiele und ein Abschnitt zur automatischen computergestützten Auswertung. Das Buch schließt mit einem EKG-Quiz zur Selbstkontrolle des Lesers. Die 283 Abbildungen sind repräsentativ und sehr gut erklärt.
Für dieses Buch kann ohne Einschränkung die wertvolle Umschreibung gelten: „aus der Praxis für die Praxis". Aus der beispielhaften Initiative von Mitarbeiterinnen und Mitarbeitern einer kardiologisch-angiologischen Praxis wurde eine sehr lesenswerte Anleitung zum Einstieg in die Auswertung von Langzeit-EKG.
Das Buch „Langzeit-EKG-Auswertung einfach gemacht" richtet sich an alle die mit der Auswertung von Langzeit-EKG beginnen, wie medizinische Fachangestellte, Krankenpflegekräfte als auch junge Ärztinnen und Ärzte und schließt damit eine Lücke in diesem Bereich deutschsprachiger Fachliteratur.
Dem vorliegenden Buch wünsche ich eine breite Leserschaft in Praxen und Kliniken, denn nicht weniger hat die beispielhafte Initiative der Autorinnen und Autoren aus Rüsselsheim verdient.

Kassel im Frühjahr 2017

Prof. Dr. med. Jörg Neuzner

Einleitung

Langzeit-EKG-Auswerten kann so spannend sein und zudem Spaß machen, wenn man versteht, was im Erregungskreislauf so vor sich geht und die verschiedenen Herzrhythmusstörungen erkennen kann.
Als MFAs der Facharztpraxis für Kardiologie/Angiologie Dres. med. Jutta Witzke-Gross und Joseph Gross in Rüsselsheim ist es unter anderem unsere Aufgabe, nach intensiver Einarbeitung, die von der Langzeit-EKG-Software herausgesuchten Herzrhythmusstörungen zu überprüfen, gegebenenfalls zu korrigieren sowie mit weiteren relevanten Beispielen, wie etwa aus der Seiten-Ansicht, zu ergänzen. Unsere Befunde werden anschließend von unseren Ärzten zeitnah überprüft und wenn nötig nachgebessert. So entsteht für uns eine permanente Rückkopplung, die uns sehr hilft, unsere Kenntnisse zu verbessern. Außerdem sammeln wir alle interessanten und /oder schwierigen Beispiele, um sie im Rahmen von Praxis internen Fortbildungen im Team noch einmal zu besprechen. So können wir alle aus Fehlern lernen und unser Wissen vertiefen.
Im Rahmen unserer Langzeit-EKG-Auswertungen und auch zur Einarbeitung neuer MFAs hätten wir uns ein einfaches Handbuch zu diesem Thema gewünscht. Allerdings gibt es dazu auf dem Markt nur wenige einfache und auch für Nicht-Mediziner verständliche Bücher. So reifte in uns der Entschluss, ein eigenes Buch mit vielen Beispielen und so wenig Text wie möglich bzw. nötig zu entwerfen. Unsere Idee dabei war, das Buch sehr praxisnah zu gestalten und die Vorgänge der Auswertung so zu beschreiben, wie wir sie von unserer Praxis kennen. Natürlich ist eine Kenntnis der elektrophysiologischen Vorgänge am Herzen wichtig, um die Herzrhythmusstörungen zu verstehen und sie erkennen zu können; daher sind auch die entsprechenden Kapitel im Buch zu finden. Bei der praktischen Auswertung der Langzeit-EKGs geht man allerdings anders vor. Man leitet von der Morphologie der Rhythmusstörungen die Differentialdiagnose ab. Die Auswerte-Software teilt uns die Auffälligkeiten in der Registrierung in verschiedene Kategorien auf, zum Beispiel Pausen, Bradykardien oder Tachykardien. Die in diesem Buch genannten Kriterien sollen die Auswerter dabei unterstützen, zu korrekten elektrokardiographischen Diagnosen zu kommen. **Allerdings haben wir absichtlich Angaben zur Klinik und Therapie vermieden, da wir uns nur auf die Auswertung von Langzeit-EKGs konzentrieren wollten. Die Konsequenzen aus den Langzeit-EKG-Befunden anhand der Anamnese, Klinik und aktuellen Medikation zu ziehen ist die Aufgabe des behandelnden Arztes.**
Jetzt liegt „unser Werk“ vor! Wir würden uns wünschen, dass unsere Leser von diesem einfachen Buch genauso begeistert sind wie wir, und dass es ihnen bei der Auswertung von Langzeit-EKGs hilfreich ist.

Nachtrag anlässlich der 2. Auflage

Aufgrund der vielfachen und sehr positiven Resonanz haben wir uns in Absprache mit dem Verlag dazu entschlossen, eine zweite Auflage unseres Buches herauszubringen. In der Zwischenzeit haben wir fleißig weitere EKG-Streifen gesammelt. Es ist uns somit möglich, in der neuen Ausgabe einzelne EKG-Beispiele aus der ersten Version des Buches gegen aussagekräftigere Beispiele auszutauschen sowie neue EKG-Streifen hinzuzufügen. Des Weiteren wurde als Lernanreiz das Quiz-Kapitel erweitert.

Nachtrag anlässlich der 3. Auflage und 4. Auflage

Im Vergleich zur 2. Auflage haben wir das 4. Kapitel bezüglich der elektrischen Vorgänge am Herzen optimiert und einige weitere EKG-Beispiele gegen anschaulichere Streifen ausgetauscht.

Wir wünschen weiterhin viel Spaß mit dem Buch! **Helma Dehn und Heike Löhr, im Namen unseres Teams**

Abkürzungsverzeichnis

A	Atrium
AAI	Stimulation und Wahrnehmung im Vorhof (Schrittmacher)
Abb.	Abbildung
anschl.	anschließend
AV	atrioventrikulär
AVJRT	atrioventrikuläre junktionale Reentry-Tachykardie
AVRT	atrioventrikuläre Reentry-Tachykardie
Bsp.	Beispiel
bzw.	beziehungsweise
CRT	Cardiac Resynchronization Therapy (Schrittmacher mit biventrikulärer Stimulation)
DDD	Stimulation und Wahrnehmung im Vorhof und Ventrikel (Schrittmacher)
d. h.	das heißt
EKG	Elektrokardiogramm
ggfs.	gegebenenfalls
HF	Herzfrequenz
HRV	heart rate variability, Herzfrequenzvariabilität
KBV	kassenärztliche Bundesvereinigung
KHK	koronare Herzkrankheit
LA	linkes Atrium (linker Vorhof)
LGL	Lown-Ganong-Levine (-Syndrom)
LV	linker Ventrikel (linke Kammer)
MFA	Medizinische Fachangestellte
ms	Millisekunde
QTc	korrigierte QT-Zeit
RA	rechtes Atrium (rechter Vorhof)
regelm.	regelmäßig
R-R-Abstand	Abstand zwischen 2 R-Zacken von 2 aufeinanderfolgenden QRS-Komplexen
RV	rechter Ventrikel (rechte Kammer)
s.	siehe
SA	sinuatrial
Schl./Min.	Schläge/Minute
SDNN	Standard Deviation of Normal to Normal R-R-Intervals
Sek.	Sekunde
SR	Sinusrhythmus
SVES	supraventrikuläre Extrasystole
SVT	supraventrikuläre Tachykardie
TENS	transkutane elektrische Nervenstimulation
TIA	transitorische ischämische Attacke
u. a.	unter anderem
usw.	und so weiter
V	Ventrikel
VAT	Wahrnehmung im Vorhof, durch Triggerung Stimulation im Ventrikel (Schrittmacher)
v. a.	vor allem
Verd.	Verdacht
VES	ventrikuläre Extrasystole
VT	ventrikuläre Tachykardie
VVI	Stimulation und Wahrnehmung im Ventrikel (Schrittmacher)
WPW	Wolff-Parkinson-White (-Syndrom)
z. B.	zum Beispiel
z. T.	zum Teil

1 Indikationen zur Langzeit-EKG-Registrierung

- Synkopen, Sturz unklarer Ursache,
- Verspürte Herzrhythmusstörungen, wie z. B. Anfälle von Herzrasen,
- Dokumentierte Herzrhythmusstörungen im Ruhe- bzw. Belastungs-EKG,
- Erniedrigte oder erhöhte Herzfrequenz im Ruhe-EKG,
- Transitorische ischämische Attacke (TIA) oder Schlaganfall (auf der Suche nach Phasen von Vorhofflimmern/-flattern),
- Therapiekontrolle bei vorbekannten Herzrhythmusstörungen,
- Koronare Herzkrankheit (KHK),
- Herzklappenfehler,
- Herzfehlbildungen,
- Eingeschränkte linksventrikuläre Pumpenfunktion,
- Kardiomyopathien,
- Herzmuskelentzündung,
- Schlafapnoe,
- Chronisch obstruktive Ventilationsstörung,
- Wolff-Parkinson-White-Anomalie (WPW),
- Lown-Ganong-Levine-Anomalie (LGL),
- Verdacht auf Dysfunktion eines Herzschrittmachers,
- Diabetes mellitus (auf der Suche nach asymptomatischer „stummer" Myokardischämie bzw. Neuropathie des Herzens),
- Mögliche Verlängerung der korrigierten QT-Zeit (QTc), z. B. unter Psychopharmaka,
- Verdacht auf Brugada-Syndrom.

Anmerkung: Bei der Vielzahl der Indikationen kann natürlich nicht bei jedem Patienten ein Event-Rekorder implantiert werden, sodass uns die Langzeit-EKG-Registrierung bzw. -Auswertung sicherlich noch lange begleiten wird.

2 Langzeit-EKG-Richtlinie der kassenärztlichen Bundesvereinigung (Stand vom 1.1.2015)[1]

„Langzeit-elektrokardiographische Untersuchungen dürfen in der kassenärztlichen Versorgung nur solche Ärzte durchführen, die der Kassenärztlichen Vereinigung nachgewiesen haben, dass sie die nachfolgenden Anforderungen an die persönliche Qualifikation sowie die apparativen Voraussetzungen erfüllen.

A. Fachliche Voraussetzungen

1. *Die Durchführung Langzeit-elektrokardiographischer Untersuchungen erfordert eingehende Kenntnisse des Arztes in der Elektrokardiographie mit der Fähigkeit, auch seltene Rhythmusstörungen unter erschwerten Bedingungen (z. B. bei Artefakt-Überlagerung) zu erkennen.*

2. *Langzeit-elektrokardiographische Untersuchungen dürfen daher nur von solchen Ärzten durchgeführt werden, welche nachgewiesen haben, dass sie mindestens 100 kontinuierlich aufgezeichnete Langzeit-EKG-Untersuchungen, einschließlich Auswertung und Beurteilung, selbständig durchgeführt haben.*

B. Apparative Voraussetzungen

3. *Langzeit-EKG-Untersuchungen dürfen in der kassenärztlichen/vertragsärztlichen Versorgung nur mit solchen Geräten durchgeführt werden, die den nachfolgend genannten Voraussetzungen entsprechen:*

   1) *Die Geräte müssen eine kontinuierliche Aufzeichnung über 24 Stunden bei simultaner, mindestens 2-kanaliger EKG-Ableitung gewährleisten.*
   2) *Die kontinuierliche oder diskontinuierliche Auswertung muss sicherstellen, dass alle wichtigen Ereignisse erfasst werden. Als wichtige Ereignisse gelten:*
      - *Asystolie über 2,0 sec. Dauer,*
      - *supraventrikuläre Tachykardie*
      - *Vorhofflimmern,*
      - *Vorhofflattern,*
      - *ventrikuläre Extrasystolen,*
      - *höhergradige tachykarde ventrikuläre Rhythmusstörungen,*
      - *Kammertachykardie,*
      - *Kammerflattern,*
      - *Kammerflimmern.*
   3) *Der im Auswertesystem verfügbare Dokumentationsspeicher muss gewährleisten, dass auch bei gehäuft auftretenden Ereignissen eine in quantitativer Hinsicht korrekte Beurteilung möglich ist.*

[1] Quelle: `http://www.kbv.de/media/sp/Langzeit_EKG.pdf`

C. Genehmigungsverfahren

4. *Der Antrag auf Durchführung und Abrechnung Langzeit-elektrokardiographischer Untersuchungen ist bei der zuständigen Kassenärztlichen Vereinigung zu stellen. Dem Antrag sind die erforderlichen Zeugnisse und Bescheinigungen über das Vorliegen der fachlichen Voraussetzungen nach Abschnitt A sowie der apparativen Voraussetzungen nach Abschnitt B beizufügen. Der Nachweis der Berechtigung zum Führen der Gebietsbezeichnung „Arzt für Innere Medizin" gilt als Nachweis der fachlichen Voraussetzungen nach Abschnitt A. Eine Gewährleistungsgarantie des Herstellers, dass das verwendete Gerät den in Abschnitt B genannten Voraussetzungen entspricht, gilt - vorbehaltlich einer Prüfung der Angaben durch die Kassenärztliche Vereinigung - als Nachweis der apparativen Voraussetzungen nach Abschnitt B.*

5. *Über die Genehmigung zur Durchführung und Abrechnung von Langzeit-EKG-Untersuchungen entscheidet die Kassenärztliche Vereinigung. Bestehen trotz der vorgelegten Zeugnisse und Bescheinigungen nach Abschnitt A begründete Zweifel an der fachlichen Befähigung des antragstellenden Arztes, so ist die Qualifikation in einem Fachgespräch (Kolloquium) vor der hierfür bei der Kassenärztlichen Vereinigung eingerichteten Kommission zu überprüfen. Das Kolloquium kann frühestens nach drei Monaten wiederholt werden."*

3 Artefaktbildung

Eine gute Anlagetechnik des Langzeit-EKG-Aufnahmegeräts ist das „A und O“ einer guten Registrierungsqualität und damit einer optimalen Auswertung. Allerdings gibt es auch Artefakte durch Bewegungen des Patienten, durch defekte Aufnahmegeräte oder durch externe Einflüsse.

3.1 Durch die Anlagetechnik und die Elektroden bedingte Artefakte

- Die Haut des Patienten sollte mit Küchenpapier und Haut-Desinfektionsmittel großzügig entfettet werden, um die Klebefähigkeit der Klebeelektroden zu verbessern. Kosmetik-Öle und Cremes verursachen eine sehr schlechte Registrierungsqualität.
- Bei Körperbehaarung den Patienten vor dem Anbringen der Klebeelektroden unbedingt rasieren, da sich sonst die Elektroden ablösen könnten.
- Die Verwendung von Klebeelektroden mit Solid Gel und einem Durchmesser von 55 mm ist nach unserer Erfahrung aufgrund der guten Klebefähigkeit der Elektroden vorteilhaft.
- Bei stark schwitzenden Patienten und/oder im Sommer empfiehlt es sich nach unserer Erfahrung, Klebeelektroden mit Lochvlies-Klebefläche zu benutzen.
- Die Klebeelektroden sollten *vor dem Anbringen auf den Körper* mit den Leitungen verbunden werden, damit das Elektroden-Gel nicht herausgedrückt wird und zur Ablösung der Klebeelektroden führt.
- Die Klebeelektroden sollten oberhalb der getasteten Knochen geklebt werden, um Artefakte durch die Muskulatur zu vermeiden, da die Muskelpotentiale zu einer fein verzitterten Grundlinie führen können.

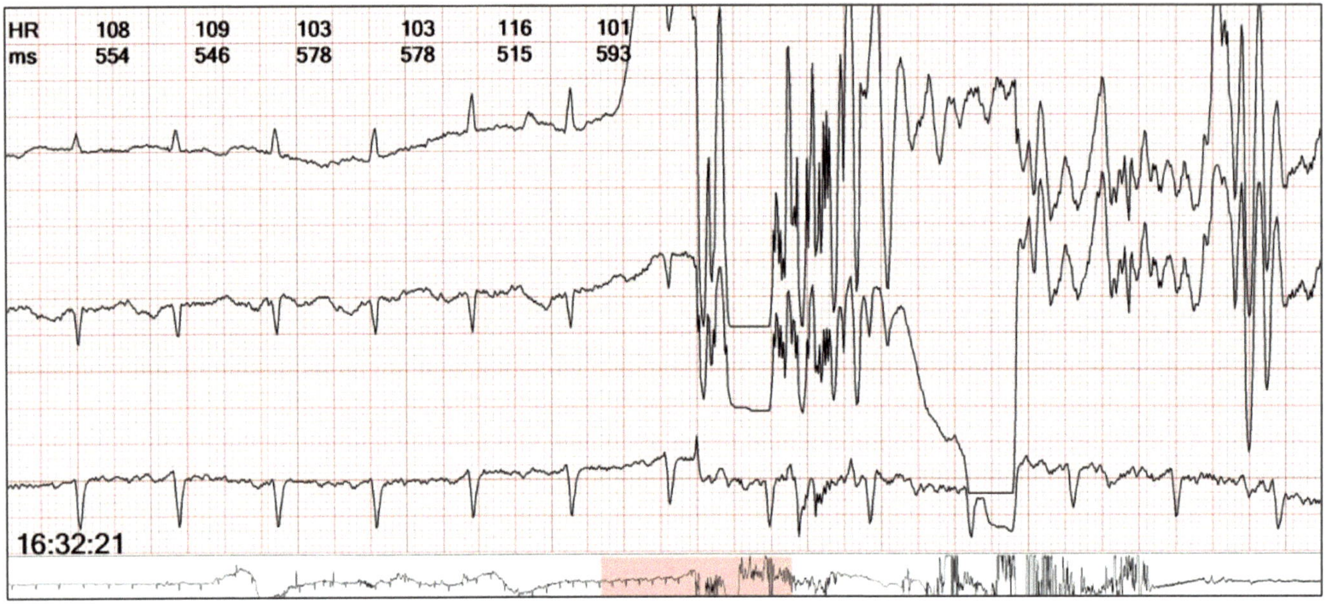

Abbildung 1: Störung der Langzeit-EKG-Registrierung infolge Ablösung der Klebeelektroden

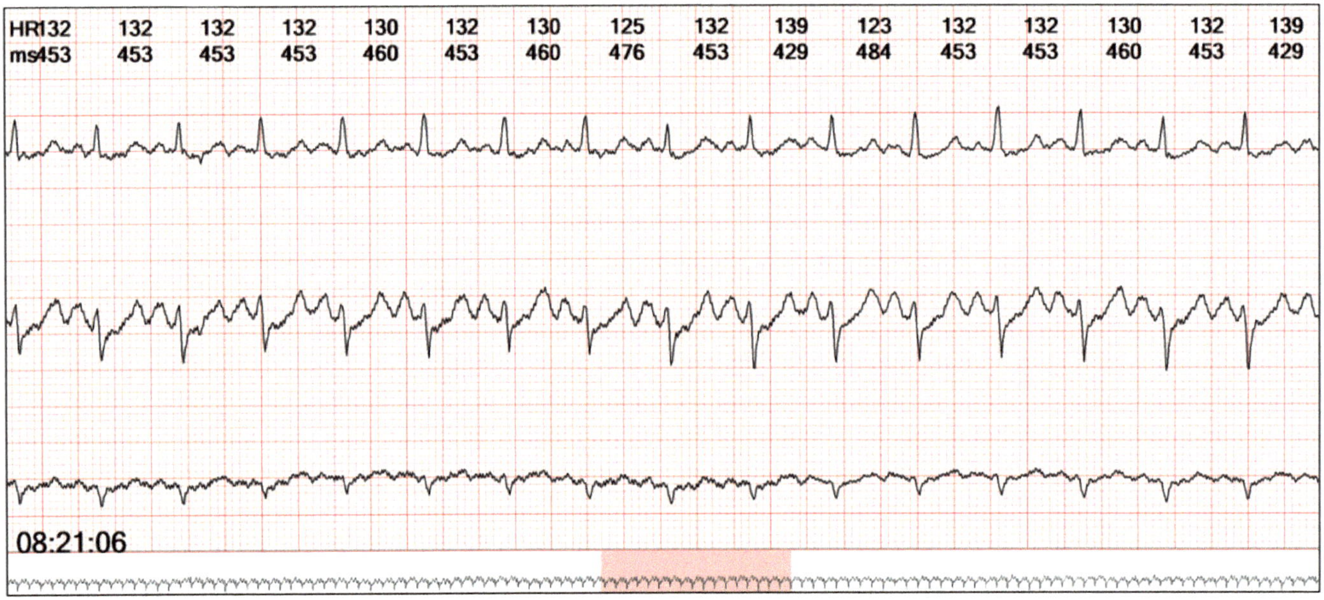

Abbildung 2: Feine Verzitterung in allen Kanälen (Muskelpotentiale)

3.2 Durch den Patienten bedingte Artefakte

Trotz guter Anlagetechnik kann es, vor allem bei schnelleren Bewegungsabläufen (Joggen, Radfahren, Rasieren, Kratzen usw.), zu starker Artefaktbildung kommen.
Artefakte können sogar ähnlich wie eine ventrikuläre Tachykardie aussehen.

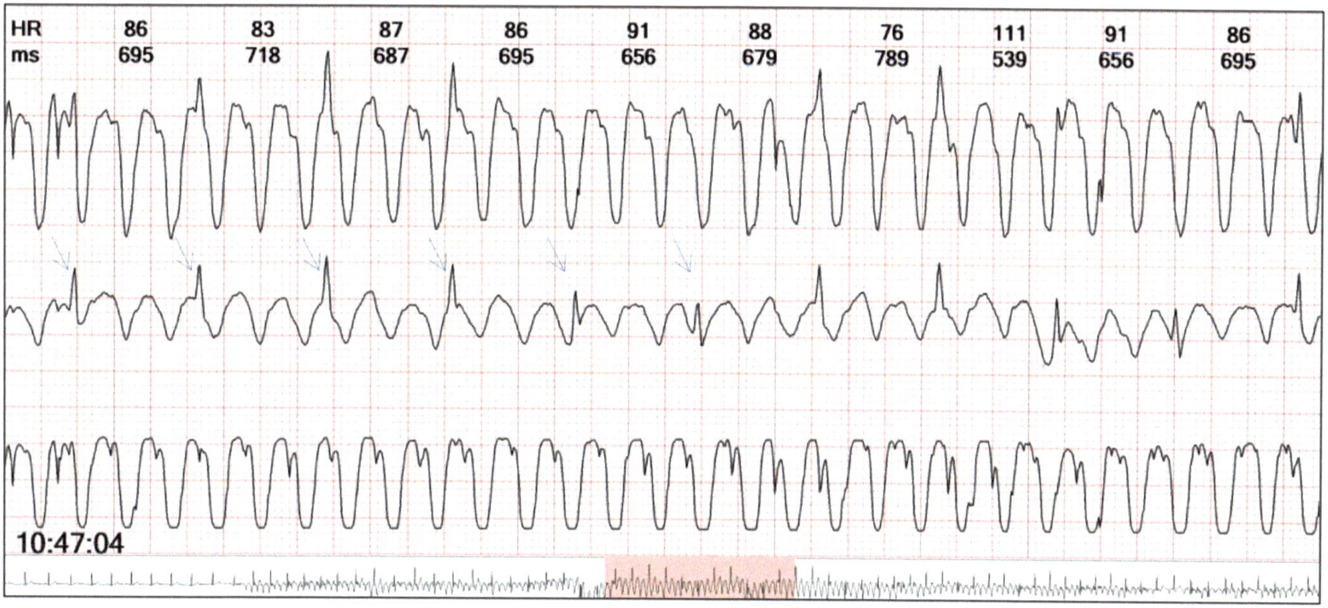

Abbildung 3: Starke Bewegungsartefakte. Im Kanal 2 sind die Spitzen der QRS-Komplexe erkennbar!

3.3 Durch den Rekorder bedingte Artefakte

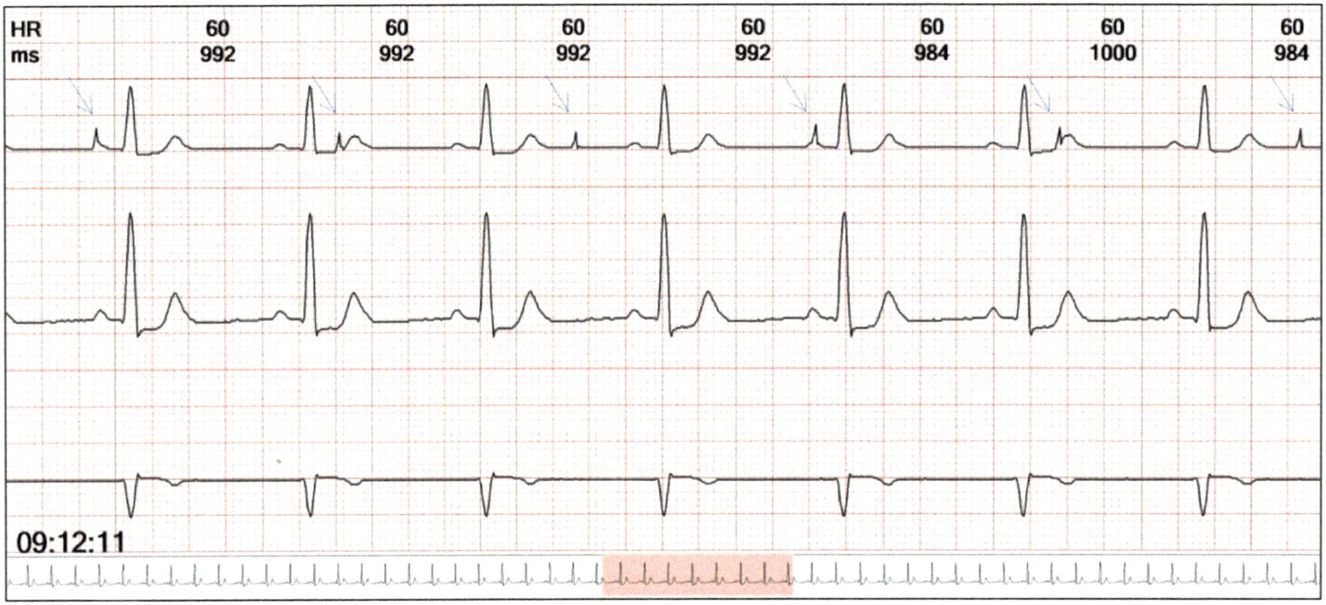

Abbildung 4: Spikeähnliche Artefakte im 1. Kanal durch defektes Aufnahmegerät, kein Schrittmacherträger

Eine defekte Platine des Aufnahmegeräts kann spikeähnliche Artefakte verursachen (Verwechslungsgefahr mit Schrittmacherimpulsen).

3.4 Durch die Kabel bedingte Artefakte

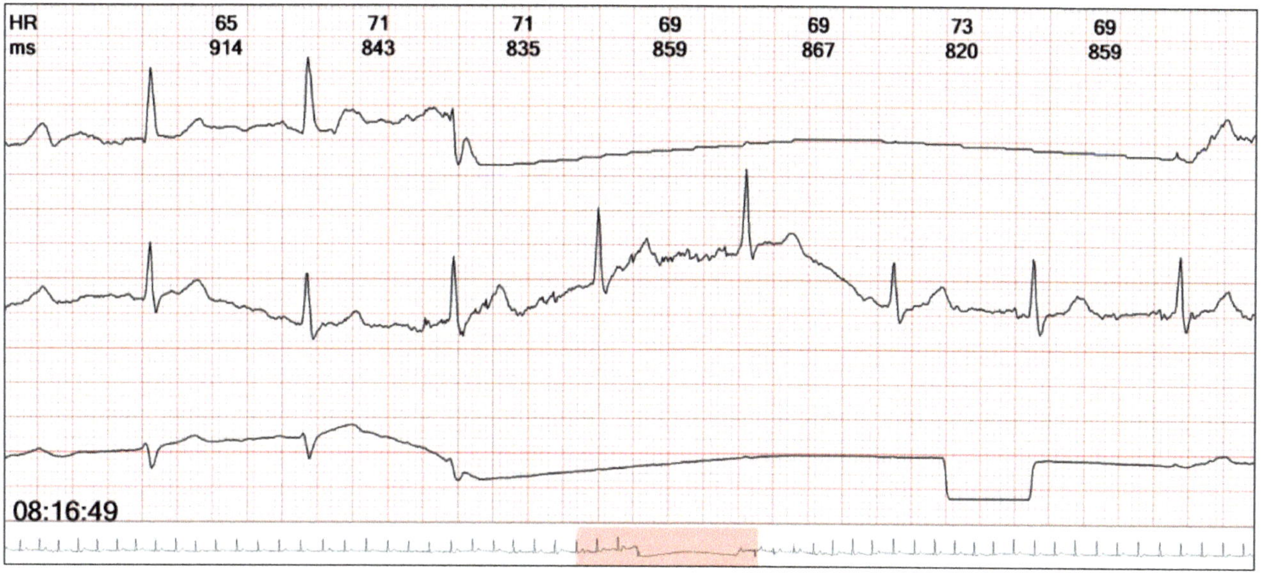

Abbildung 5: Zeitweise keine Registrierung im 1. und 3. Kanal

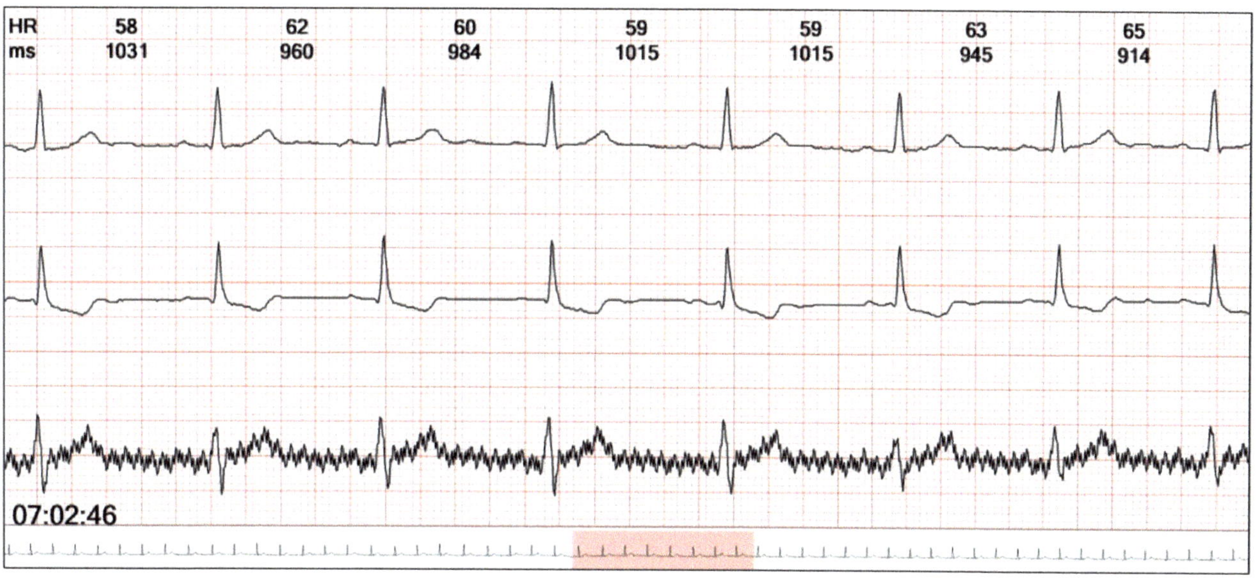

Abbildung 6: Starke Verzitterung im 3. Kanal durch defekte Kabel

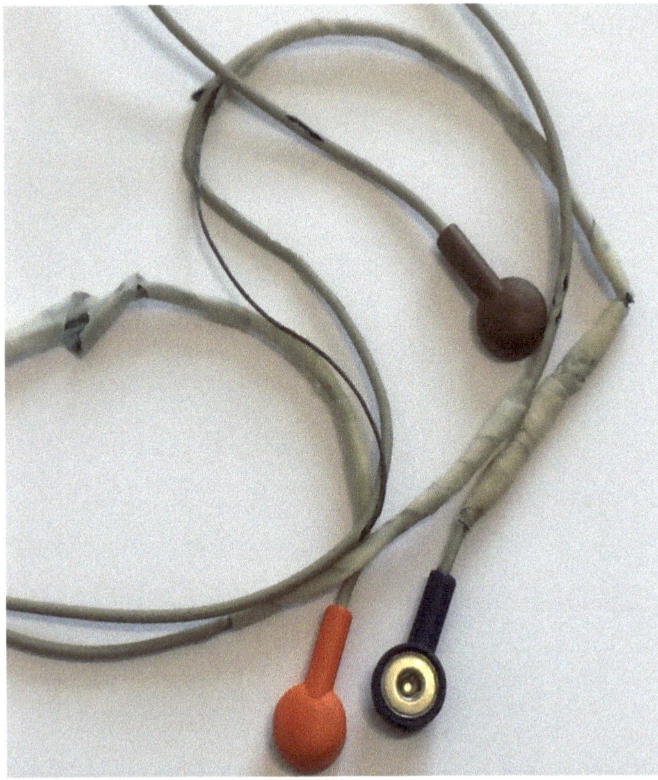

Abbildung 7: Über den Zustand der benutzten Kabel kann man sich manchmal nur wundern!

Wenn mehrere Registrierungen in Folge eine schlechte Qualität aufweisen, lohnt sich eine Überprüfung des Aufnahmegeräts. Bei dem Zustand der Kabel auf der obigen Abbildung wundert man sich, dass die Patienten überhaupt bereit sind, sich ein Langzeit-EKG anlegen zu lassen!

3.5 Durch externe Geräte bedingte Artefakte

Durch die Benutzung von elektrischen Geräten (z. B. TENS-Gerät) können ebenfalls starke Artefakte entstehen.

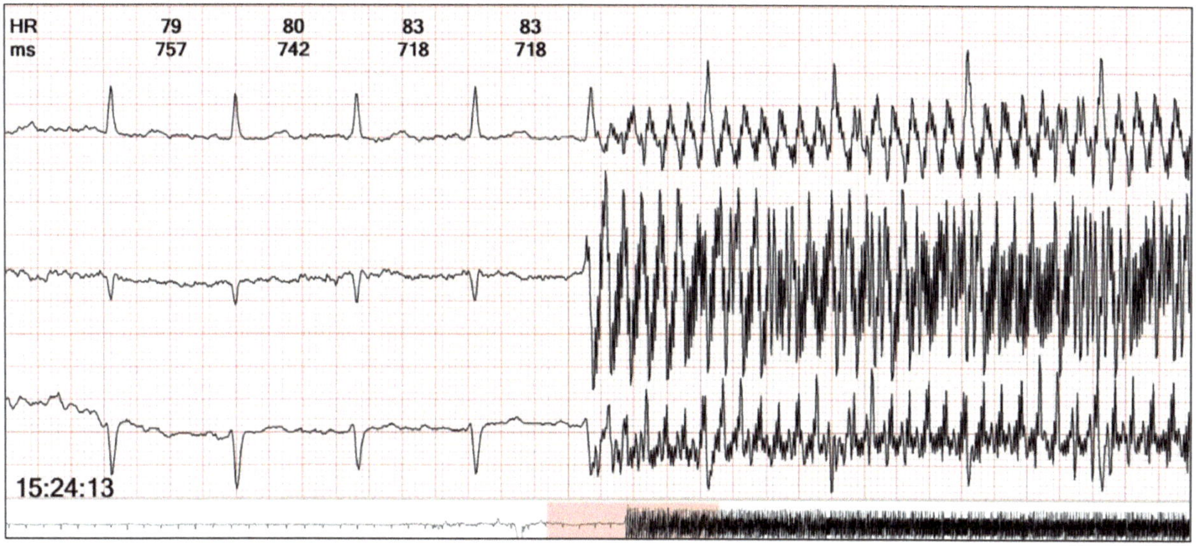

Abbildung 8: Benutzung eines TENS-Gerätes während der Registrierung ab 15:24

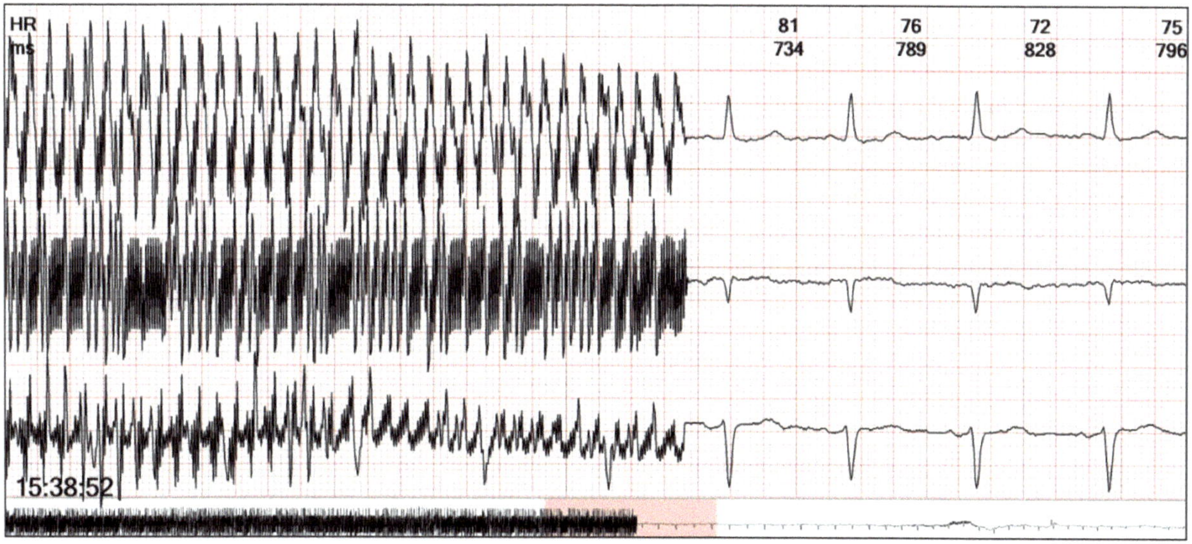

Abbildung 9: Benutzung eines TENS-Gerätes während der Registrierung bis 15:38

4 Grundlagen der elektrischen Vorgänge am Herzen

4.1 Normaler Erregungsablauf

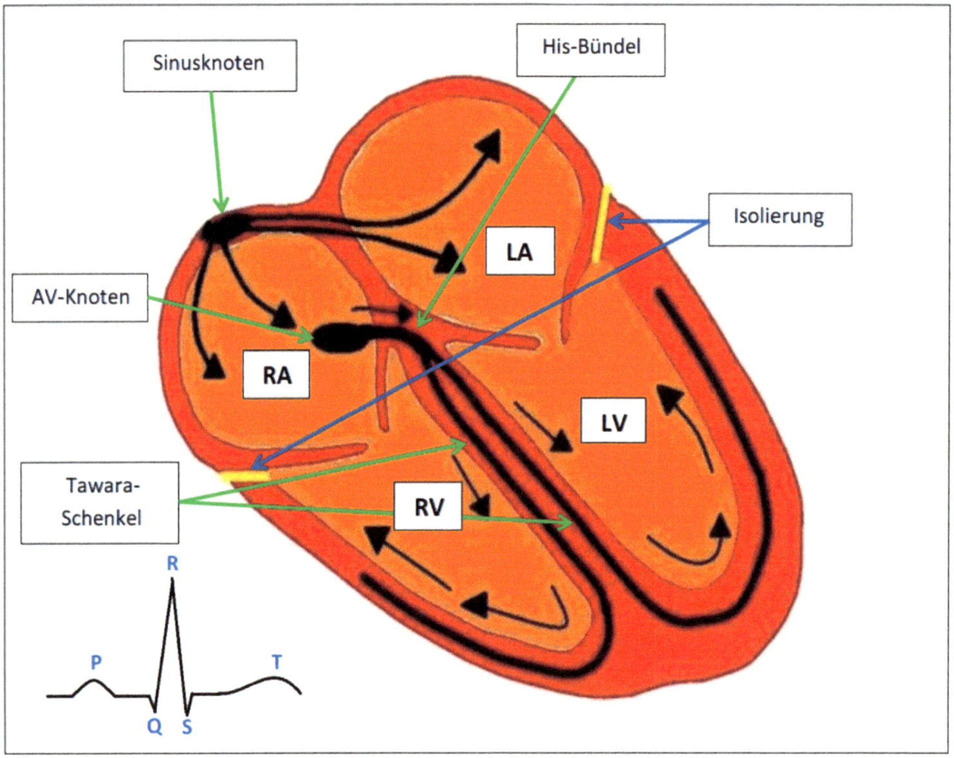

Abbildung 10: Normaler Erregungsablauf

Sinusknoten -> AV-Knoten -> His-Bündel -> Tawara-Schenkel -> Purkinje-Fasern

Bei Sinusrhythmus (Normalfall) entstehen im **Sinusknoten** automatische, elektrische Impulse, die im EKG *nicht* durch eine eigene Welle erkennbar sind. Der Sinusknoten als eigener „Schrittmacher des Herzens" liegt im oberen Bereich des rechten Vorhofs (Ersatzrhythmen s. Kapitel 5.2).
Die Erregung breitet sich dann über die Muskulatur der Vorhöfe (RA und LA) aus und führt zu deren Erregung und Kontraktion (**P-Welle**).
Dann erreicht der elektrische Strom (Depolarisationswelle) den atrioventrikulären Knoten (**AV-Knoten**) am Boden des rechten Vorhofs. Im AV-Knoten wird die Erregung zeitlich verzögert und an das **His-Bündel** weitergeleitet. Im Normalfall kann die Erregung nur diesen Weg nehmen, da **die Vorhöfe (A) von den Ventrikeln (V)** elektrisch **isoliert** sind. AV-Knoten und His-Bündel werden zusammen „**Junktion**" genannt und sind *nicht* im EKG durch eine Welle erkennbar.

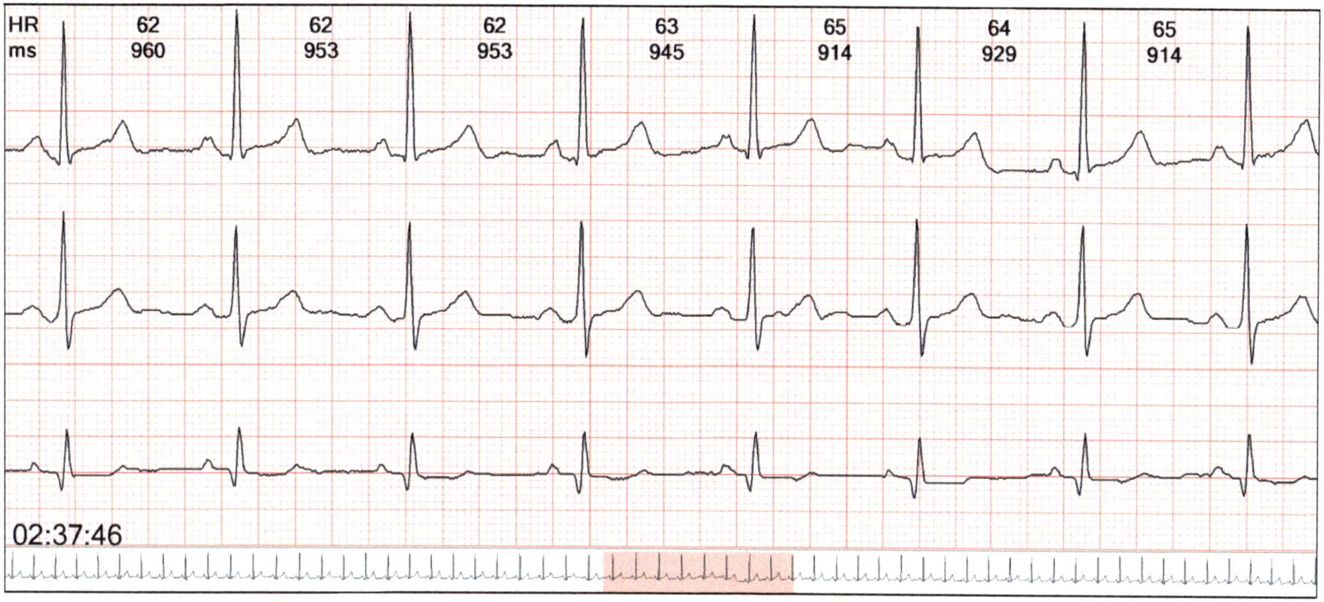

Abbildung 11: Normofrequenter Sinusrhythmus

Vom His-Bündel aus verteilt sich die elektrische Erregung weiter über die **Tawara-Schenkel** (*keine* eigene Welle im EKG) und anschließend über die **Purkinje-Fasern** zu den Ventrikeln und verursacht deren Erregung und Kontraktion (**QRS-Komplex**).
Die Rückbildung der Erregung in den Ventrikeln ist im EKG durch die **T-Welle** erkennbar. Manchmal findet sich nach der **T-Welle** noch eine kleine Nachschwankung (**U-Welle**).
Als **Refraktärzeit** wird der Zeitraum bezeichnet, in dem sich ein erregter Knoten wie auch eine erregte Bahn nach einer Depolarisation erholen müssen, bevor sie wieder aktiv sein können.
Als **vulnerable Phase** wird eine Phase am Ende der Refraktärzeit beschrieben, in der Teile vom Myokard noch refraktär und andere Teile schon erregbar sind. Eine Stromabgabe durch einen Schrittmacher oder eine frühzeitig einfallende ventrikuläre Extrasystole können in dieser Phase zu schwerwiegenden ventrikulären Herzrhythmusstörungen führen.
Bei einer angeborenen oder durch Medikamente erworbenen **Verlängerung der QT-Zeit** erhöht sich das Risiko für schwerwiegende ventrikuläre Herzrhythmusstörungen (Torsades de Pointes) erheblich. Daher wird auf die Bestimmung der QT-Zeit unter 6.3 eingegangen.

4.2 Vorhofflimmern

Beim Vorhofflimmern entstehen hochfrequente (mit einer Frequenz von 300 bis 600/Min.) chaotische Vorhoferregungen mit unregelmäßiger Überleitung auf die Kammern („absolute Arrhythmie"). Es kommt zu keinem regelrechten Zusammenziehen der Vorhofmuskulatur, so dass die Vorhöfe sich nicht mehr korrekt entleeren können (Risiko der Entstehung von Vorhofthromben und arteriellen Embolien, insbesondere Hirnembolien). Das Vorhofflimmern kann intermittierend (paroxysmal < 7 Tage oder persistierend > 7 Tage) auftreten bzw. permanent sein.

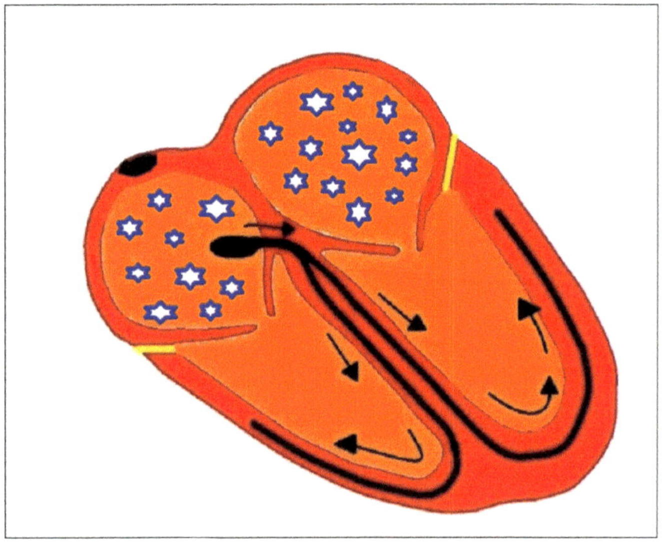

Abbildung 12: Absolute Arrhythmie bei Vorhofflimmern

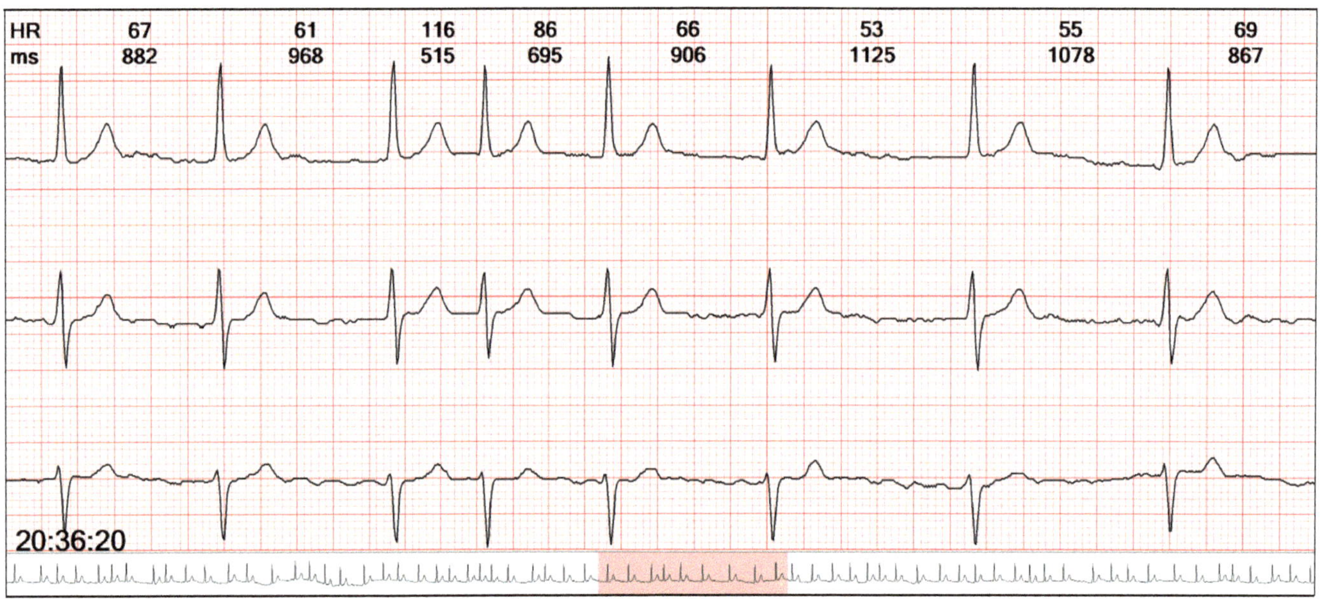

Abbildung 13: Absolute Arrhythmie bei Vorhofflimmern

4.3 Vorhofflattern

Beim Vorhofflattern kommt es zu einer kreisenden Erregung im rechten Vorhof, in der Region der Trikuspidalklappe. Anstelle der normalen, isoelektrischen Grundlinie sind sägezahnähnliche Flatterwellen mit einer Frequenz von etwa 250-300/Min. zu erkennen, die zum Teil auf die Ventrikel übergeleitet werden. Die Überleitung kann regelmäßig (z. B. in einer 3:1 Sequenz, d. h. nach 3 Vorhofwellen kommt 1 Kammeraktion) oder unregelmäßig erfolgen. Wie beim Vorhofflimmern besteht ein erhöhtes Risiko für arterielle Embolien.

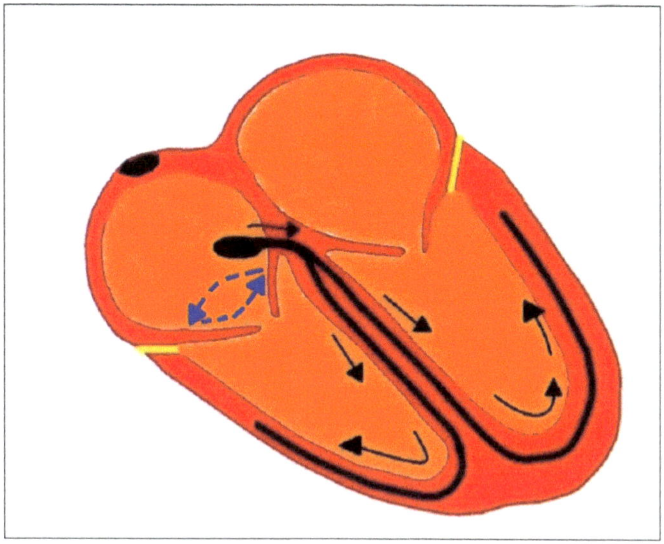

Abbildung 14: Vorhofflattern

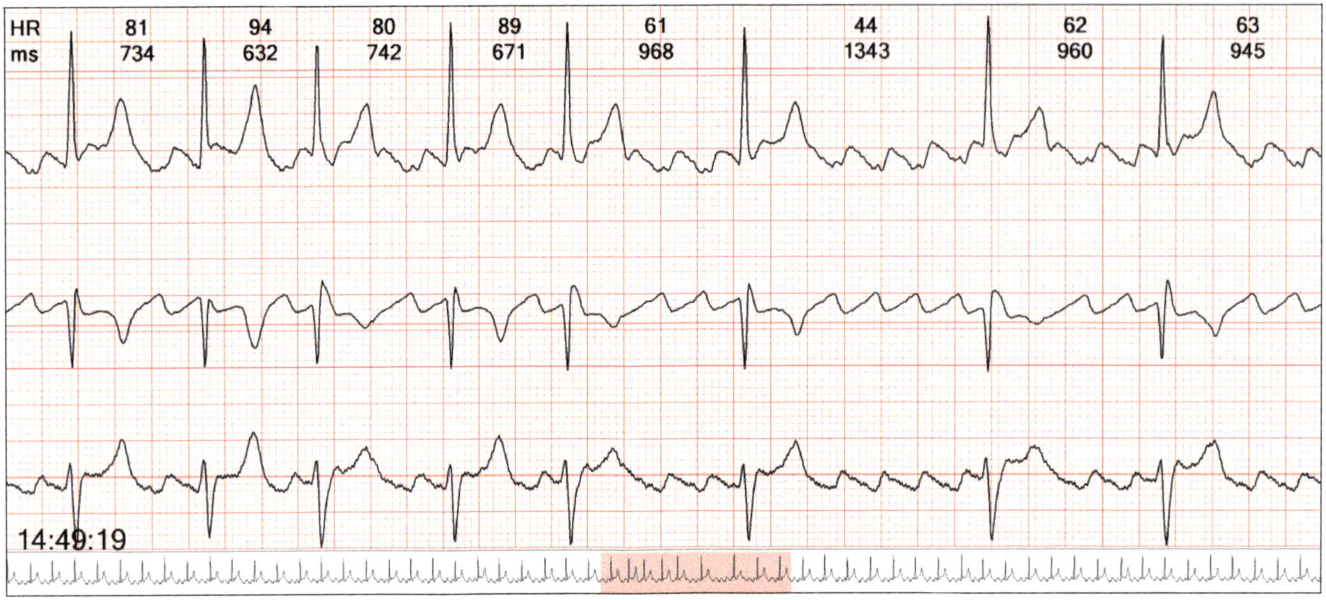

Abbildung 15: Vorhofflattern mit wechselnder AV-Überleitung

4.4 Fokale atriale Tachykardie

Ein solitärer atrialer Fokus (im rechten oder im linken Vorhof) führt zu einer regelmäßigen Depolarisation der Vorhöfe mit einer Frequenz von 150-250/Min.. Im Gegensatz zum Vorhofflattern findet sich zwischen den monomorphen P-Wellen eine gut abgrenzbare isoelektrische Linie. Die Überleitung zu den Ventrikeln kann, wie beim Vorhofflattern, regelmäßig oder unregelmäßig erfolgen.

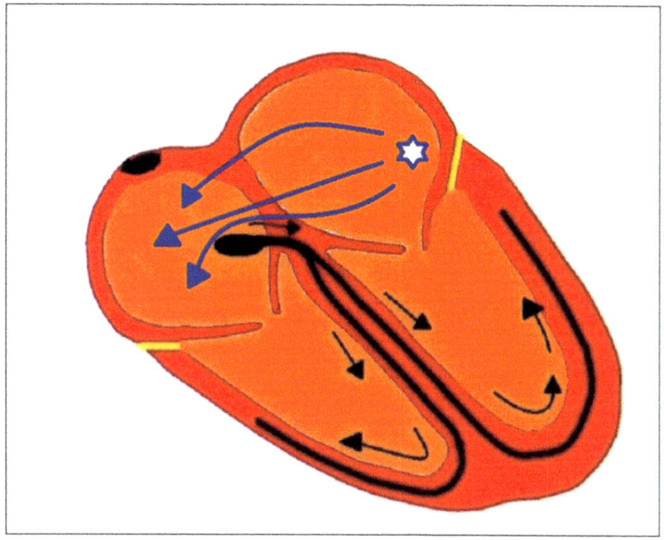

Abbildung 16: Fokale atriale Tachykardie

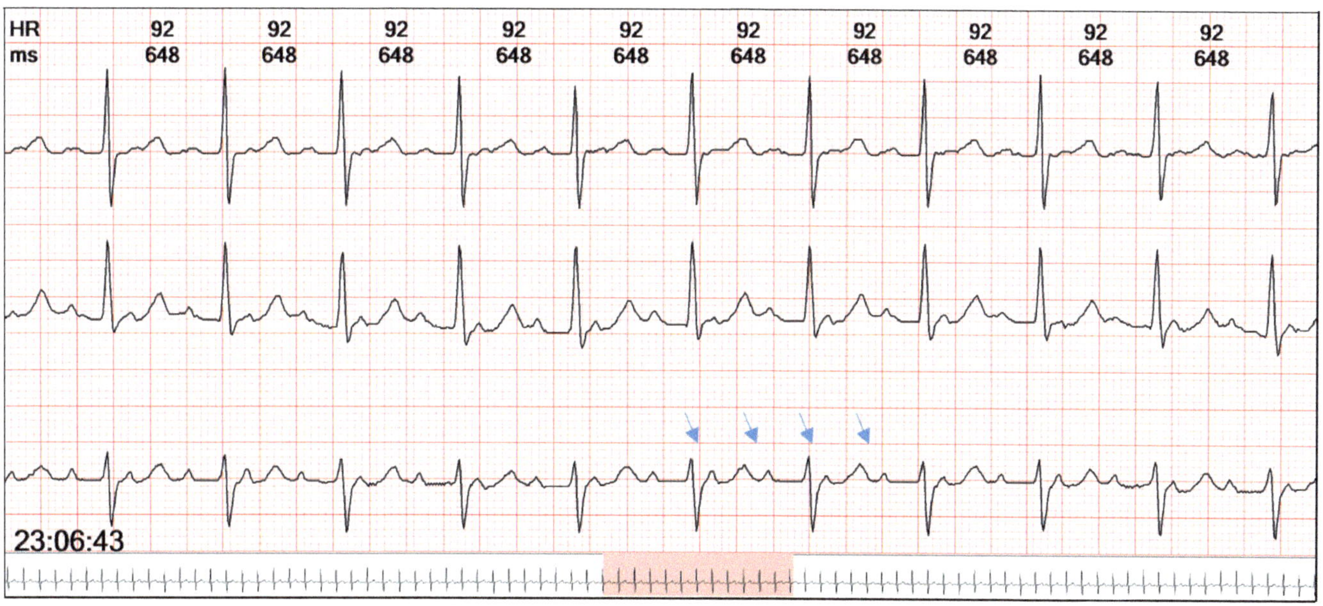

Abbildung 17: Fokale atriale Tachykardie mit regelmäßiger 2:1 AV-Überleitung

4.5 Schenkelblöcke

Bei einem Schenkelblock ist die Erregungsleitung in einem der **Tawara-Schenkel** gestört. Dadurch erreicht die Erregung nicht beide Ventrikel gleichzeitig. Die Muskulatur eines Ventrikels wird verzögert depolarisiert, was im EKG durch eine Verbreiterung (>120 ms) und Splitterung (M-förmig) der QRS-Komplexe erkennbar wird. Bei einem Rechtsschenkelblock wird der rechte Ventrikel, bei einem Linksschenkelblock der linke Ventrikel verzögert erregt.
Im Gegensatz zum Ruhe-EKG können im Langzeit-EKG wegen seiner in der Regel nicht standardisierten Ableitungen Rechts- und Linksschenkelblöcke nicht differenziert werden. Man erkennt nur die Verbreiterung und Splitterung der QRS-Komplexe und spricht dann lediglich von einem Schenkelblock.
Die Störung der Erregungsleitung im Tawara-Schenkel kann auch **intermittierend** sein, zum Beispiel frequenzabhängig. Tritt der Schenkelblock bei hohen Herzfrequenzen auf, spricht man von einem Phase-3-Block (s. Abb. 18). Tritt er bei niedrigen Herzfrequenzen auf, spricht man von einem Phase-4-Block (s. Abb. 19).

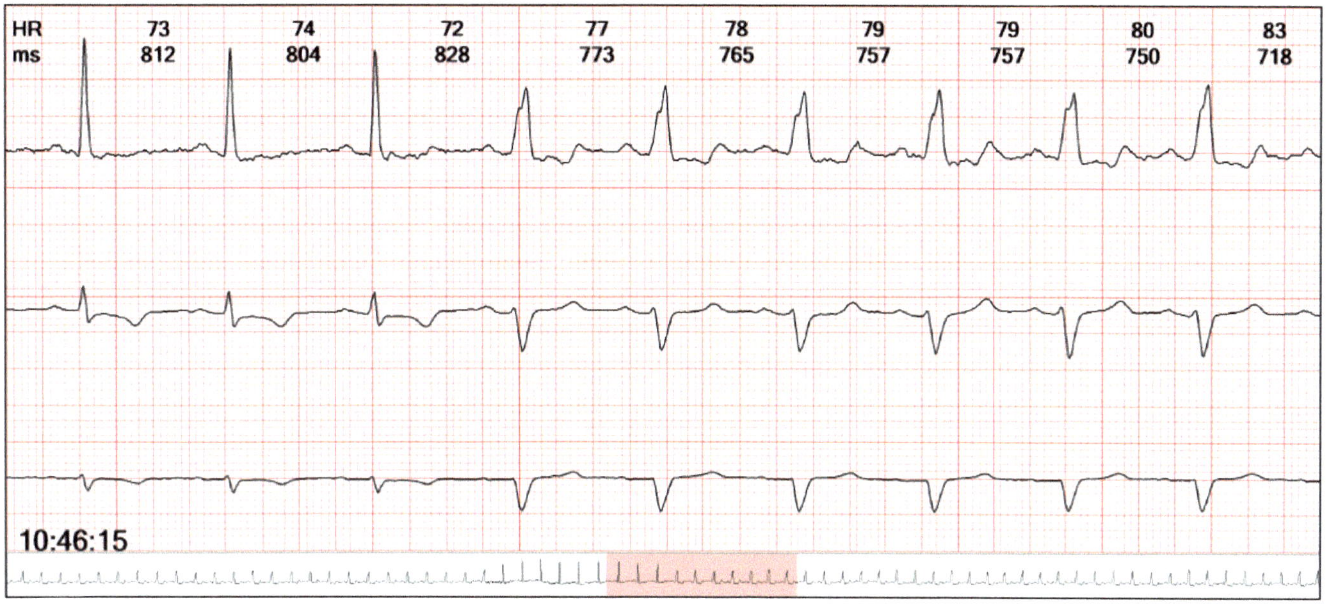

Abbildung 18: Intermittierender frequenzabhängiger Schenkelblock (Phase-3-Block)

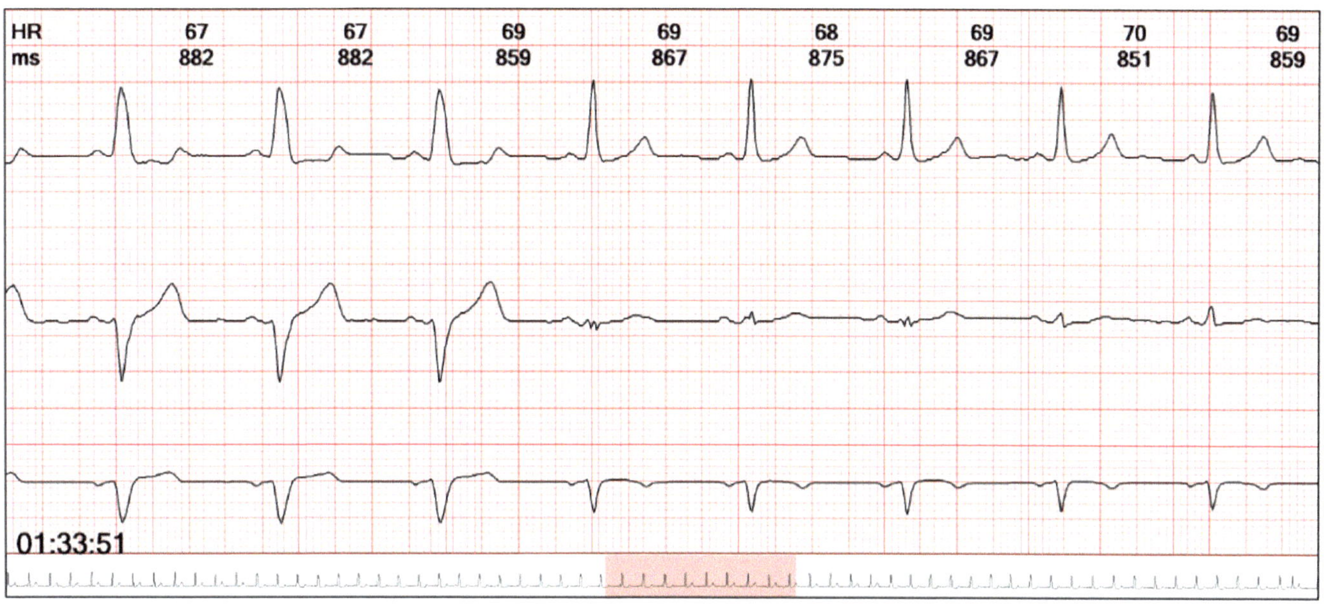

Abbildung 19: Intermittierender frequenzabhängiger Schenkelblock (Phase-4-Block)

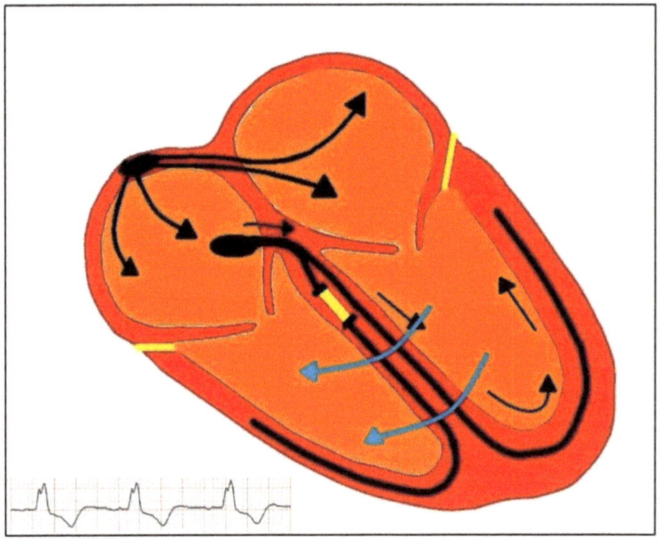

Abbildung 20: Erregungsablauf bei einem Rechtsschenkelblock

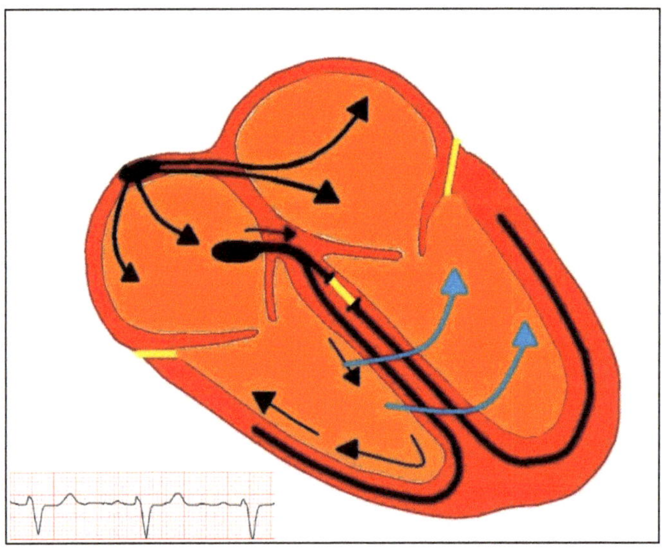

Abbildung 21: Erregungsablauf bei einem Linksschenkelblock

4.6 WPW-Tachykardien (AVRT)

Durch eine *angeborene Anomalie* besitzt der Betroffene eine zusätzliche Leitungsbahn (**Kent-Bündel**) zwischen Vorhof und Kammer. Läuft die Erregungswelle antegrad über diese Extrabahn, erregt sie einen Teil der Kammermuskulatur früher als normal (**Präexzitation**). Dies ist dann im EKG in der Regel durch eine **Verkürzung der PQ-Dauer** und eine Verbreiterung des QRS-Komplexes durch eine sogenannte **Delta-Welle** (↘) zu erkennen (*manifestes WPW*). Sehr selten zeigt sich bei einer linkslateral gelegenen Extrabahn eine Delta-Welle mit normaler PQ-Zeit (s. Quiz 33). Da die Leitungsgeschwindigkeit im AV-Knoten u. a. vom neurovegetativen System beeinflusst wird, kann die Erregung mal über die normalen Wege und mal über das Kent-Bündel verlaufen (*intermittierendes WPW*). Ein WPW kann aber auch im EKG unsichtbar sein (*verborgenes WPW*), sofern die Kent-Fasern nur in der Lage sind, retrograd zu leiten.

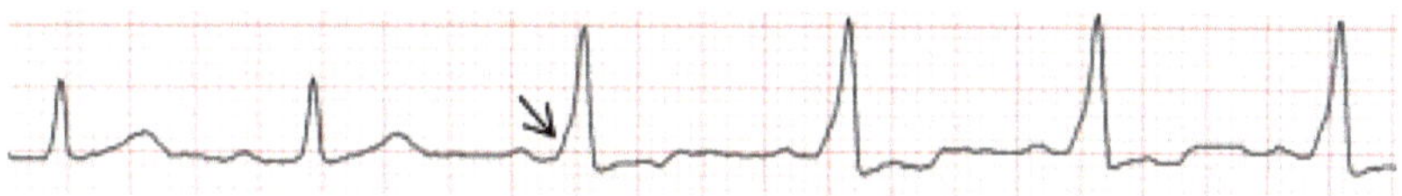

Abbildung 22: Intermittierende WPW-Anomalie

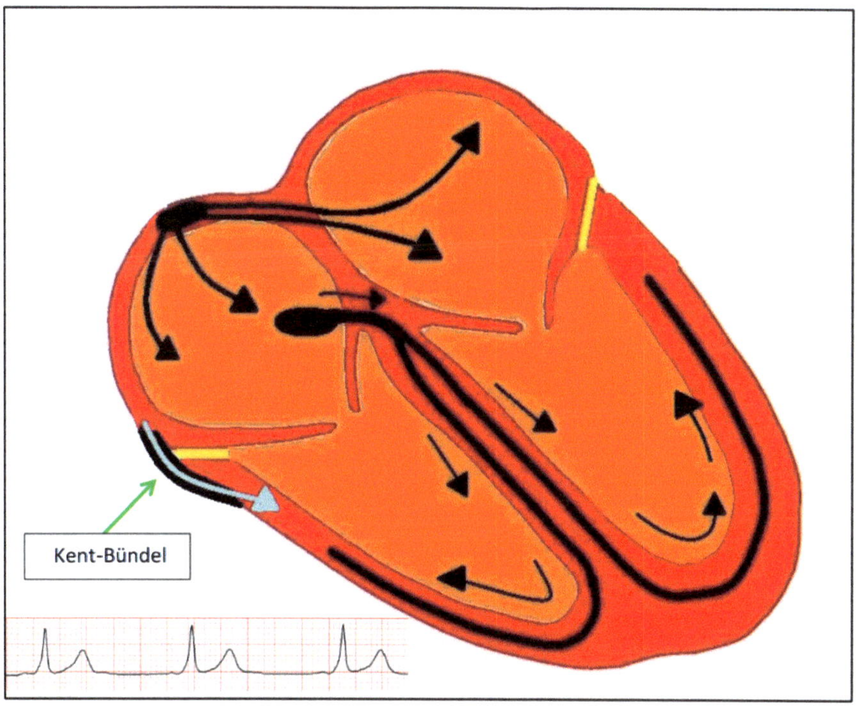

Abbildung 23: WPW-Anomalie (hier Kent-Bündel zwischen RA und RV)

Über diese zusätzliche Leitungsbahn können kreisende Erregungen (*Reentry-Tachykardien*) entstehen. Wenn die Extrabahn eine kurze Refraktärzeit (notwendige Erholungszeit) hat und daher die Erregung zwischen Vorhof und Kammer schnell überleiten kann, ist das Auftreten von Vorhofflimmern für den Patienten lebensbedrohlich, da der AV-Knoten keine Möglichkeit hat, die Überleitung zu bremsen.
Je nachdem in welche Richtung die Erregung dreht, wird zwischen einer *antidromen* oder einer *orthodromen* Reentry-Tachykardie unterschieden.

4.6.1 Antidrome Reentry-Tachykardie

Vorhof -> Kent-Bündel ->Kammermuskulatur -> His-Bündel-> AV-Knoten -> Vorhof ....

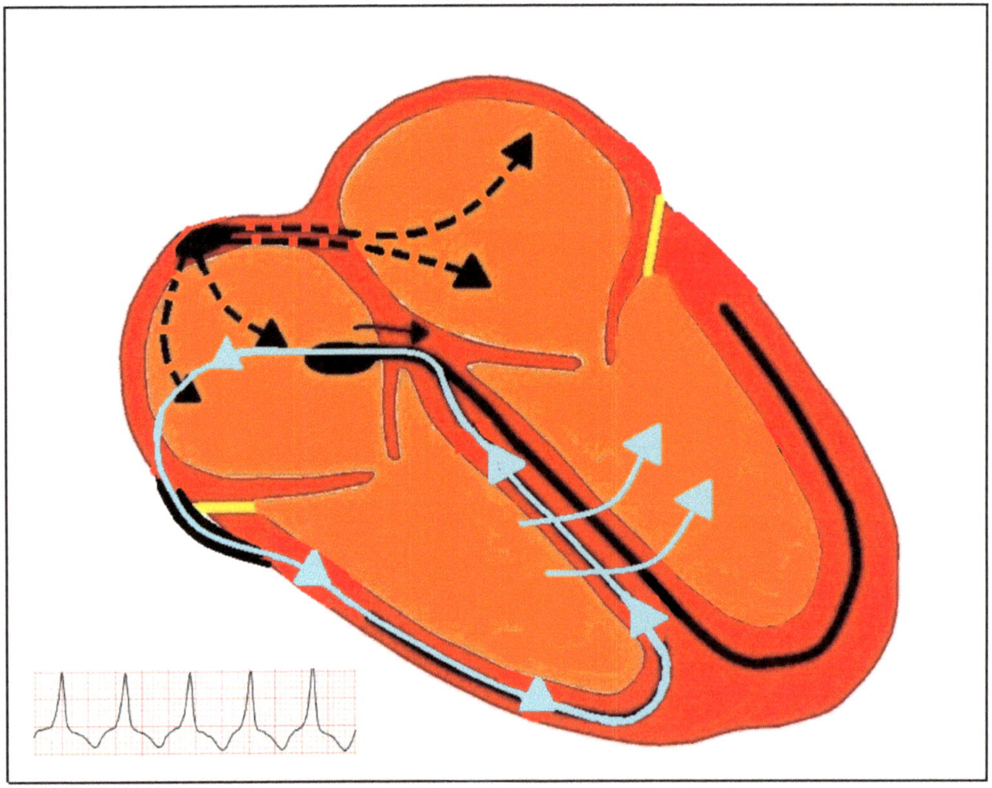

Abbildung 24: WPW mit antidromer Reentry-Tachykardie

Ein **rechtsgelegenes Kent-Bündel** leitet die Erregung vom rechten Vorhof zur rechten Kammer, sodass die Erregungswelle erst die rechte Kammer und verzögert die linke Kammer erreicht; dadurch sind die *QRS-Komplexe sofort verbreitert* (ähnlich wie bei einem Schenkelblock). Entsprechendes gilt für ein **linksgelegenes Kent-Bündel**. Manchmal sind eine Delta-Welle und eine retrograde P-Welle erkennbar. Die Unterscheidung zu einer Kammertachykardie ist nicht immer einfach.
Die antidrome Reentry-Tachykardie fängt plötzlich an und endet plötzlich. Sie kann lange anhalten und die R-R-Abstände sind sehr regelmäßig (s. Kapitel 7.6 Breitkomplex-Tachykardien).

4.6.2 Orthodrome Reentry-Tachykardie

Vorhof ->AV-Knoten -> His-Bündel -> Tawara-Schenkel -> Purkinje-Fasern -> Kent-Bündel ->Vorhof ....

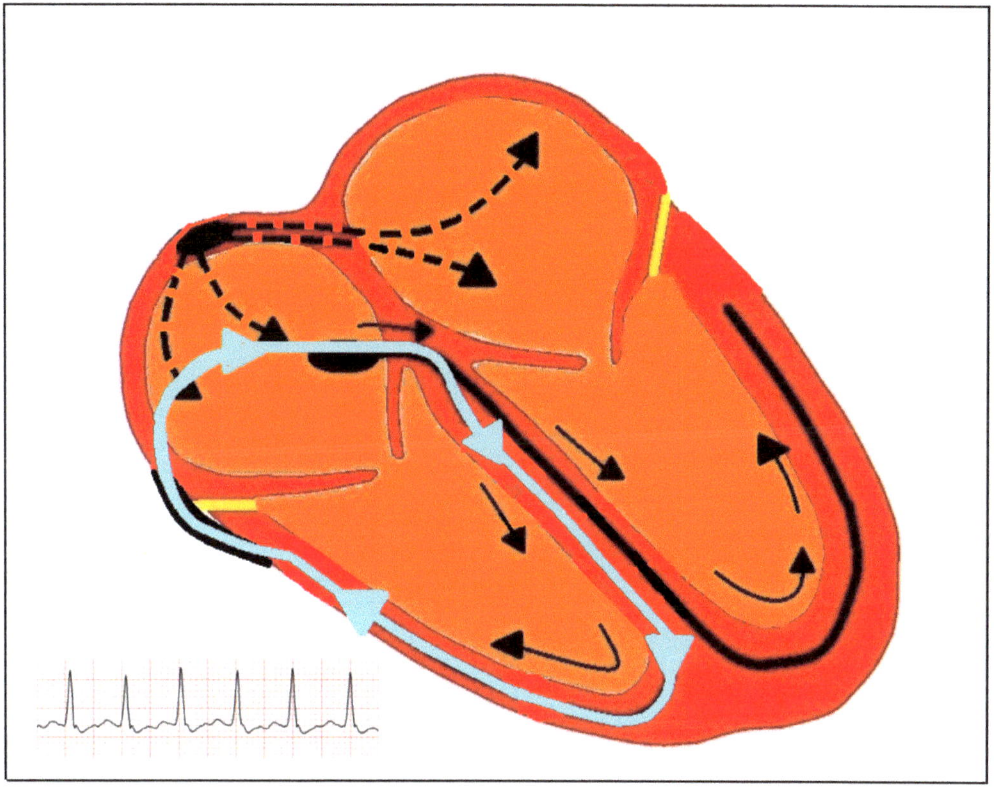

Abbildung 25: WPW mit orthodromer Reentry-Tachykardie

In diesem Fall läuft die Erregung vom rechten Vorhof zu den Kammern über die normalen Wege, sodass die QRS-Komplexe nicht verbreitert sind (Ausnahme: Schenkelblock bzw. intermittierender Schenkelblock). Die Rückkehr der kreisenden Erregung erfolgt retrograd über das Kent-Bündel. Es kommt zu *keiner Delta-Welle*. Die P-Welle, wenn erkennbar, findet sich infolge der retrograden Vorhoferregung nach dem QRS-Komplex.
Die orthodrome Reentry-Tachykardie fängt ebenfalls plötzlich an und endet plötzlich. Sie kann lange andauern und die R-R-Abstände sind sehr regelmäßig (s. Kapitel 7.5 Schmalkomplex-Tachykardien).

Liegt ein *verborgenes WPW* (zu keinem Zeitpunkt ist eine Delta-Welle erkennbar!) vor, kann es nur zu der orthodromen Form der Reentry-Tachykardie kommen, da das Kent-Bündel ausschließlich retrograd leiten kann.

4.7 AV-junktionale Reentry-Tachykardien (AVJRT)

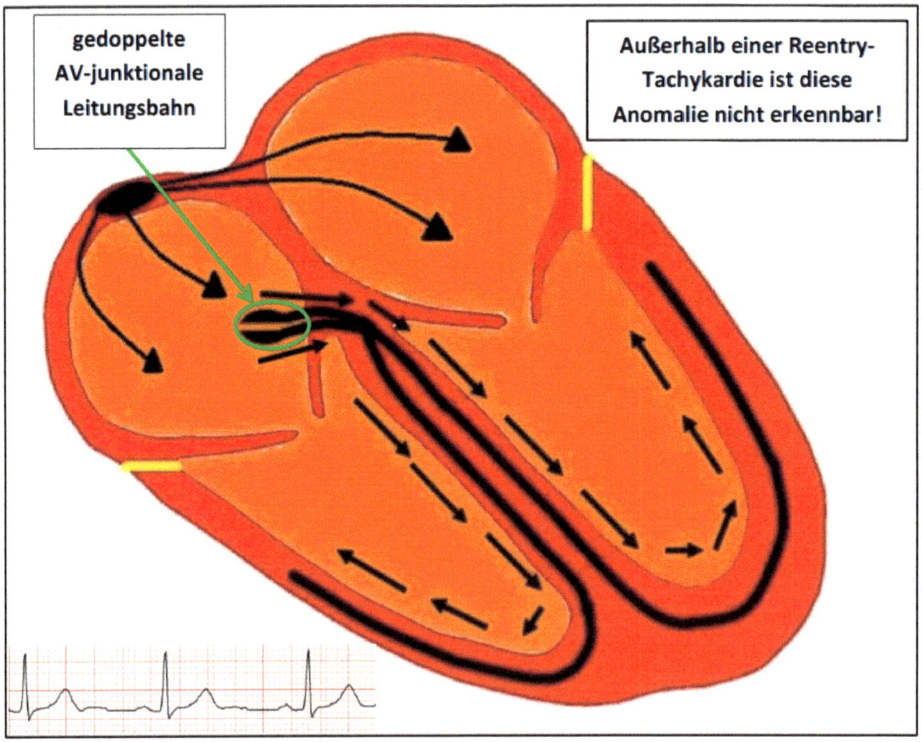

Abbildung 26: Anomalie des AV-junktionalen Bereichs mit gedoppelter Leitungsbahn

Es handelt sich um eine Anomalie des Leitungssystems mit gedoppelter AV-junktionaler Bahn: einer schnellen („fast pathway") und einer langsamen („slow pathway") Leitungsbahn. Im Gegensatz zur WPW-Anomalie ist diese Anomalie nie durch eine besondere Welle im EKG erkennbar. Man kann sie nur im Falle einer Reentry-Tachykardie (z. B. im Langzeit-EKG) differentialdiagnostisch in Betracht ziehen (s. Kapitel 7.5).

Außerhalb der Phasen von Reentry-Tachykardien ist der Erregungsablauf unauffällig. Die Überleitung Vorhof–Kammer läuft logischerweise über die schnelle Bahn.
Nach einer Extrasystole, meistens supraventrikulären Ursprungs, kommt es zu einer Kreiserregung im AV-junktionalen Bereich mit plötzlichem Anstieg der Herzfrequenz. Wenn kein Schenkelblock oder frequenzabhängiger Schenkelblock vorliegen, sind die QRS-Komplexe schmal. Die P-Welle ist, sofern erkennbar, meistens negativ, da die Erregung des rechten Vorhofs andersherum, das heißt von unten nach oben, abläuft.

Man unterscheidet 2 Formen von AV-junktionalen Reentry-Tachykardien (AVJRT):

4.7.1 Die gewöhnliche „slow-fast" Form:

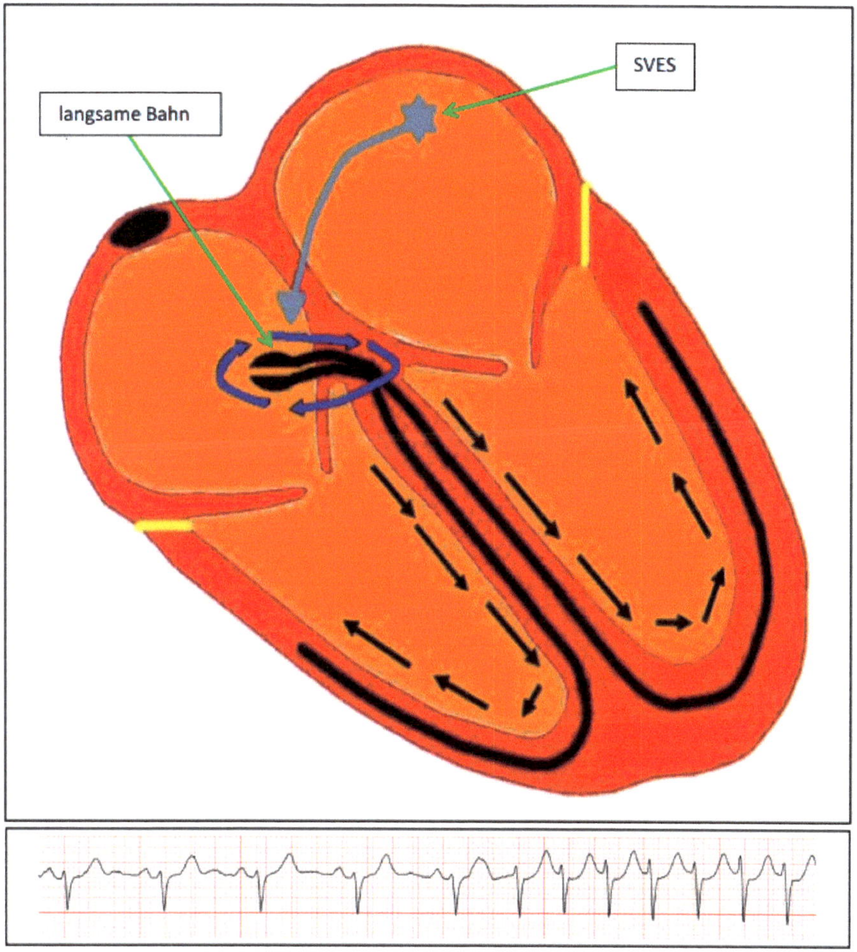

Abbildung 27: Gewöhnliche AV-junktionale Reentry-Tachykardie nach einer SVES

Sie wird häufig durch eine **Vorhofextrasystole mit verlängerter PQ-Zeit** ausgelöst. Die Erregung **läuft antegrad über die langsame Leitungsbahn** zu den Ventrikeln und kreist über die schnelle Leitungsbahn zum rechten Vorhof zurück usw..

4.7.2 Die ungewöhnliche „fast-slow" Form:

Die „fast-slow" Form wird meistens **durch eine ventrikuläre Extrasystole** ausgelöst, die die langsame Bahn retrograd erregt. Anschließend läuft die Erregung **antegrad über die schnelle Leitungsbahn** zu den Ventrikeln, kreist über die langsame Leitungsbahn zum rechten Vorhof zurück und löst eine retrograde Vorhoferregung aus usw..

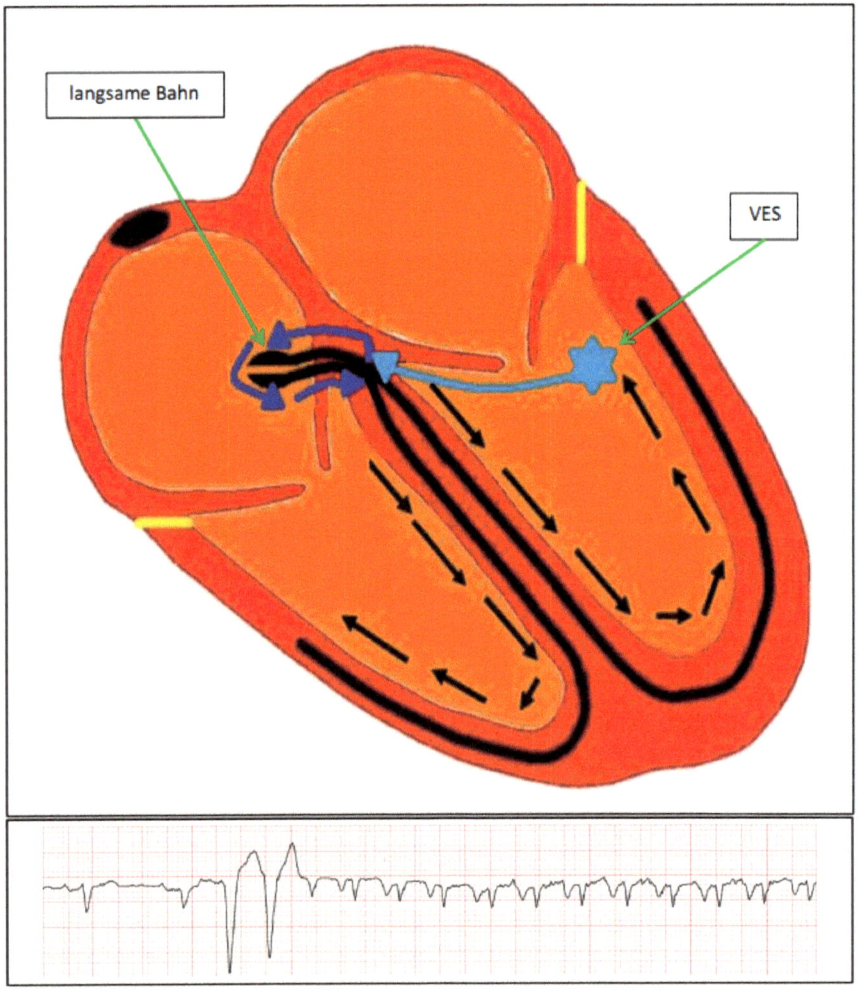

Abbildung 28: Ungewöhnliche AV-junktionale Reentry-Tachykardie nach einer VES (hier Couplet)

4.8 Zusammenfassung

Tritt die Reentry-Tachykardie nach einer SVES mit langer PQ-Zeit auf, spricht dies für die gewöhnliche „slow-fast" Form. Tritt sie nach einer VES auf, spricht dies für die ungewöhnliche „fast-slow" Form. In der Praxis ist aber diese Unterscheidung eher von akademischem Interesse!

Viel wichtiger ist in Bezug auf die Prognose die Unterscheidung einer **AV-junktionalen Reentry-Tachykardie** (s. Kapitel 7.5 Schmalkomplex-Tachykardien) von einer **orthodromen WPW-Reentry-Tachykardie**. Während eine AV-Knoten-Reentry-Tachykardie zwar lästig, aber gewöhnlich harmlos ist, besteht in der Tat beim WPW ein erhöhtes Risiko für einen plötzlichen Herztod, insbesondere beim Auftreten von Vorhofflimmern.

Kommt es während der Langzeit-EKG-Registrierung zu **anhaltenden, abrupt auftretenden und endenden Tachykardien**, ohne dass zu irgendeinem Zeitpunkt der Registrierung Delta-Wellen nachweisbar sind, kann ein **verborgenes WPW-Syndrom** ohne elektrophysiologische Abklärung nicht definitiv ausgeschlossen werden.

5 Systematische Einteilung der Herzrhythmusstörungen nach elektrophysiologischen Kriterien

5.1 Grundrhythmus

5.1.1 Sinusrhythmus

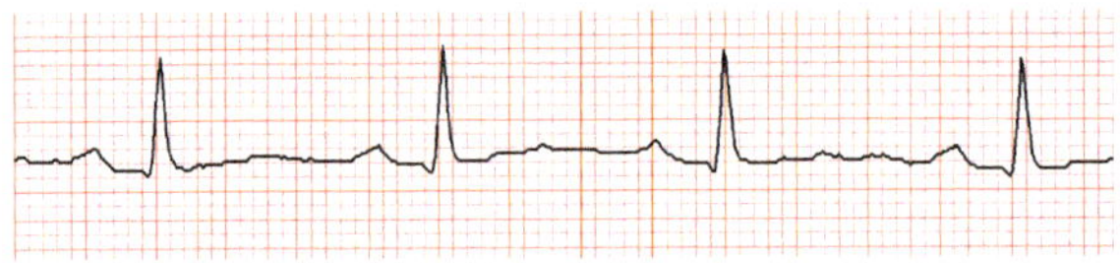

Abbildung 29: Sinusrhythmus

Der normale Grundrhythmus hat seinen Ursprung im Sinusknoten und führt zur Vorhoferregung, die an der „P-Welle" erkennbar ist.

5.1.2 Respiratorische Arrhythmie

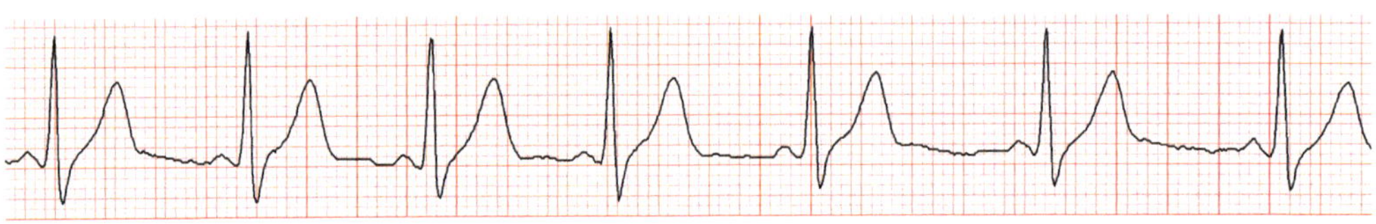

Abbildung 30: Respiratorische Arrhythmie

Normale atmungsbedingte Schwankungen der QRS-Abstände durch neurovegetative Einflüsse auf Sinusknoten und AV-Knoten.

5.1.3 Ektoper Vorhofrhythmus

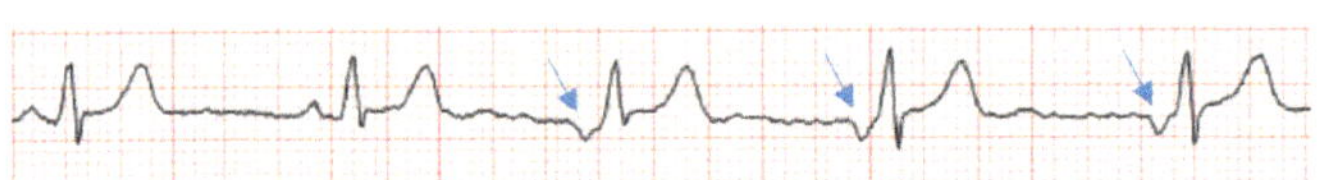

Abbildung 31: Ektoper Vorhofrhythmus

Manchmal wird der normale Grundrhythmus (Sinusrhythmus) phasenweise durch einen Vorhofrhythmus ersetzt, der in einer anderen Vorhofregion entsteht und die Vorhöfe auf eine andere Weise erregt, was eine negative P-Welle verursacht.

5.1.4 Vorhofflimmern

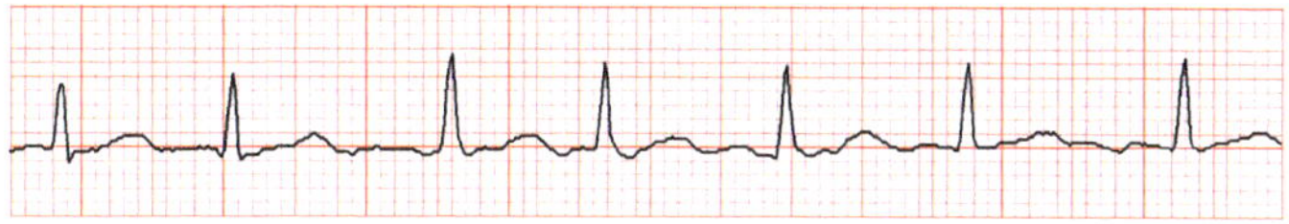

Abbildung 32: Vorhofflimmern

Der Rhythmus kommt nicht aus dem Sinusknoten, sondern aus unwillkürlichen Stromaktivitäten der Vorhöfe. Es entstehen feine, unregelmäßige Flimmerwellen als Grundlinie (ohne gut abgrenzbare P-Welle), die, dank der Filterfunktion des AV-Knotens, nur zum Teil an die Ventrikel übergeleitet werden. Der Abstand zwischen den QRS-Komplexen ist dadurch unregelmäßig.

5.1.5 Vorhofflattern

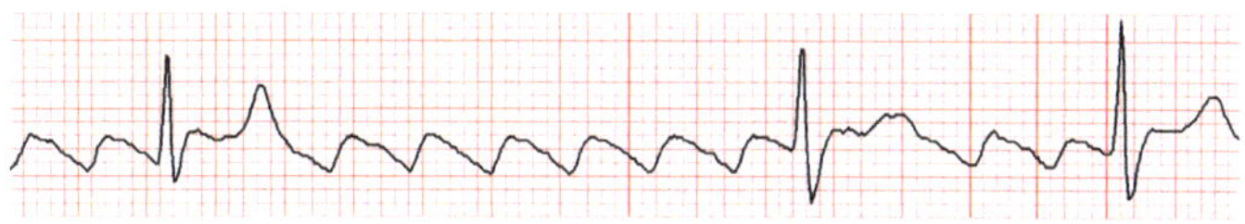

Abbildung 33: Vorhofflattern

Der Rhythmus kommt nicht aus dem Sinusknoten, sondern aus Kreiserregungen in den Vorhöfen. Es entstehen sägezahnähnliche Flatterwellen mit einer Frequenz von etwa 250-300/Min. als Grundlinie, die zum Teil an die Ventrikel übergeleitet werden. Der Abstand zwischen den QRS-Komplexen kann je nach Überleitungsart regelmäßig (z. B. 3:1, d. h. regelmäßige Sequenzen von 3 Vorhof-Wellen und 1 anschließenden Ventrikelaktion) oder unregelmäßig (wechselhafte Sequenzen von Vorhof-Wellen und Ventrikelaktionen) sein.

5.1.6 Präautomatische Pause

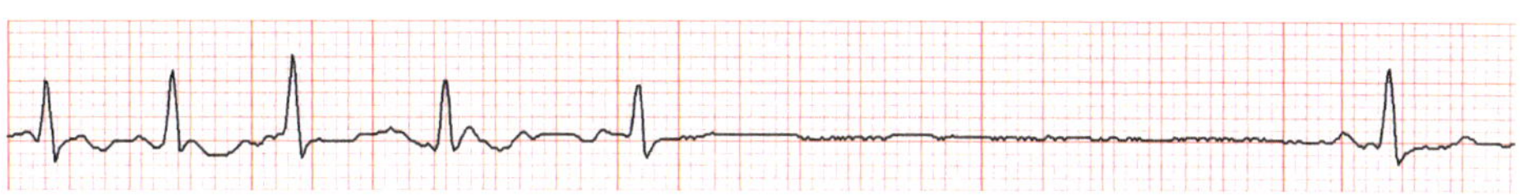

Abbildung 34: Präautomatische Pause

Die Zeit, die der Sinusknoten nach einer Phase von Vorhofflimmern bzw. -flattern benötigt, um seine Tätigkeit wieder aufzunehmen, wird präautomatische Pause genannt.

5.1.7 Fokale atriale Tachykardie

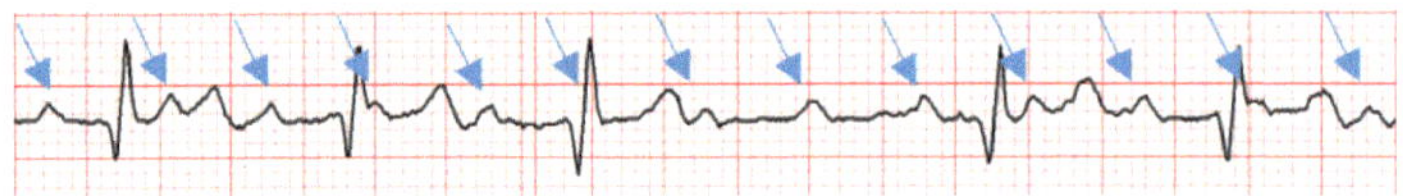

Abbildung 35: Fokale atriale Tachykardie mit wechselnder Überleitung

Es handelt sich um einen solitären atrialen Fokus, der zu einer Depolarisation der Vorhöfe mit einer Frequenz von 150-250/Min. führt. Im Gegensatz zum Vorhofflattern findet sich zwischen den monomorphen P-Wellen eine gut abgrenzbare isoelektrische Linie. Die Überleitung zu den Ventrikeln kann, wie beim Vorhofflattern, regelmäßig oder unregelmäßig erfolgen.

5.1.8 Schrittmacher-Rhythmen

1. **AAI-Betrieb**

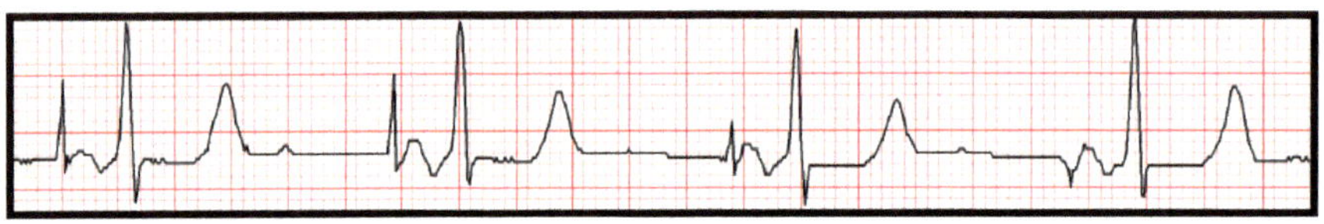

Abbildung 36: AAI-Betrieb

Bei einem *AAI-Betrieb* des Schrittmachers werden ausschließlich die Vorhofaktionen durch einen elektrischen Schrittmacher-Impuls (als „Spike“ im EKG erkennbar) ausgelöst.

2. **VVI-Betrieb**

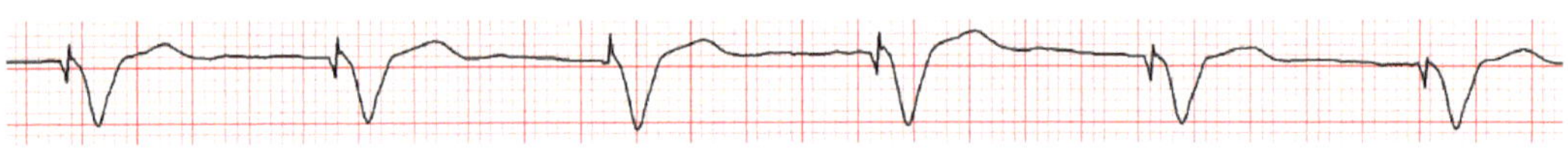

Abbildung 37: VVI-Betrieb

Bei einem *VVI-Betrieb* des Schrittmachers werden ausschließlich die Ventrikelaktionen durch einen elektrischen Schrittmacher-Impuls ausgelöst.

3. **DDD-Betrieb**

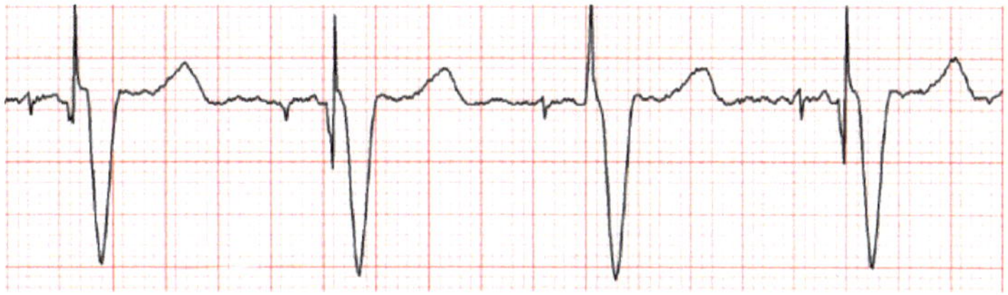

Abbildung 38: DDD-Betrieb

Bei einem *DDD-Betrieb* des Schrittmachers werden sowohl die Vorhofaktionen als auch die Ventrikelaktionen durch einen elektrischen Impuls des Schrittmachers ausgelöst.

4. **VAT-Betrieb**

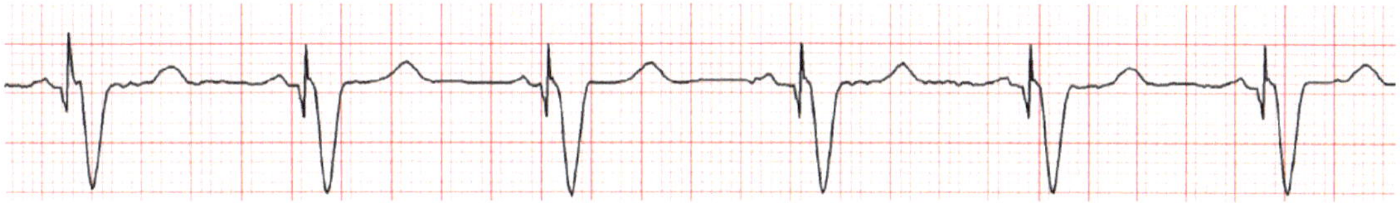

Abbildung 39: VAT-Betrieb

Bei einem *VAT-Betrieb* des Schrittmachers werden die eigenen P-Wellen vom Schrittmacher wahrgenommen und die Ventrikelaktionen nach einem einprogrammierten Zeitabstand durch einen elektrischen Schrittmacher-Impuls ausgelöst.

5. **CRT-Betrieb**

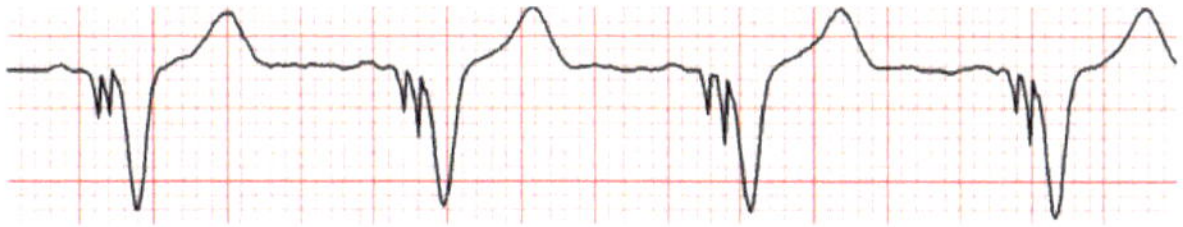

Abbildung 40: CRT-Betrieb

Bei einem *CRT-Betrieb* des Schrittmachers wird eine sogenannte Resynchronisation der beiden Ventrikel durch eine biventrikuläre Stimulation (2 Spikes) erreicht (s. 7.7.1)

5.2 Ersatzrhythmen

Falls der Sinusknoten ausfällt, könnten folgende Rhythmen als Ersatz auftreten:

5.2.1 Junktionaler Rhythmus

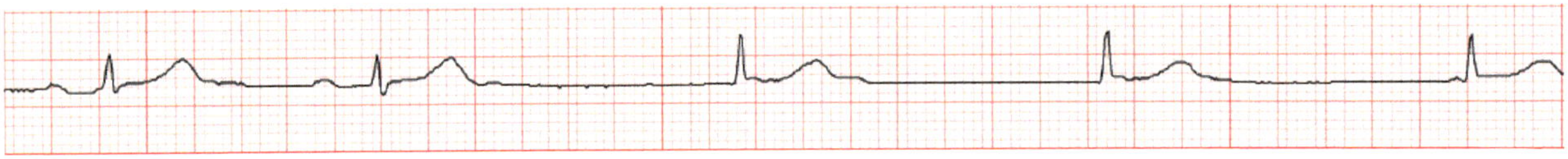

Abbildung 41: Junktionaler Rhythmus

Der junktionale Rhythmus kommt aus der Region AV-Knoten/His-Bündel. Die Erregung der Vorhöfe verläuft retrograd, sodass die P-Wellen anders aussehen als im Sinusrhythmus oder in den QRS-Komplexen versteckt sind. Die Herzfrequenz liegt hierbei um die 40 Schl./Min..

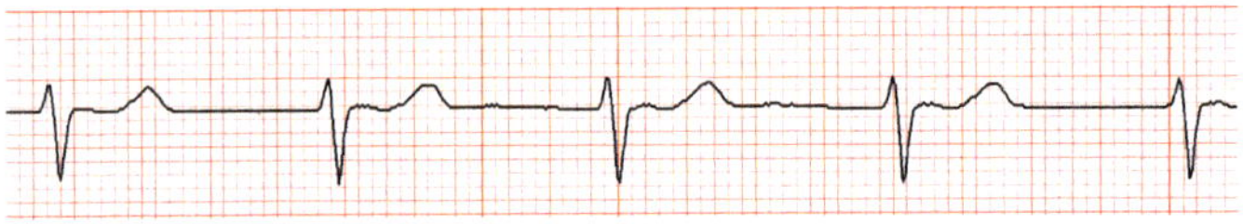

Abbildung 42: Schnellere junktionale Rhythmen werden *akzeleriert* genannt

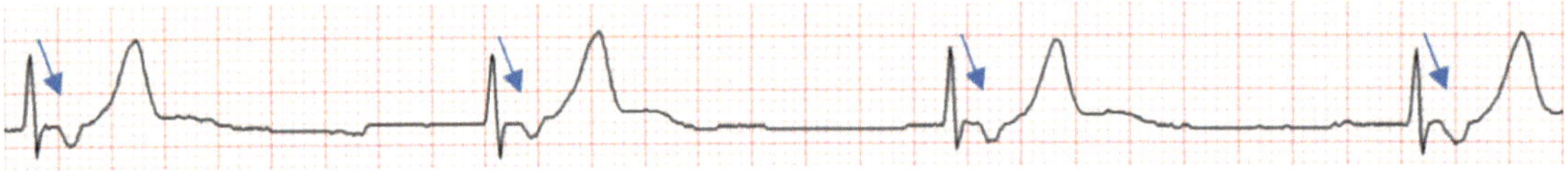

Abbildung 43: Zum Teil ist eine negative P-Welle (retrograde Vorhoferregung) nach dem QRS-Komplex erkennbar

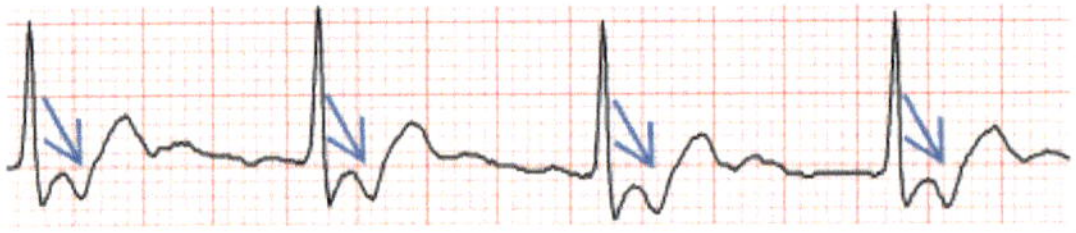

Abbildung 44: Akzelerierter junktionaler Rhythmus

5.2.2 Multifokaler atrialer Rhythmus (wandernder Schrittmacher des Herzens)

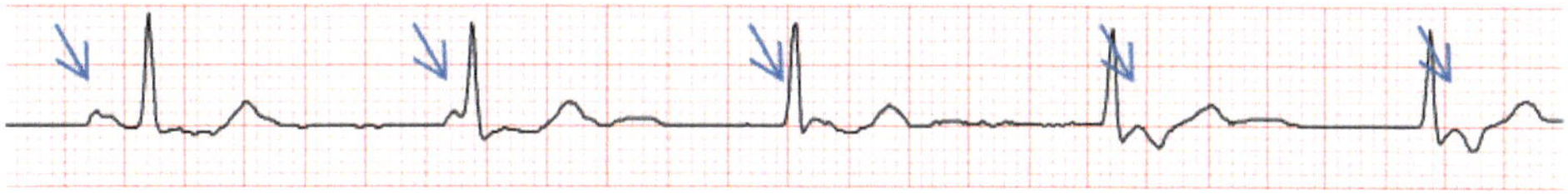

Abbildung 45: Multifokaler atrialer Rhythmus

Der Ursprung des Rhythmus in der Vorhofebene ändert sich öfters, sodass die P-Wellen mehrere Konfigurationen aufweisen.

5.2.3 Idioventrikulärer Rhythmus

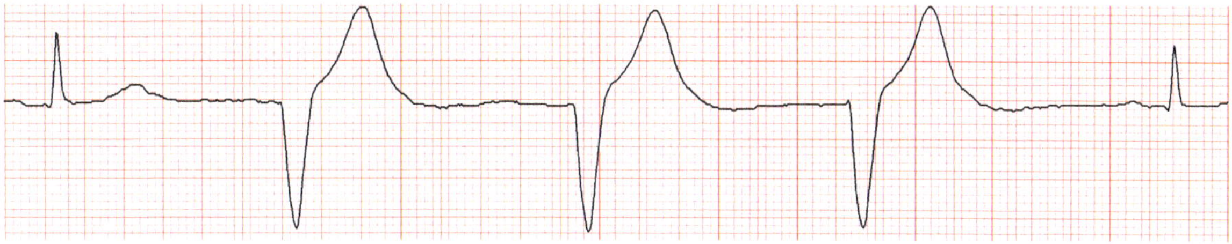

Abbildung 46: Idioventrikulärer Rhythmus

Dieser Ersatzrhythmus kommt aus einem der Ventrikel (daher ohne vorausgehende P-Welle), sodass die QRS-Komplexe verbreitert sind. Die Herzfrequenz liegt dann bei etwa 30-40 Schl./Min..

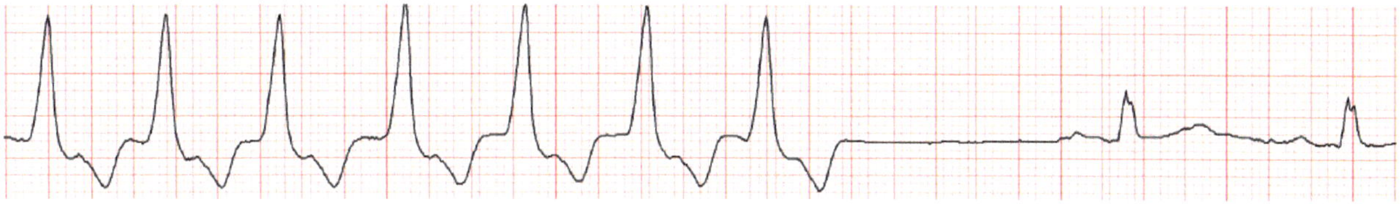

Abbildung 47: Akzelerierter idioventrikulärer Rhythmus

Schnellere idioventrikuläre Rhythmen werden akzeleriert genannt. Die Herzfrequenz liegt unter 120/Min.. Ab einer Frequenz von 120/Min. handelt es sich um ventrikuläre Tachykardien.

5.3 Verbreiterung der QRS-Komplexe

5.3.1 Schenkelblock

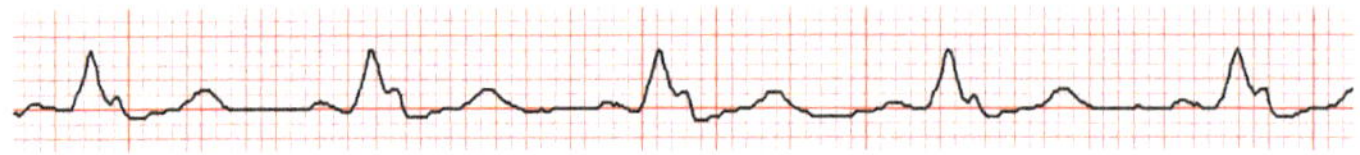

Abbildung 48: Schenkelblock

Es liegt eine Leitungsstörung in einem der Tawara-Schenkel vor. Dadurch kommt es zu einer verzögerten Erregungsausbreitung in einem Ventrikel und einer Verbreiterung der QRS-Komplexe (>120 ms).
Im Langzeit-EKG kann in der Regel nicht unterschieden werden, ob es sich um einen Links- oder Rechtsschenkelblock handelt, da die Ableitungen meistens nicht standardisiert sind (s. Kapitel 4.5).

5.3.2 Intermittierender Schenkelblock

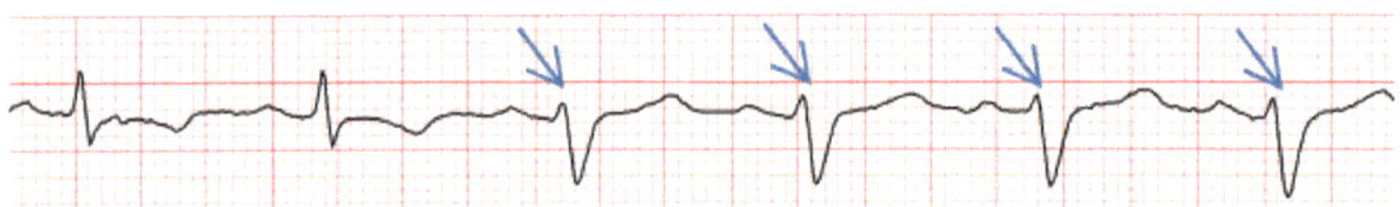

Abbildung 49: Intermittierender Schenkelblock

Die oben beschriebene Leitungsstörung in einem der Tawara-Schenkel tritt nicht permanent, sondern mit Unterbrechungen auf.

5.3.3 Herzschrittmacher mit Ventrikelstimulation

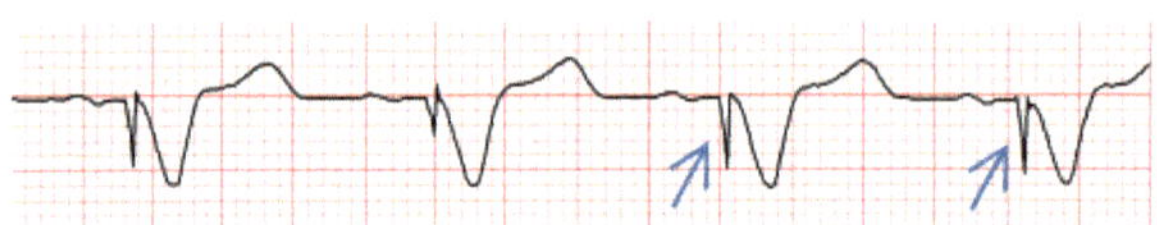

Abbildung 50: Herzschrittmacher mit Ventrikelstimulation

Da die Sonde im rechten Ventrikel liegt, wird dieser zuerst stimuliert. Die Erregung erreicht dann verzögert den linken Ventrikel (wie bei einem Linksschenkelblock), sodass die QRS-Komplexe verbreitert sind.

5.3.4 WPW-Anomalie (Wolff-Parkinson-White)

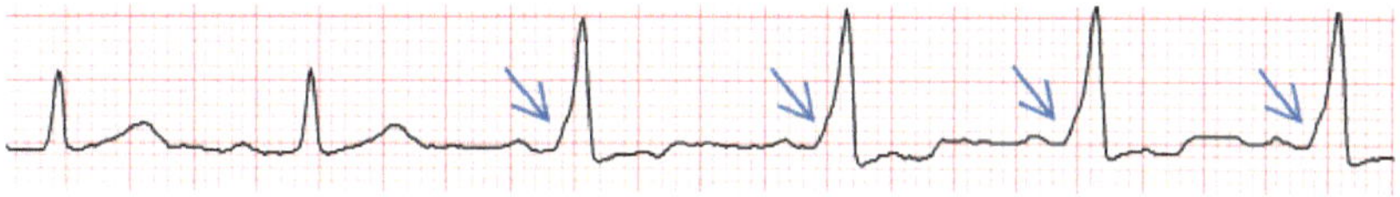

Abbildung 51: WPW-Anomalie

Es findet sich eine zusätzliche Leitungsbahn zwischen einem Vorhof und einem Ventrikel. Dadurch kommt es phasenweise oder permanent zu einer frühzeitigen Erregung eines Ventrikels, die im EKG durch eine kurze PQ-Zeit, eine Delta-Welle und eine Verbreiterung der QRS-Komplexe zu erkennen ist (s. Kapitel 4.6).

5.4 Supraventrikuläre Herzrhythmusstörungen

5.4.1 SVES (supraventrikuläre Extrasystole)

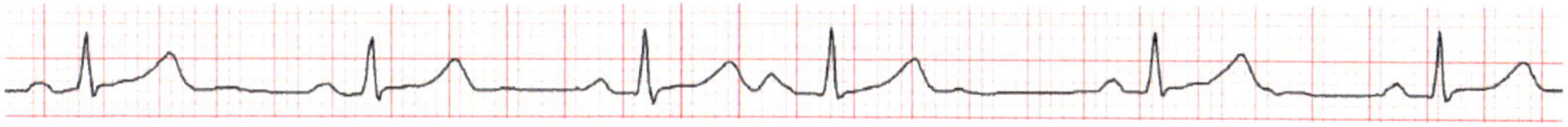

Abbildung 52: SVES (supraventrikuläre Extrasystole)

Vorzeitiger QRS-Komplex, in der Regel gleich konfiguriert wie die übrigen QRS-Komplexe, zum Teil mit sichtbarer P-Welle.

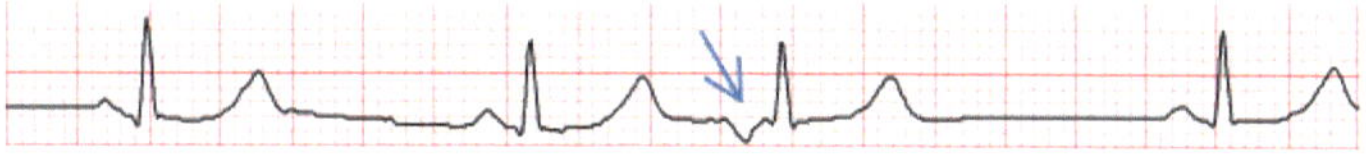

Abbildung 53: SVES mit negativer P-Welle

Wenn der Ursprung der SVES vom Sinusknoten entfernt ist, nimmt die P-Welle eine andere Konfiguration an.

5.4.2 SVES im Bigeminus

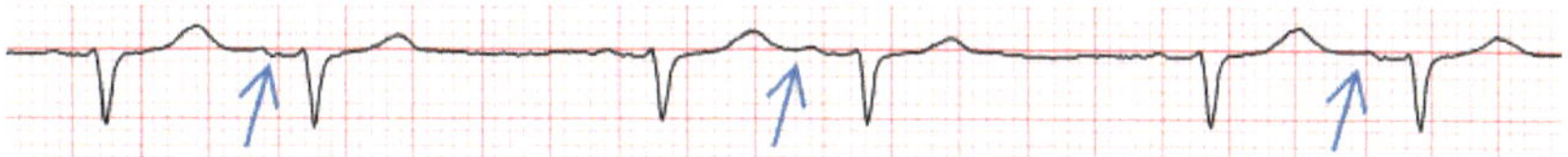

Abbildung 54: SVES im Bigeminus

Phase mit abwechselndem Auftreten eines Normalschlags und einer SVES.

5.4.3 SVES im Bigeminus mit Aberranz

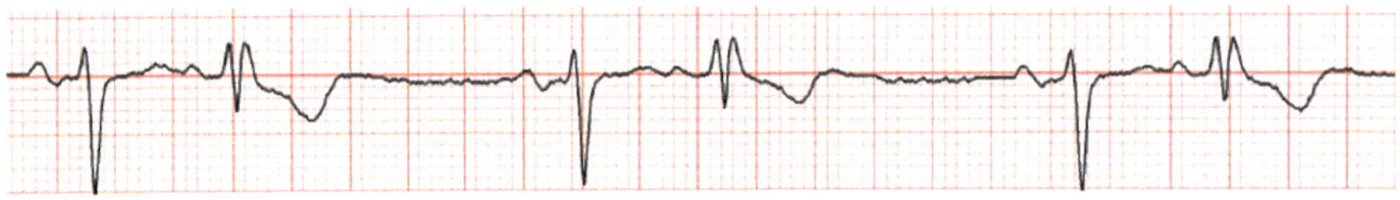

Abbildung 55: SVES im Bigeminus mit Aberranz

Vorzeitige, anders konfigurierte QRS-Komplexe mit sichtbarer vorausgehender P-Welle.

5.4.4 SVES über einen Schrittmacher übergeleitet

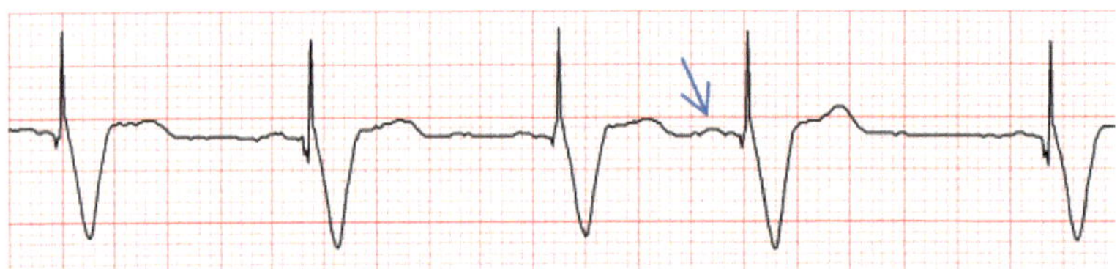

Abbildung 56: SVES über einen Schrittmacher übergeleitet

Die SVES wird von dem Schrittmacher erkannt, der einen Impuls im rechten Ventrikel abgibt.

5.4.5 Blockierte SVES

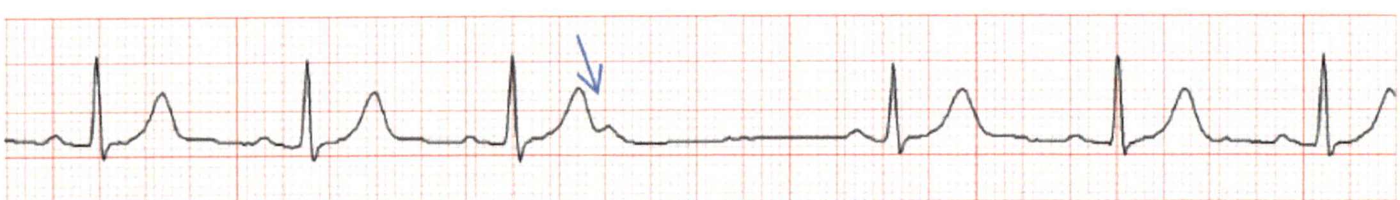

Abbildung 57: Blockierte SVES

Es handelt sich um eine SVES, die nicht an die Kammer weitergeleitet wird, sodass man nur eine frühzeitige P-Welle sehen kann. Diese kann allerdings manchmal in der T-Welle des vorherigen QRS-Komplexes versteckt sein.

5.4.6 Blockierte Vorhoftachykardie:

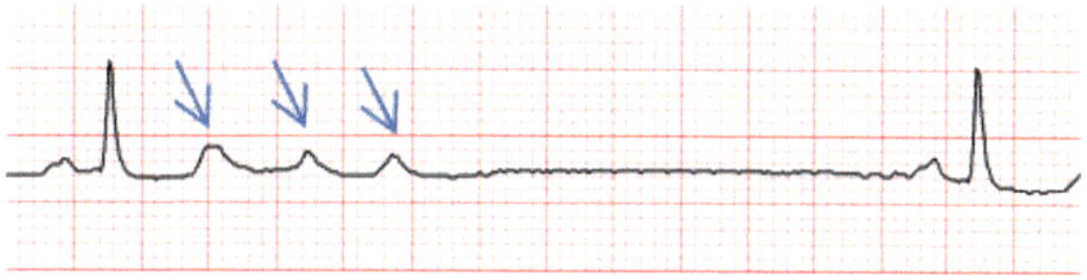

Abbildung 58: Blockierte Vorhoftachykardie

Es sind mehrere nicht übergeleitete P-Wellen hintereinander erkennbar.

5.4.7 SVT (supraventrikuläre Tachykardie)

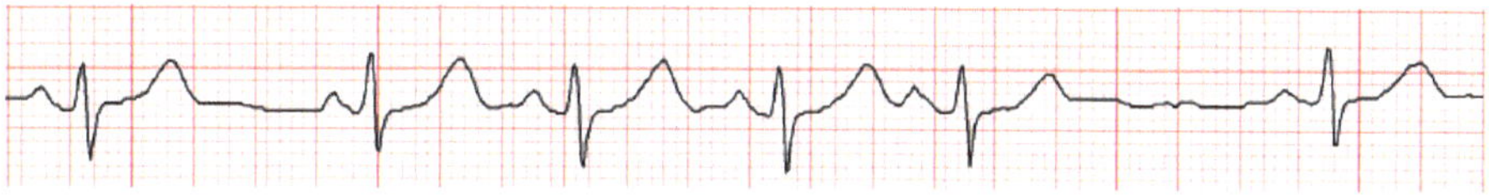

Abbildung 59: SVT (supraventrikuläre Tachykardie)

Es treten *mindestens* drei SVES in Folge mit beschleunigter Herzfrequenz auf.

5.4.8 SVT mit Verlangsamung

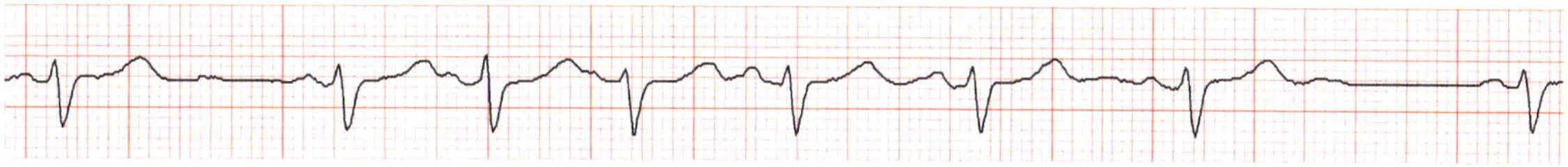

Abbildung 60: SVT mit Verlangsamung

SVT mit zum Ende hin Verlangsamung der Herzfrequenz.

5.4.9 SVT mit Beschleunigung

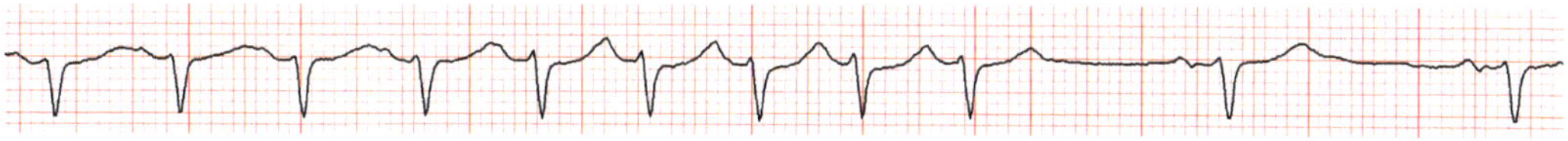

Abbildung 61: SVT mit Beschleunigung

SVT mit zum Ende hin Beschleunigung der Herzfrequenz.

5.4.10 SVT mit AV-Block II. Grades (beweist die Überleitung über den AV-Knoten)

Dank seiner Bremsfunktion kann der AV-Knoten eine SVT durch eine Wenckebach-Periodik oder mit einer 2:1 Überleitung verlangsamen.

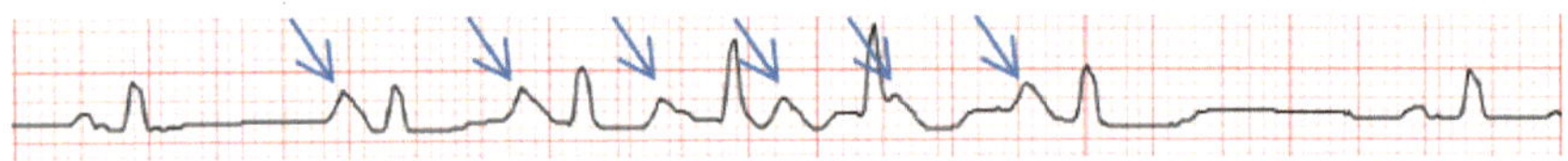

Abbildung 62: SVT mit AV-Block II. Grades Typ *Wenckebach*

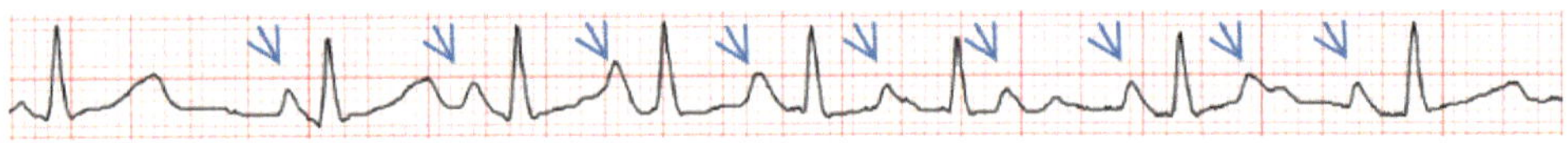

Abbildung 63: SVT mit AV-Block II. Grades Typ *Mobitz 2:1*

5.4.11 SVT mit frequenzabhängigem Schenkelblock

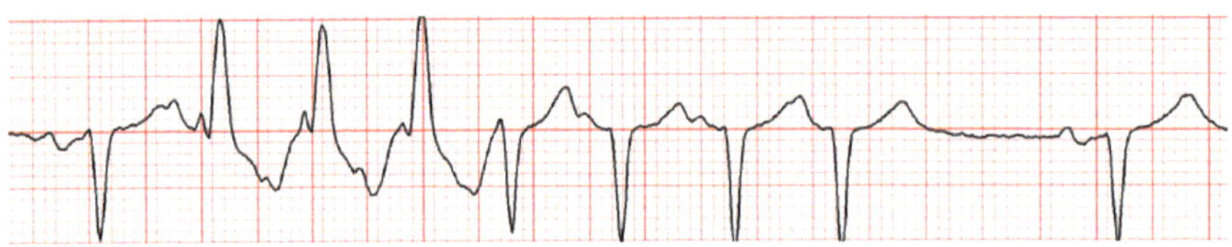

Abbildung 64: SVT mit z. T. frequenzabhängigem Schenkelblock

SVT mit zum Teil breiteren, anders konfigurierten QRS-Komplexen.

5.4.12 AV-junktionale Reentry-Tachykardie (AVJRT)

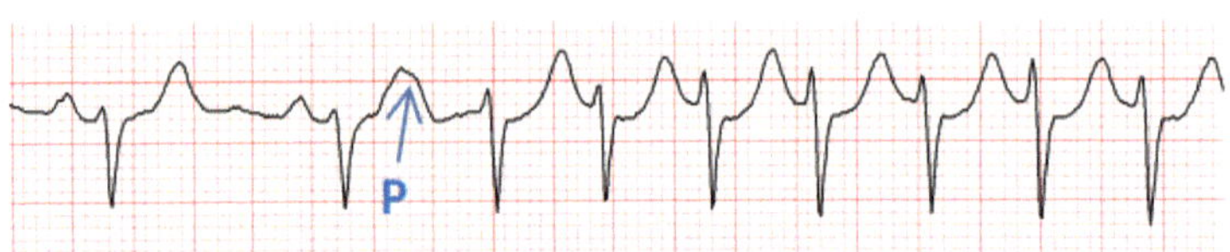

Abbildung 65: AV-junktionale Reentry-Tachykardie (AVJRT)

Abrupt nach einer SVES mit längerer PQ-Zeit beginnende und ebenso abrupt endende schnelle SVT.
Im AV-junktionalen Bereich finden sich zwei unterschiedlich schnell leitende Bahnen. Dies führt zu einer kreisenden Erregung: über die eine Bahn vom Vorhof zum Ventrikel, und dann über die andere Bahn vom Ventrikel wieder zum Vorhof zurück, usw. (s. Kapitel 4.7).

Es kommt wiederkehrend zu Tachykardie-Anfällen, über mehrere Minuten bis Stunden anhaltend.

5.4.13 WPW-Reentry-Tachykardie (AVRT)

Ähnlich wie bei der AV-junktionalen Tachykardie entsteht eine kreisende Erregung zwischen den Vorhöfen und Ventrikeln. Im Gegensatz zur AVJRT ist der AV-junktionale Bereich intakt. Es findet sich aber eine angeborene Extrabahn (WPW-Bahn), die die Isolierung zwischen Vorhöfen und Ventrikeln überbrückt. Je nachdem, wie die kreisende Erregung abläuft, sind die QRS-Komplexe schmal (orthodrom) oder verbreitert (antidrom) (s. Kapitel 4.6).

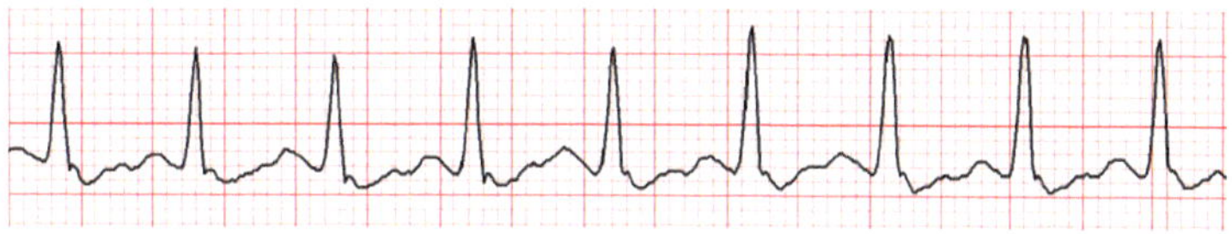

Abbildung 66: Orthodrome WPW-Reentry-Tachykardie (AVRT)

5.4.14 Posttachykardie-Pause

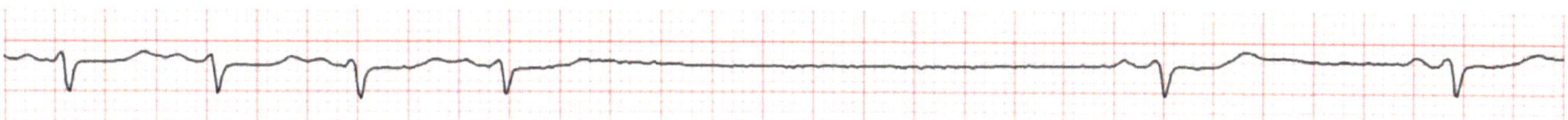

Abbildung 67: Posttachykardie-Pause

Diese Pause entspricht der Zeit, die der Sinusknoten nach einer SVT benötigt, um seine Tätigkeit wieder aufzunehmen.

5.5 Ventrikuläre Herzrhythmusstörungen

5.5.1 VES (ventrikuläre Extrasystole)

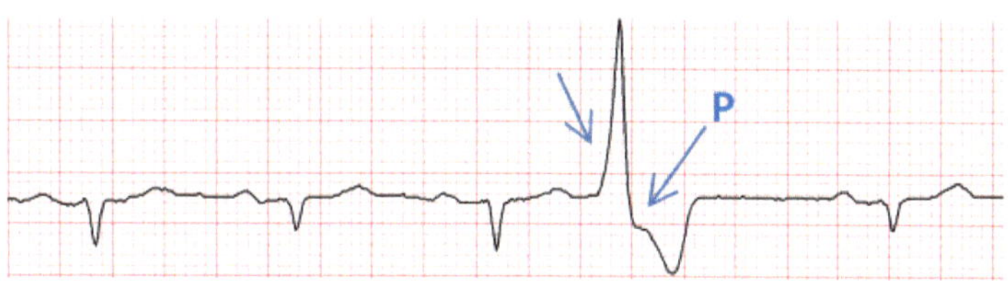

Abbildung 68: VES (ventrikuläre Extrasystole)

Vorzeitiger, anders konfigurierter QRS-Komplex aus einem Ventrikel (verbreitert durch die verzögerte Erregung des anderen Ventrikels); keine vorausgehende P-Welle. Meistens ist der Abstand zum nächsten Normalschlag länger, da der Vorhof retrograd erregt wird und somit für die nächste Sinusaktion nicht mehr erregbar ist. Die darauffolgende P-Welle kommt aber zum erwarteten Zeitpunkt. Dies wird als kompensatorische Pause bezeichnet.

5.5.2 Interponierte VES

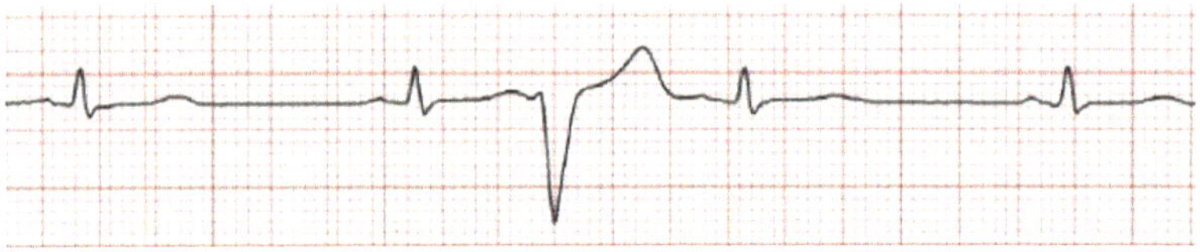

Abbildung 69: Interponierte VES

Keine kompensatorische Pause; zwischen zwei normalen QRS-Komplexen eingeschobene VES; die Vorhöfe werden nicht retrograd erregt.

5.5.3 VES im Bigeminus

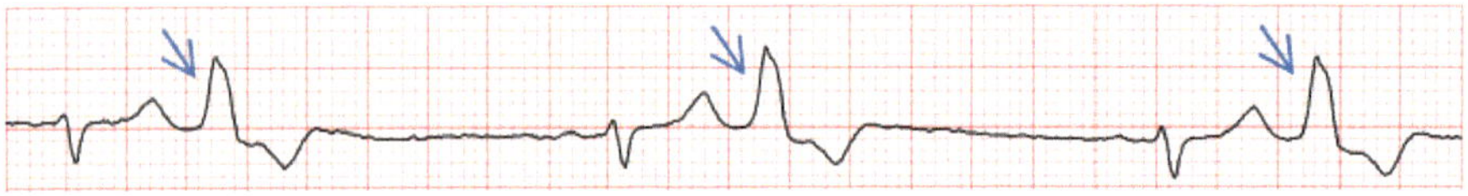

Abbildung 70: VES im Bigeminus

Phase, in der ein normaler Schlag und eine VES abwechselnd auftreten.

5.5.4 VES im 2:1 Rhythmus

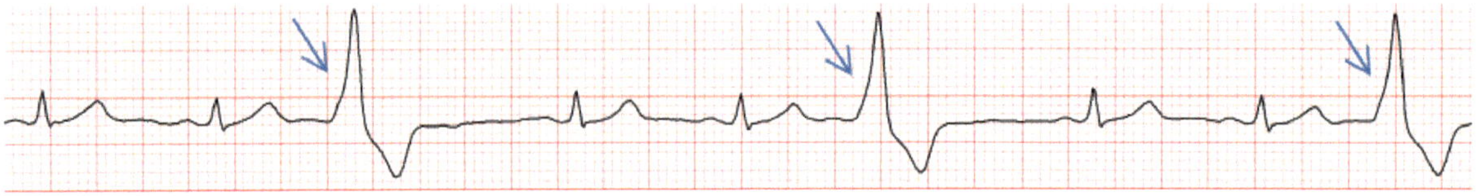

Abbildung 71: VES im 2:1 Rhythmus

Phase, in der zwei normale Schläge und eine VES abwechselnd auftreten.

5.5.5 Monomorphe (monotope) VES

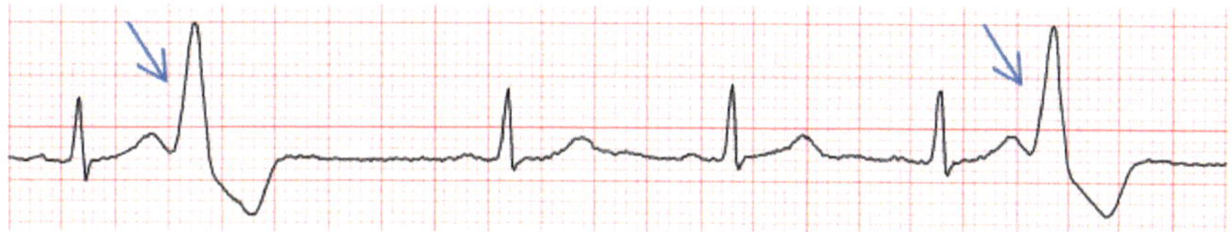

Abbildung 72: Monomorphe (monotope) VES

Alle VES sehen gleich aus, da sie den gleichen Ursprung (Fokus) haben.

5.5.6 Polymorphe (polytope) VES

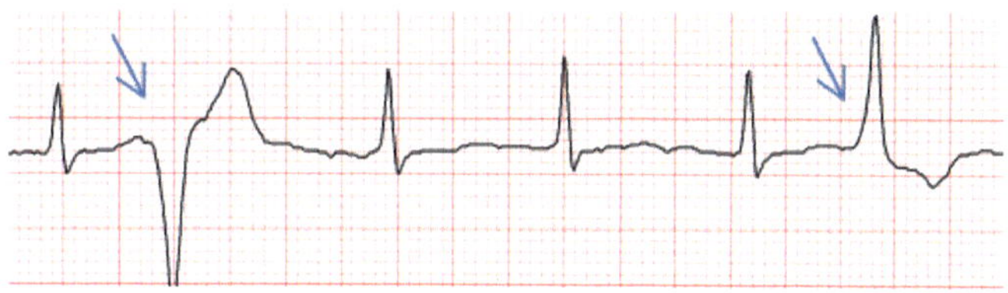

Abbildung 73: Polymorphe (polytope) VES

Die VES sehen unterschiedlich aus, da sie verschiedene Ursprünge haben.

5.5.7 R-auf-T-Phänomen

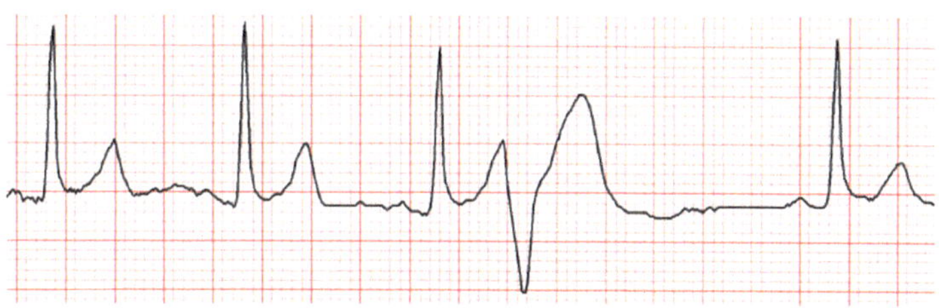

Abbildung 74: R-auf-T-Phänomen

Sehr frühzeitig einfallende VES, die in der T-Welle des vorherigen QRS-Komplexes beginnt.

5.5.8 Spät einfallende VES

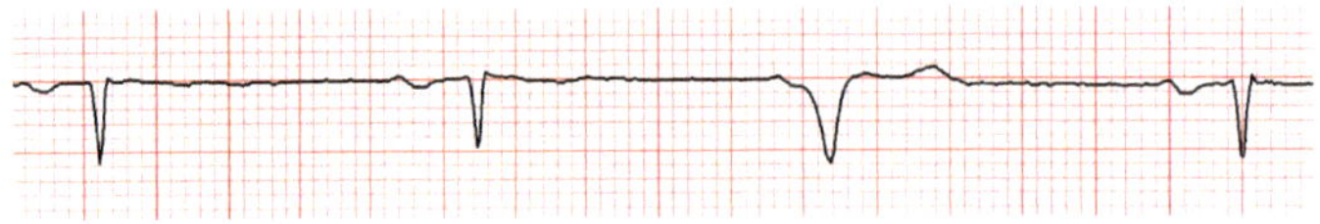

Abbildung 75: Spät einfallende VES

Eine spät auftretende VES kann sogar, wie im obigen Beispiel, die P-Welle schneiden.

5.5.9 Couplet (V-Paar)

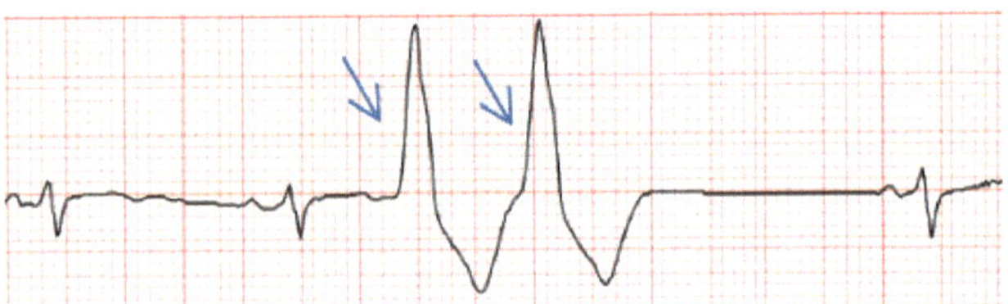

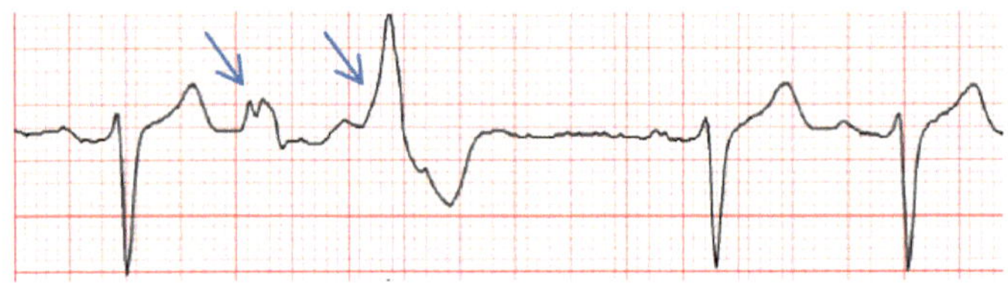

Abbildung 76: Couplet (V-Paar)

Zwei hintereinander auftretende VES mit gleicher oder unterschiedlicher Konfiguration.

5.5.10 Triplet

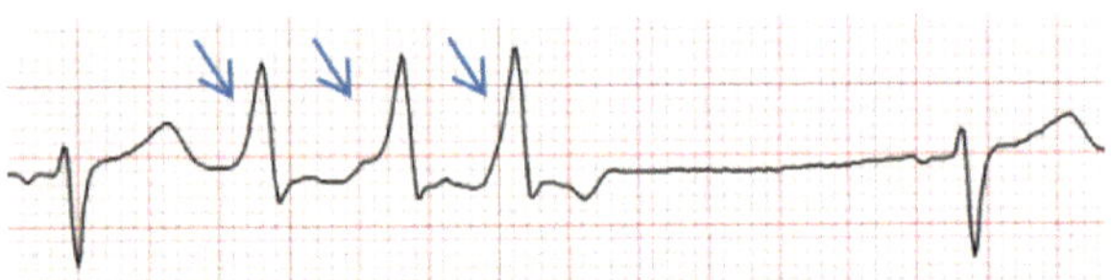

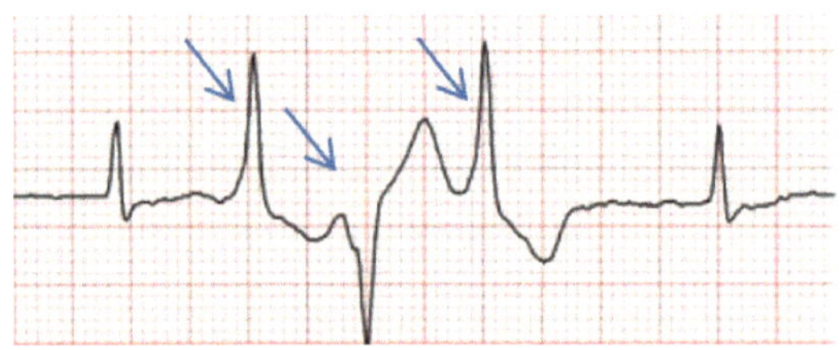

Abbildung 77: Triplet

Drei hintereinander einfallende VES mit gleicher oder unterschiedlicher Konfiguration.

5.5.11 Akzelerierter idioventrikulärer Rhythmus

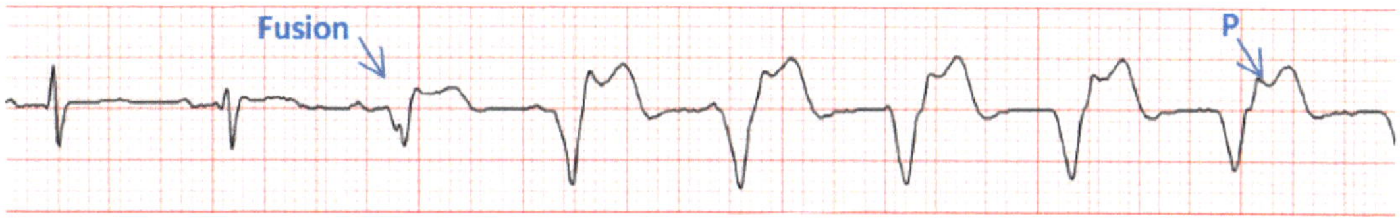

Abbildung 78: Akzelerierter idioventrikulärer Rhythmus, beginnend mit einer Fusion (Mischbild aus einem normalen QRS-Komplex und einem Tachykardiekomplex)

Mehr als drei hintereinander auftretende, ventrikuläre Aktionen mit einer Herzfrequenz *unter 120 Schl./Min.* bzw. einem R-R-Abstand von über 500 ms. Manchmal geht ein akzelerierter idioventrikulärer Rhythmus durch Beschleunigung in eine ventrikuläre Tachykardie über.

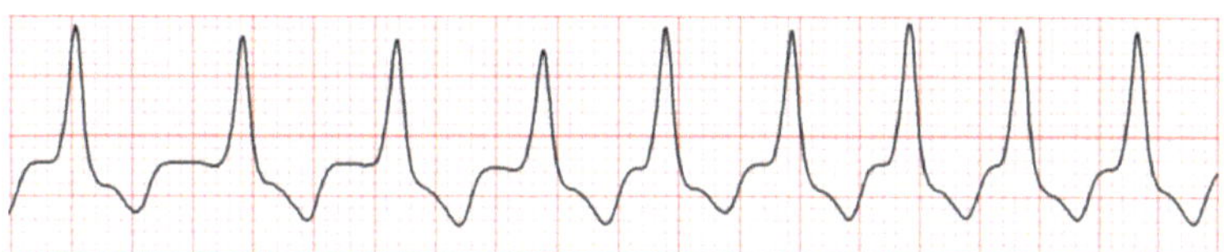

Abbildung 79: Akzelerierter idioventrikulärer Rhythmus mit Übergang in eine ventrikuläre Tachykardie (VT)

5.5.12 Ventrikuläre Tachykardie (VT)

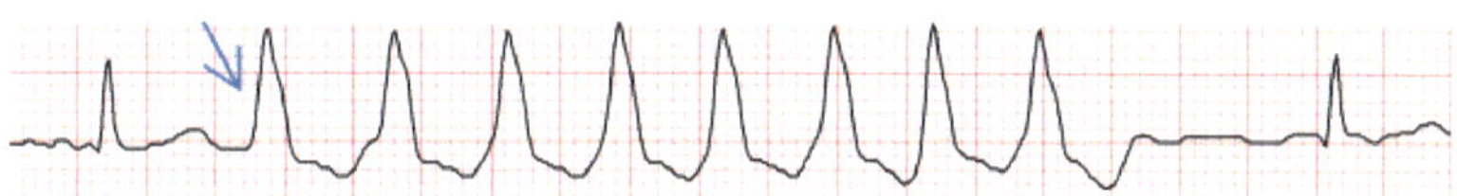

Abbildung 80: Ventrikuläre Tachykardie (VT)

Mehr als drei hintereinander auftretende, ventrikuläre Aktionen mit einer Herzfrequenz *über 120 Schl./Min.* bzw. einem R-R-Abstand von unter 500 ms. Von einer anhaltenden ventrikulären Tachykardie wird ab einer Dauer von über 30 Sekunden gesprochen.

5.5.13 VT mit Capture Beat

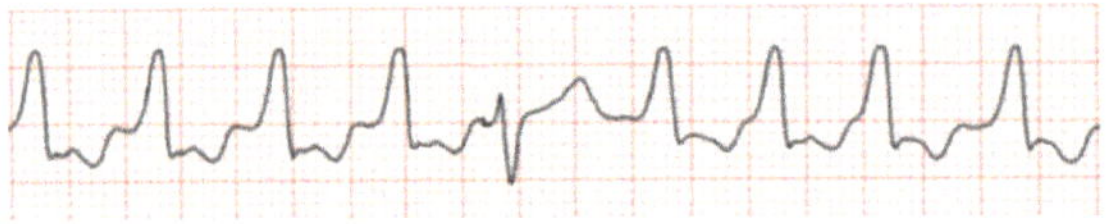

Abbildung 81: VT mit Capture Beat

VT mit einem frühzeitig einfallenden Normalschlag.

5.5.14 Torsade de Pointes (Spitzenumkehrtachykardie)

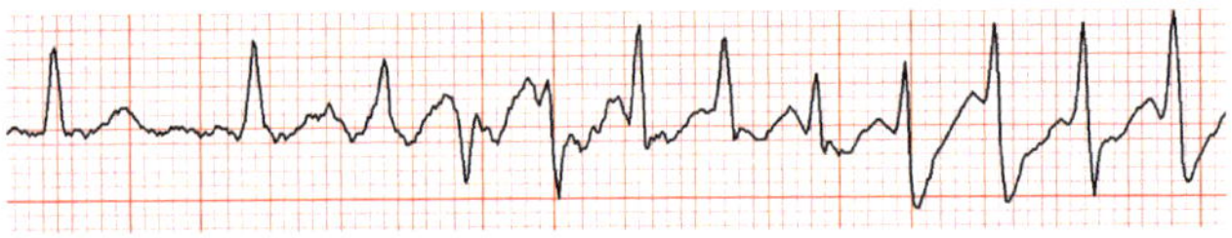

Abbildung 82: Torsade de Pointes (Spitzenumkehrtachykardie)

Besondere und lebensbedrohliche Form der ventrikulären Tachykardie, bei der die QRS-Komplexe im Laufe der Tachykardie ihre Konfiguration spindelförmig ändern.

5.5.15 Kammerflattern

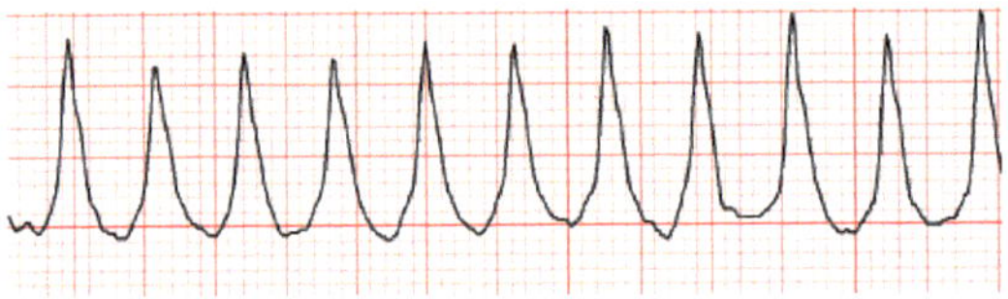

Abbildung 83: Kammerflattern

Schnelle (200-300 Schl./Min), lebensbedrohliche, gleichmäßige Kammertachykardie ohne gut abgrenzbare ST-Strecke.

5.5.16 Kammerflimmern

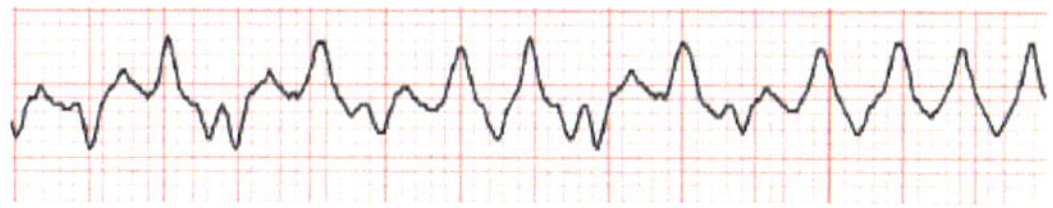

Abbildung 84: Kammerflimmern

Sehr schnelle und lebensbedrohliche Form der ventrikulären Tachykardie, bei der die QRS-Komplexe nicht mehr richtig erkennbar sind.

5.6 SA-Blöcke (sinuatriale Blöcke)

5.6.1 SA-Block 2:1

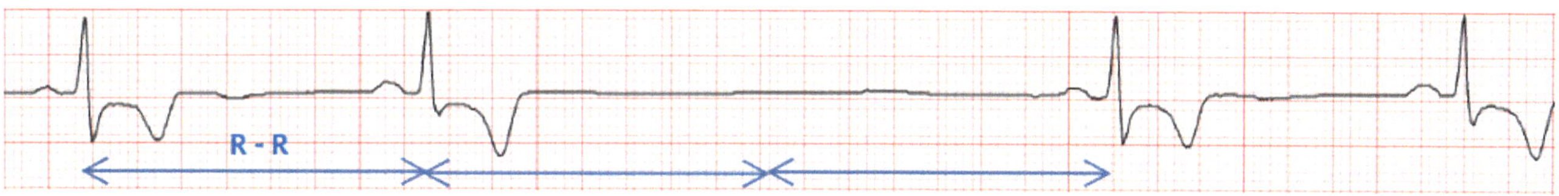

Abbildung 85: SA-Block 2:1

Nur jede zweite Aktion des Sinusknotens wird an die Vorhöfe weitergeleitet. Der Abstand zwischen zwei Schlägen ist somit doppelt so lang wie der normale Abstand. Im längeren RR-Abstand befindet sich keine P-Welle.

5.6.2 Höhergradige SA-Blockierung

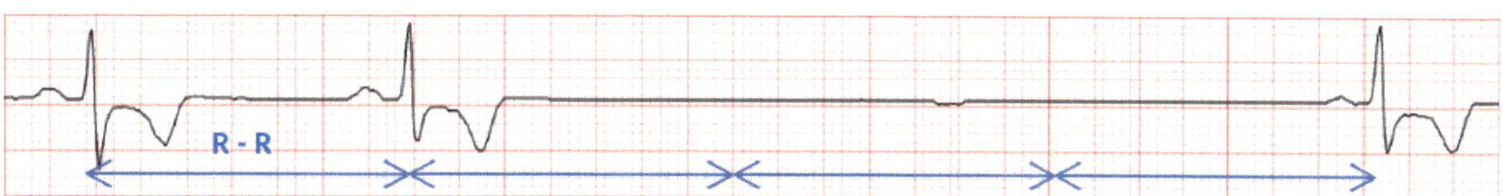

Abbildung 86: Höhergradige SA-Blockierung

Es wird z. B. nur jede 3. Sinusaktion an die Vorhöfe weitergeleitet.

5.6.3 Sinusknoten-Dysfunktion, Sinusarrest

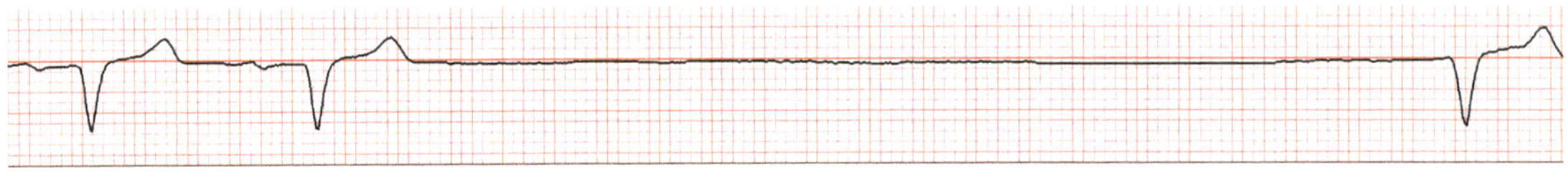

Abbildung 87: Sinusknoten-Dysfunktion, Sinusarrest

Fehlfunktion des Sinusknotens, der nicht mehr regelmäßig Impulse oder zum Teil über mehrere Sekunden gar keinen Impuls mehr abgibt. Normalerweise wird dann der Rhythmus von einem Ersatzrhythmus (hier junktionaler Ersatzrhythmus) übernommen.

5.7 AV-Blöcke (atrioventrikuläre Blöcke)

5.7.1 AV-Block I. Grades

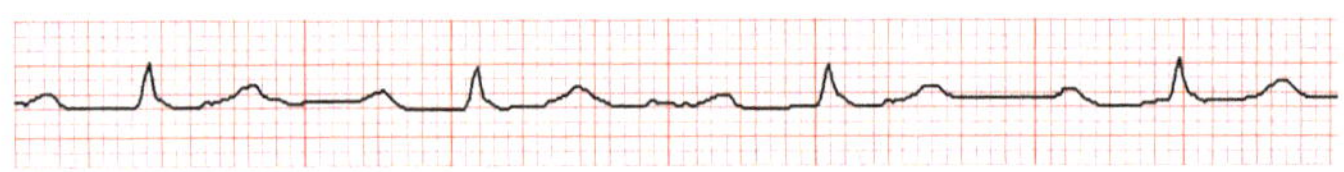

Abbildung 88: AV-Block I. Grades

Verzögerung der Überleitung zwischen Vorhöfen (P-Welle) und Ventrikeln (QRS-Komplex).
PQ-Zeit >200 ms.

5.7.2 AV-Block II. Grades Typ Wenckebach (englisch: Mobitz I)

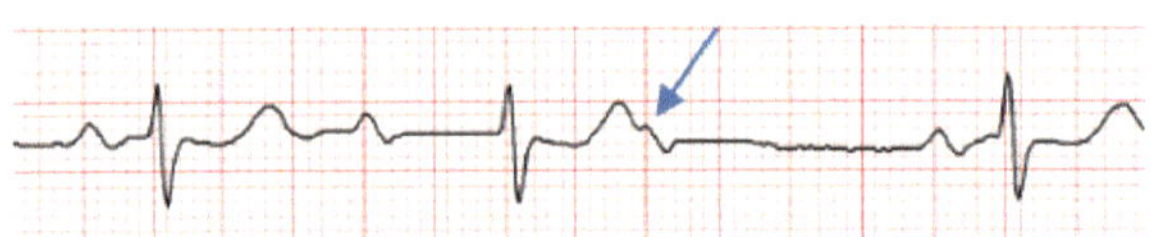

Abbildung 89: AV-Block II. Grades Typ Wenckebach

Progressive Zunahme der AV-Überleitungszeit (zwischen P und QRS), bis schließlich eine P-Welle nicht überleitet wird.

5.7.3 AV-Block II. Grades Typ Mobitz (englisch Mobitz II)

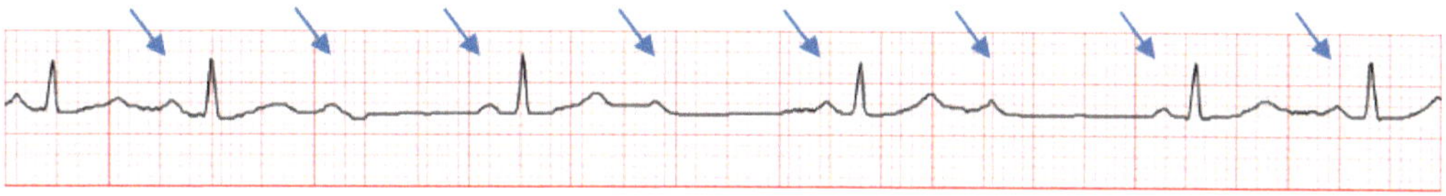

Abbildung 90: AV-Block II. Grades Typ Mobitz

Beim Mobitz 2:1 wird jede zweite P-Welle an die Ventrikel weitergeleitet, bei einem Mobitz 3:1 wird jede dritte P-Welle übergeleitet, usw..

5.7.4 AV-Block III. Grades

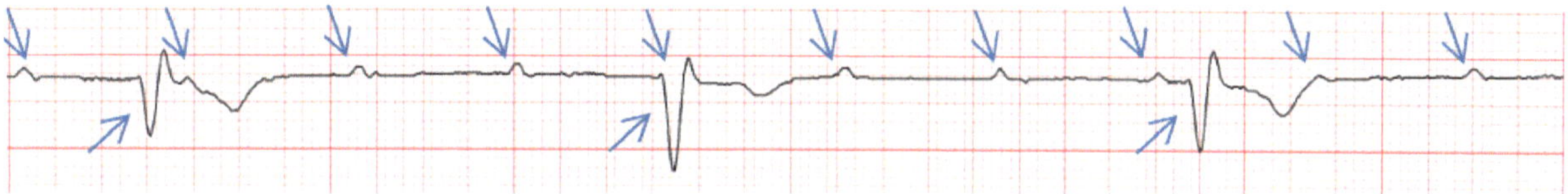

Abbildung 91: AV-Block III. Grades

Es bestehen zwei getrennte, voneinander unabhängige Rhythmen: Der Sinusknoten erregt, wie im Normalfall, die Vorhöfe („durchlaufende" P-Wellen). Ein zweiter, vom Sinusrhythmus unabhängiger Ersatzrhythmus entsteht in einem der Ventrikel mit einer Frequenz von etwa 30 Schl./Min.. *Die QRS-Komplexe sind verbreitert.*

5.7.5 AV-Dissoziation

Der AV-Block III. Grades ist differentialdiagnostisch von der *AV-Dissoziation* zu unterscheiden, bei der die AV-Überleitung nicht unterbrochen ist:

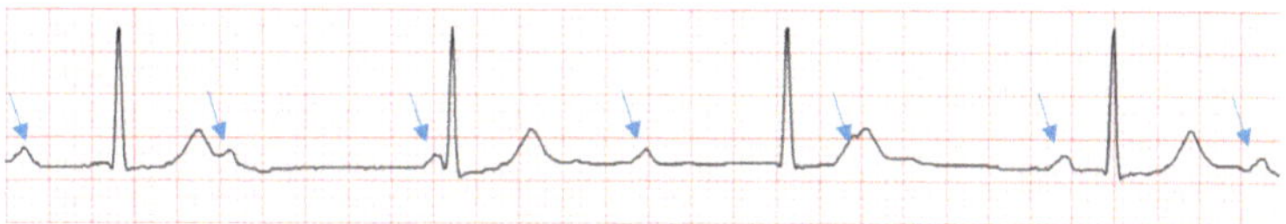

Abbildung 92: AV-Dissoziation

Es bestehen auch hier zwei getrennte, voneinander unabhängige Rhythmen: Der Sinusknoten erregt die Vorhöfe („durchlaufende" P-Wellen) und der AV-Knoten übernimmt den zweiten Rhythmus und erregt die Ventrikel (AV-Knoten-Ersatzrhythmus) mit einer Frequenz von etwa 40 Schl./ Min.). *Die QRS-Komplexe sind normal konfiguriert.*

5.8 Präexzitationen

5.8.1 Lown-Ganong-Levine-Anomalie (LGL)

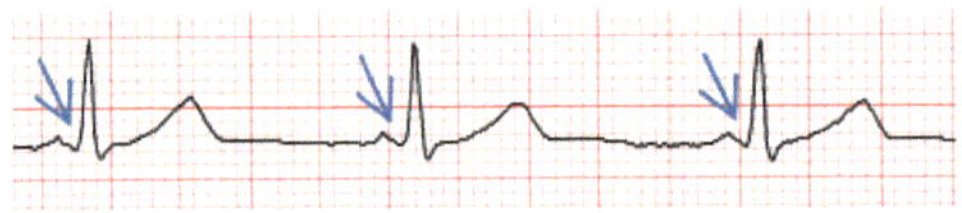

Abbildung 93: Lown-Ganong-Levine-Anomalie (LGL)

Eine verkürzte PQ-Zeit (<110 ms) ohne Veränderung des QRS-Komplexes spricht für eine Extrabahn zwischen Vorhof und AV-Knoten.

5.8.2 Wolff-Parkinson-White-Anomalie (WPW)

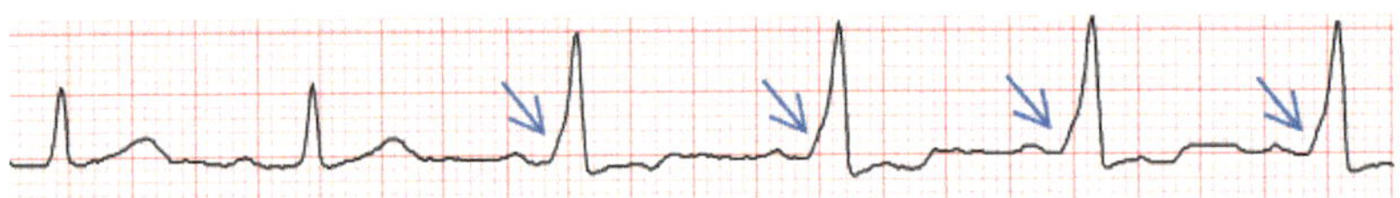

Abbildung 94: Wolff-Parkinson-White-Anomalie (WPW)

Eine verkürzte PQ-Zeit mit einer durch die Präexzitation bedingten Verbreiterung des QRS-Komplexes (Delta-Welle) spricht für eine Extrabahn zwischen einem Vorhof und einem Ventrikel (s. Kapitel 4.6).

6 Auswertungsablauf mit einem computergestützten System

Bitte beachten Sie, dass die Abläufe der Auswertung je nach Software-Firma etwas abweichen können. Wir arbeiten mit CardioScan der Firma MTM Multitechmed GmbH aus Hünfelden.

6.1 Übernahme der Rohdaten und Einstellungen

Nach Übernahme der Rohdaten aus dem Speicher des Aufnahme-Geräts werden diese von der Software bearbeitet. Um Fehler der Software zu vermeiden, empfiehlt es sich, die Qualität der Registrierung in den verschiedenen Kanälen zu verschiedenen Zeitpunkten zu überprüfen, um eventuell gleich einen Kanal mit starker Artefaktbildung von der Auswertung abwählen zu können. Dabei besteht, wenn nötig, auch die Möglichkeit, Polarität und Amplitude anzupassen. Diese Einstellungskorrekturen können im Bedarfsfall auch nachträglich im Rahmen einer Reanalyse erfolgen. Durch eine sorgfältige Einstellung erleichtert man sich die anschließende visuelle Auswertungsarbeit, da die Anzahl der Fehlinterpretationen durch die Software deutlich geringer wird.

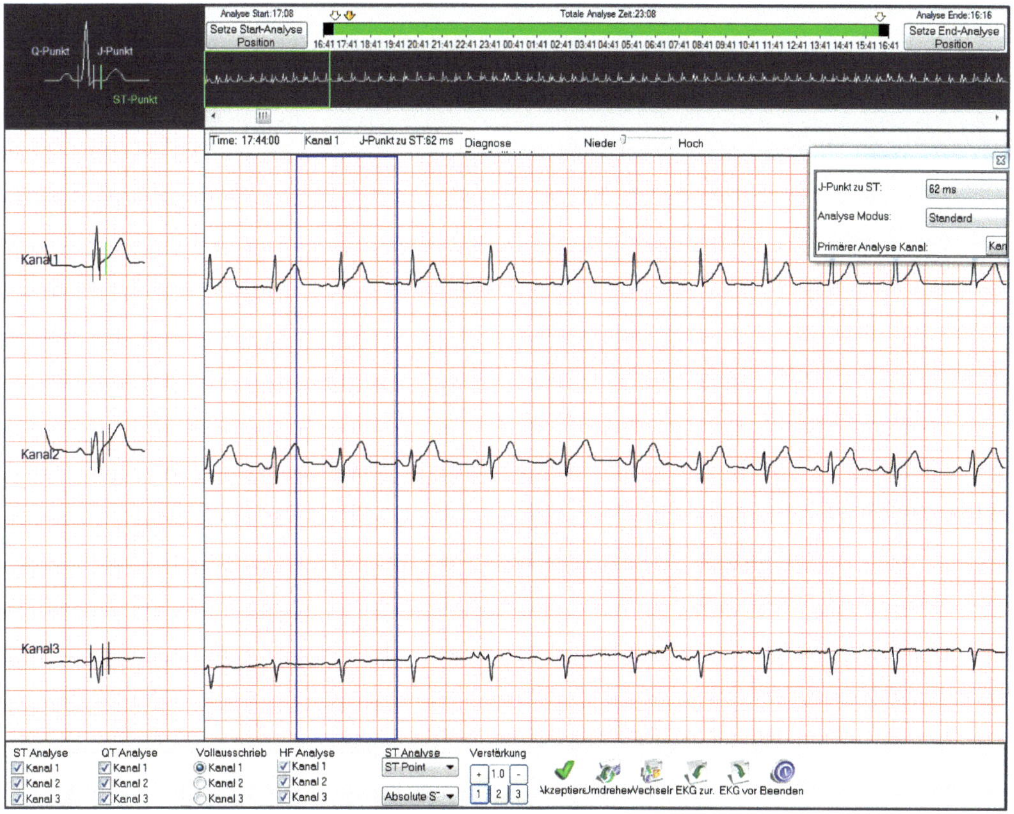

Abbildung 95: Einstellungen vor Beginn der computergestützten Analyse

6.2 24-Stunden-Herzfrequenzgrafik

Die Langzeit-EKG-Software bildet eine Grafik aus der Variation der Herzfrequenz während der Registrierung. Die waagerechte Achse stellt die laufende Registrierungszeit und die senkrechte Achse die entsprechende Herzfrequenz dar. Alle 2 Minuten werden die innerhalb dieser Zeit aufgetretene minimale und maximale Herzfrequenz grafisch mit einem Strich angezeigt. Die Amplitude der Striche spiegelt somit die Stärke der Variationen der Herzfrequenz während der Aufzeichnung wider. Die schwarze Linie entspricht der kontinuierlichen Variation der mittleren Herzfrequenz. Durch Anklicken der 24-Stunden-Herzfrequenzgrafik zu verschiedenen Uhrzeiten kann man die entsprechenden EKG-Streifen aufrufen und sich gleich ein Bild über die Registrierungsqualität und den Grundrhythmus machen. Dabei entdeckte Herzrhythmusstörungen oder auffällige ST-Strecken-Senkungen bzw. -Hebungen werden sofort abgespeichert. **Im Folgenden finden sich einige Beispiele** von typischen 24-Stunden-Herzfrequenzgrafiken.

Zunächst eine *unauffällige 24-Stunden-Herzfrequenzgrafik:* Man erkennt die Herzfrequenzänderungen durch die Aktivitäten des Patienten tagsüber, die Verlangsamung des Pulses in der Nachtphase und kurz vor 7:00 Uhr am nächsten Morgen den abrupten Beginn seiner Aktivitäten.

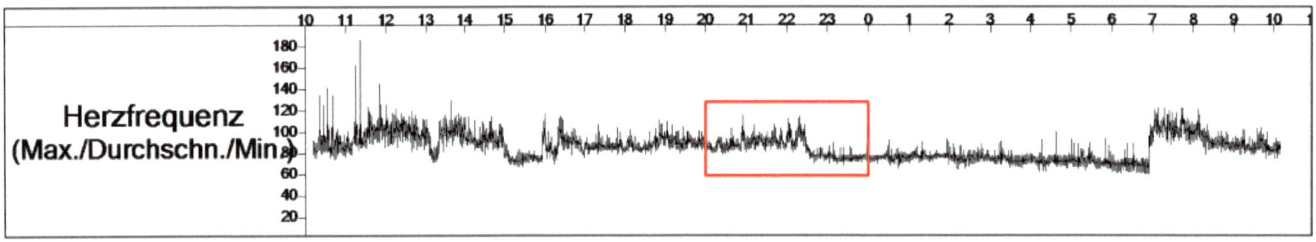

Abbildung 96: 24-Stunden-Herzfrequenzgrafik bei einem jungen gesunden Menschen

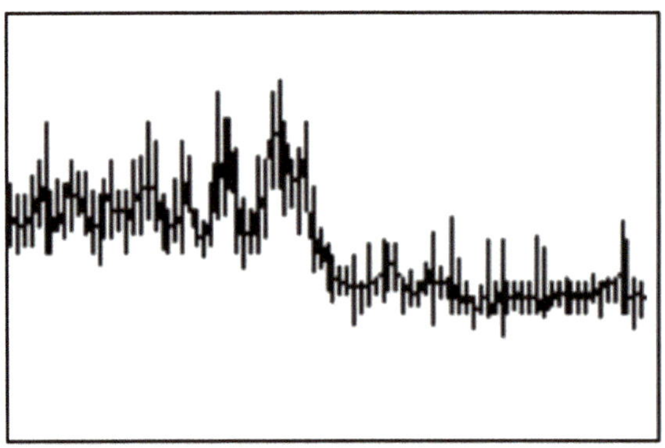

Abbildung 97: Vergrößerung des Ausschnitts aus Abbildung 96

Sportliche Tätigkeiten lassen sich durch einen progressiven Anstieg und Abfall der Herzfrequenz erkennen.

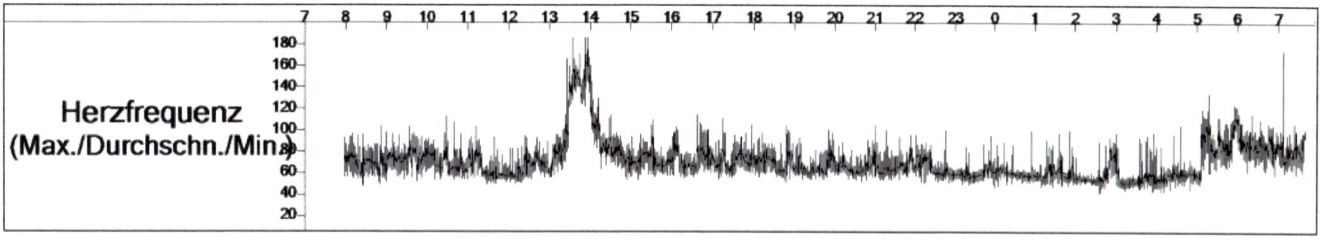

Abbildung 98: Sportliche Tätigkeit zwischen 13:00 und 14:00

Bei einem *Schrittmacherpatienten* mit seltenen kurzen Phasen von Eigenrhythmus sind geringe Variationen der Herzfrequenz zu erwarten:

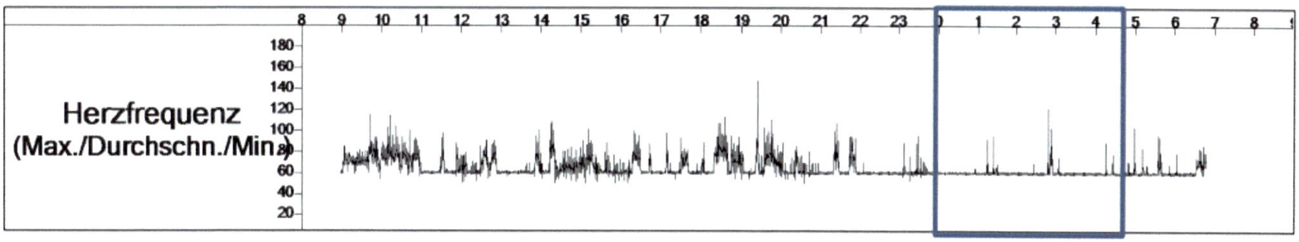

Abbildung 99: 24-Stunden-Herzfrequenzgrafik: Herzschrittmacherträger mit seltenen Eigenaktionen

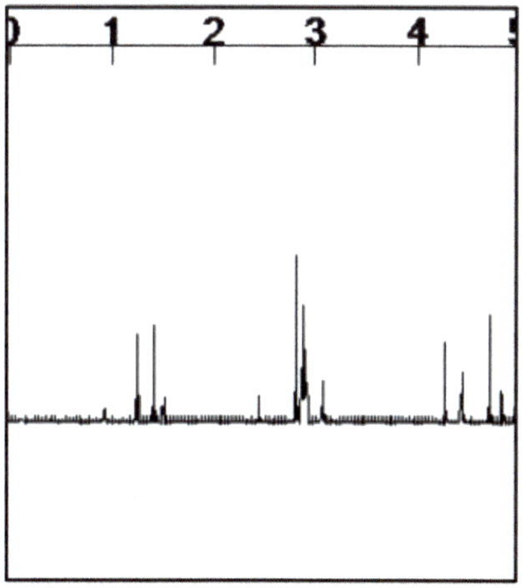

Abbildung 100: Vergrößerung des Ausschnitts aus Abbildung 99

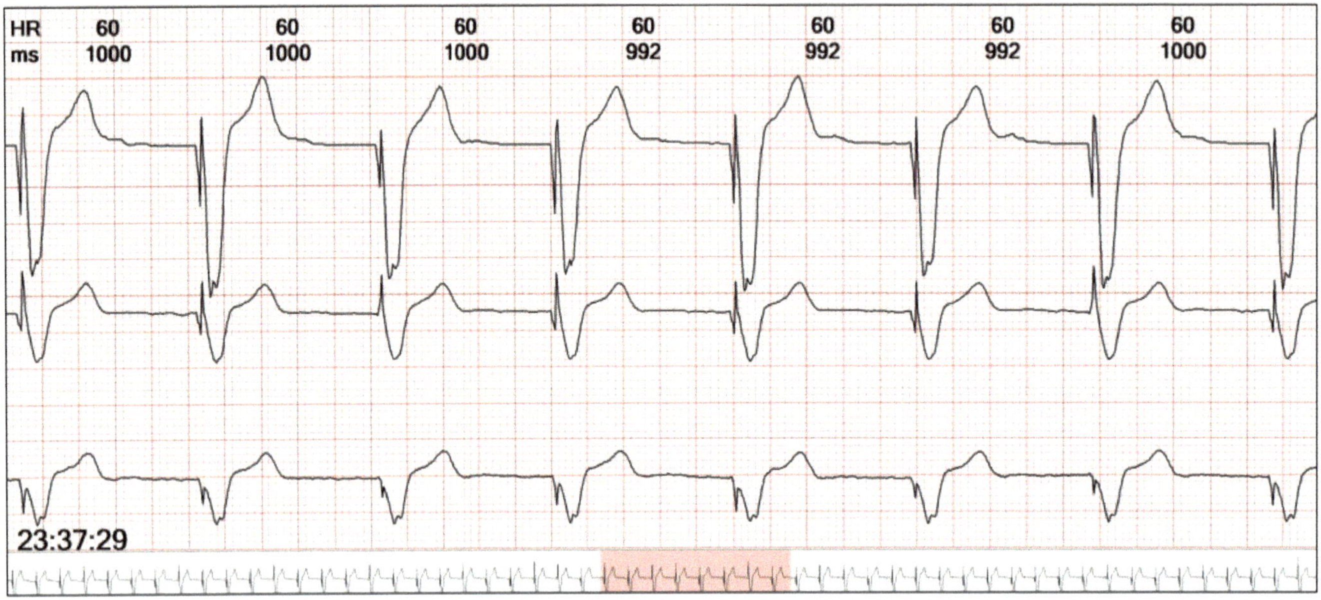

Abbildung 101: EKG-Streifen aus Abbildung 99

Bei *Vorhofflimmern* ändern sich ständig die Abstände zwischen den QRS-Komplexen. Durch die starke Variation der R-R-Abstände entsteht eine hohe Amplitude der 2-minütigen Striche.

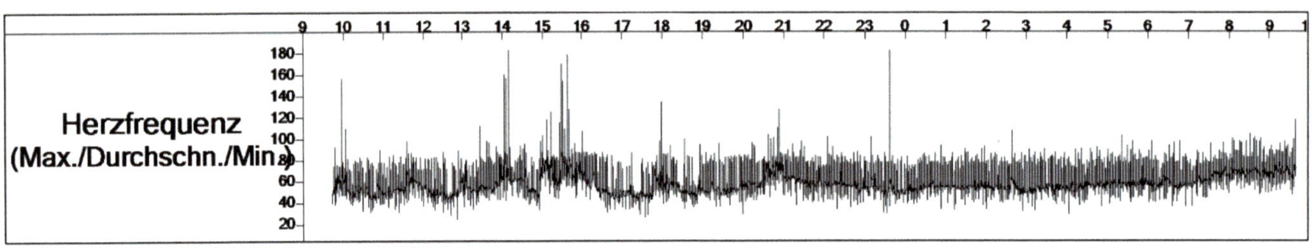

Abbildung 102: 24-Stunden-Herzfrequenzgrafik: durchgehend Vorhofflimmern

Bei *intermittierendem Vorhofflimmern* lassen sich dadurch sehr leicht die Phasen mit Arrhythmie erkennen und abgrenzen.

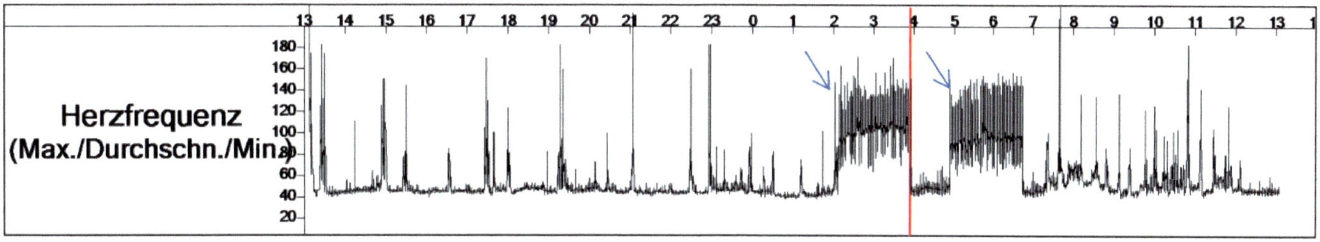

Abbildung 103: 24-Stunden-Herzfrequenzgrafik: intermittierendes Vorhofflimmern

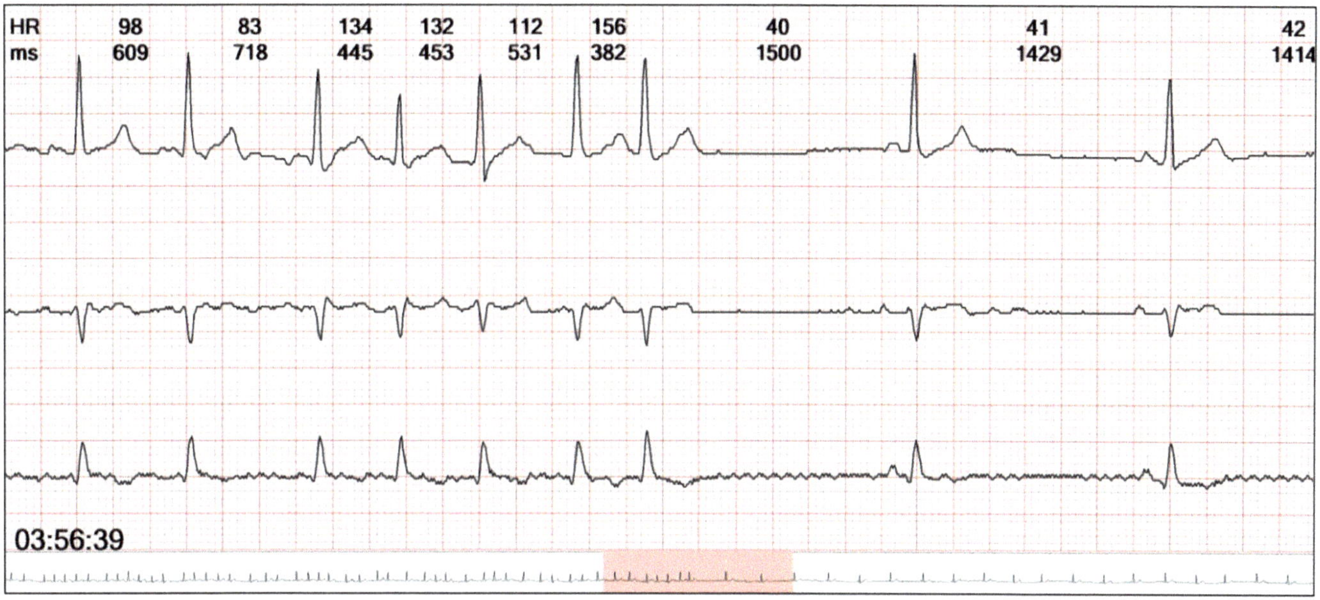

Abbildung 104: Ende einer Phase von Vorhofflimmern EKG-Streifen aus Abbildung 103

Bei einer sehr unruhigen Grafik mit zum Teil sehr hohen Amplituden sollte zunächst durch Anklicken dieser Phasen überprüft werden, ob es sich eventuell um Artefakte handelt.

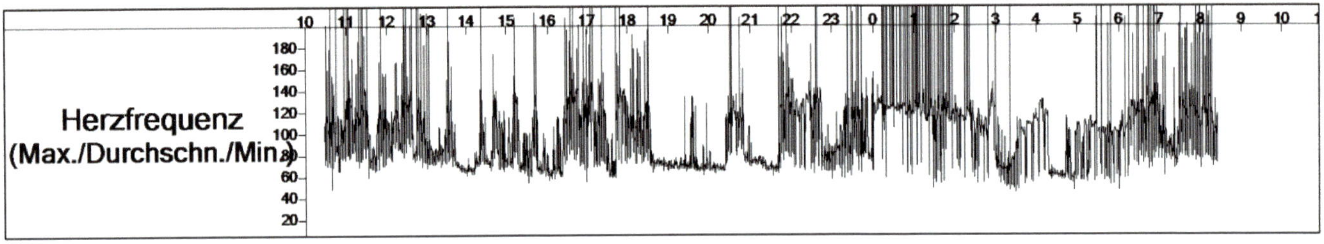

Abbildung 105: 24-Stunden-Herzfrequenzgrafik bei zahlreichen Artefakten

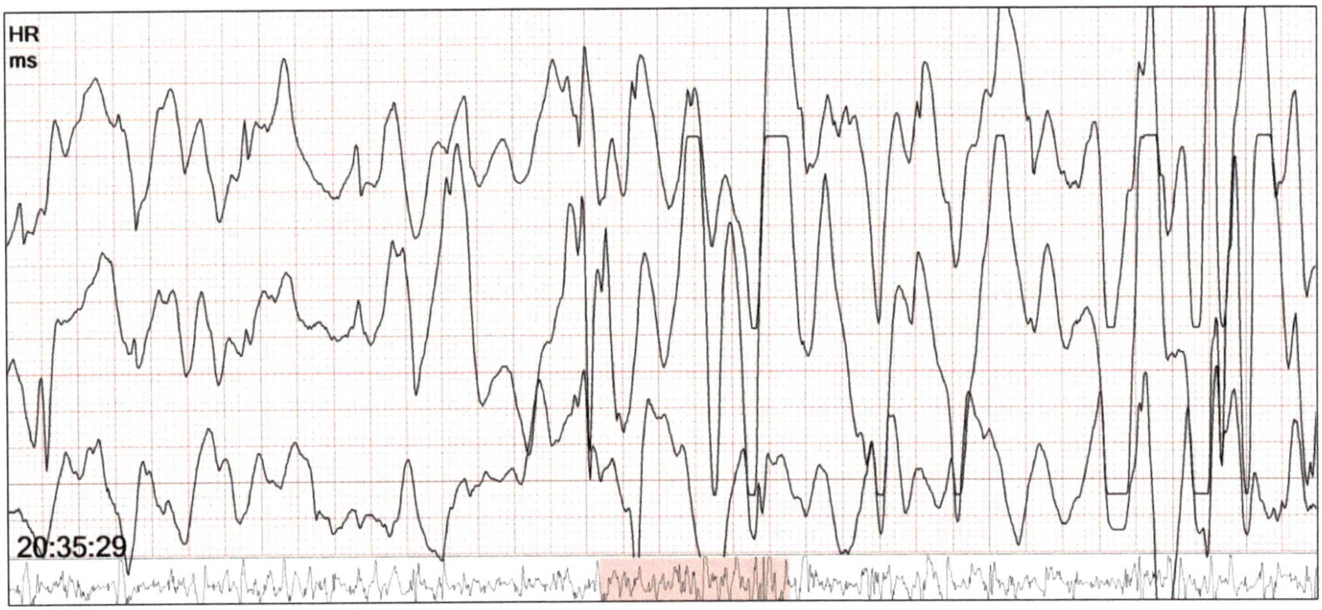

Abbildung 106: EKG-Streifen aus Abbildung 105

Bei zahlreichen Artefakten und starker Verzitterung der Grundlinien kann die Durchführung einer Reanalyse überlegt werden. Eine Reanalyse macht aber nur dann Sinn, wenn mindestens ein Kanal eine gute Registrierungsqualität aufweist. Dies wird in den folgenden Beispielen mit zeitlich begrenzter Artefaktbildung infolge Bewegungen des Patienten aufgezeigt.

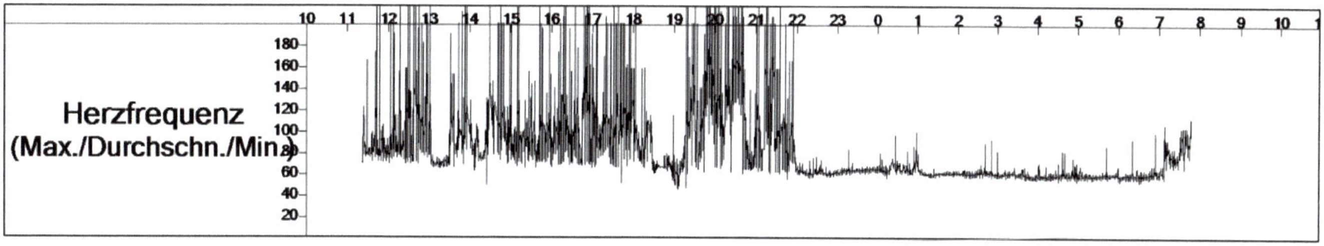

Abbildung 107: 24-Stunden-Herzfrequenzgrafik: zahlreiche Störungen tagsüber

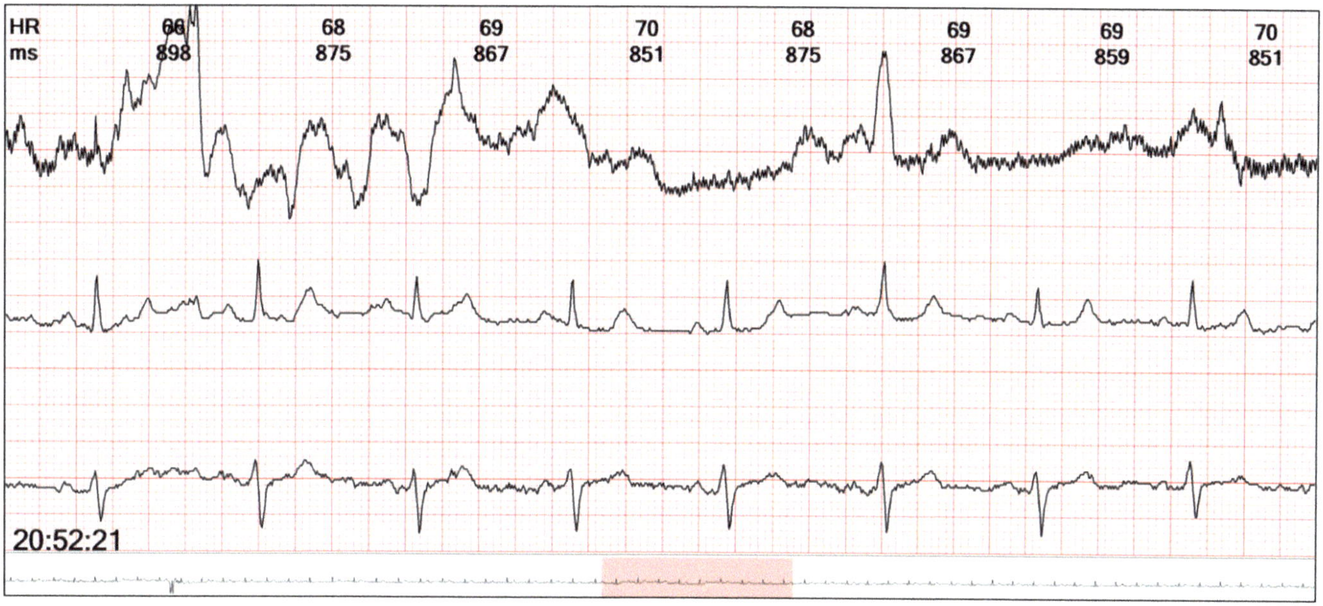

Abbildung 108: Artefakte vor allem im 1. Kanal (EKG-Streifen aus Abbildung 107)

Durch Abwählen des 1. Kanals bei der Reanalyse konnte eine deutliche Verbesserung der 24-Stunden-Herzfrequenzgrafik erreicht werden, was die Auswertung und die Auswahl der EKG-Beispiele deutlich erleichterte.

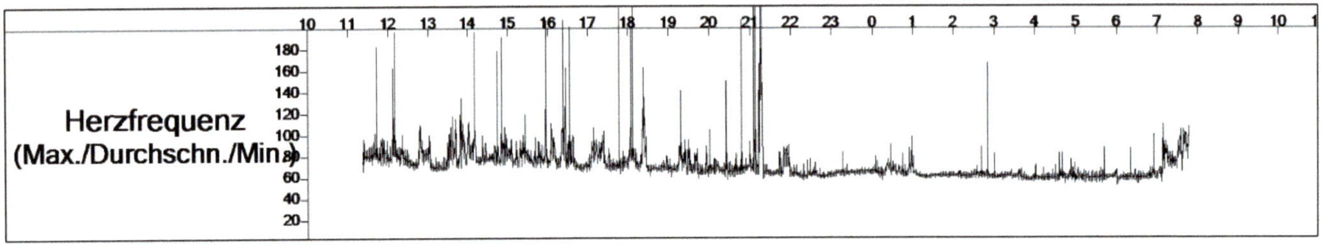

Abbildung 109: 24-Stunden-Herzfrequenzgrafik: Reanalyse nach Abwählen des 1. Kanals (selber Patient wie bei Abbildung 107)

Bei der Befundung von Langzeit-EKGs mit vielen Artefakten sollte auf eine mögliche Optimierung der Anlagetechnik hingewiesen werden.

Auch bei einer *sehr langsamen Grundfrequenz* lohnt es sich immer, besonders bradykarde Phasen anzuklicken und gleich Beispiele zu speichern.

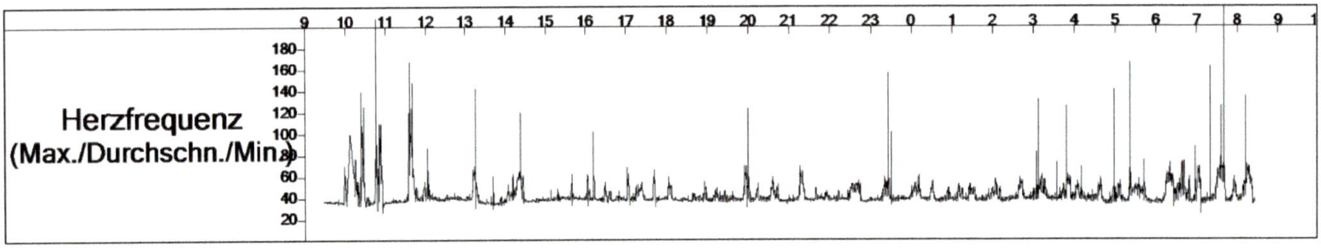

Abbildung 110: 24-Stunden-Herzfrequenzgrafik: deutliche Bradykardie

Im Fall der Abbildung 110 handelt es sich um eine Bradykardie mit AV-Knoten-Ersatzrhythmus:

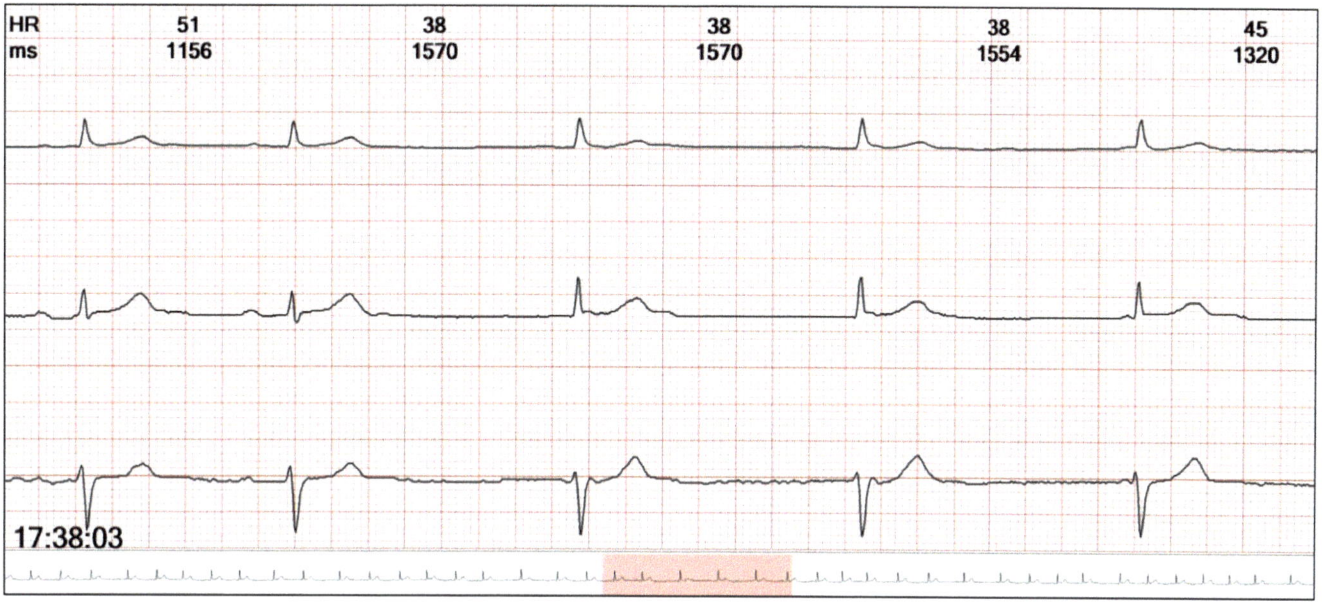

Abbildung 111: Junktionaler Ersatzrhythmus (EKG-Streifen aus Abbildung 110)

Bei einer *Tachyarrhythmie* kann meistens die Diagnose schon durch einen Blick auf die 24-Stunden-Herzfrequenzgrafik gestellt werden.

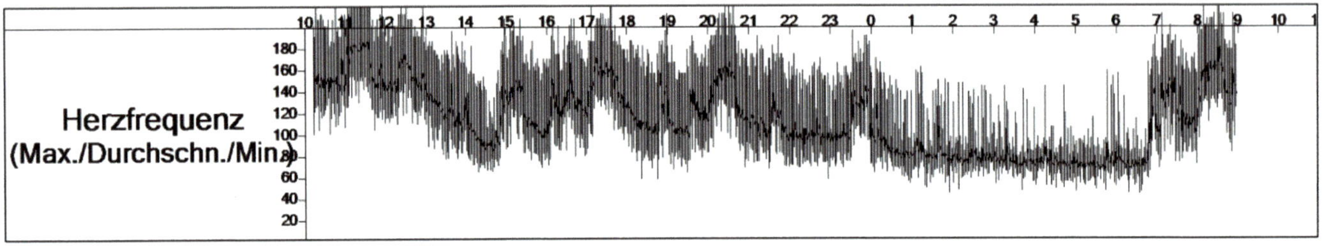

Abbildung 112: 24-Stunden-Herzfrequenzgrafik: Tachyarrhythmie bei Vorhofflimmern

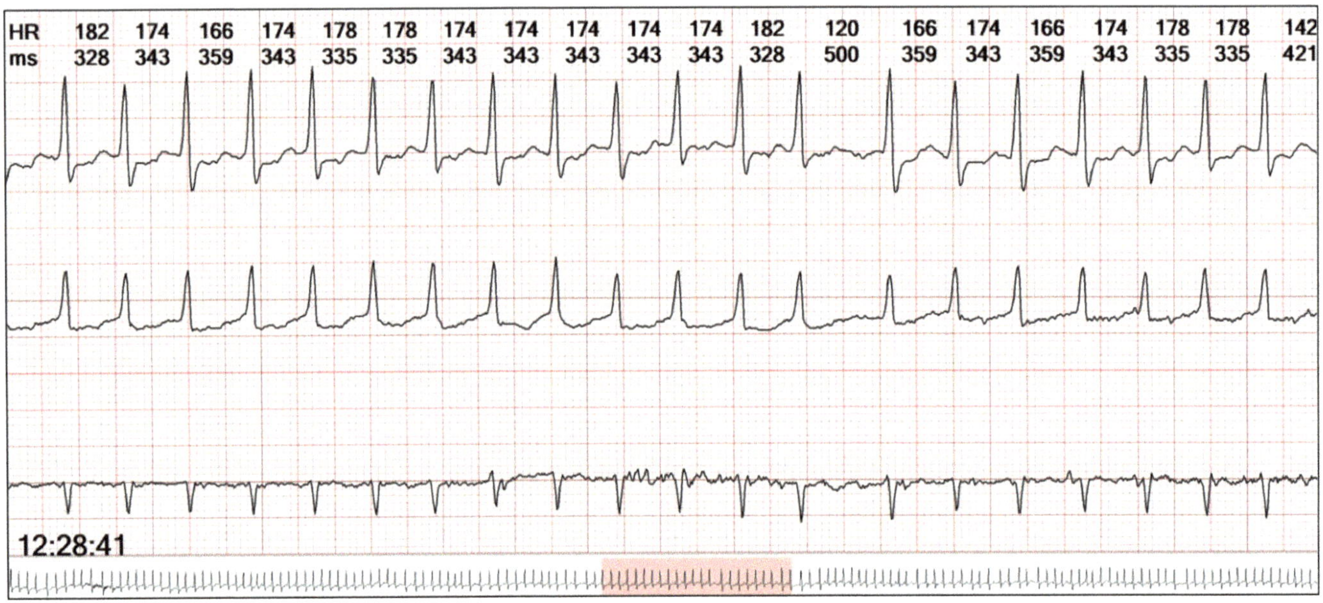

Abbildung 113: Tachyarrhythmie bei Vorhofflimmern (EKG-Streifen aus Abbildung 112)

Ein abrupter Anstieg und Abfall der Herzfrequenz, wie im folgenden Beispiel, sind typisch für eine *paroxysmale supraventrikuläre Tachykardie*. Anfang und Ende können hier gleich dokumentiert werden.

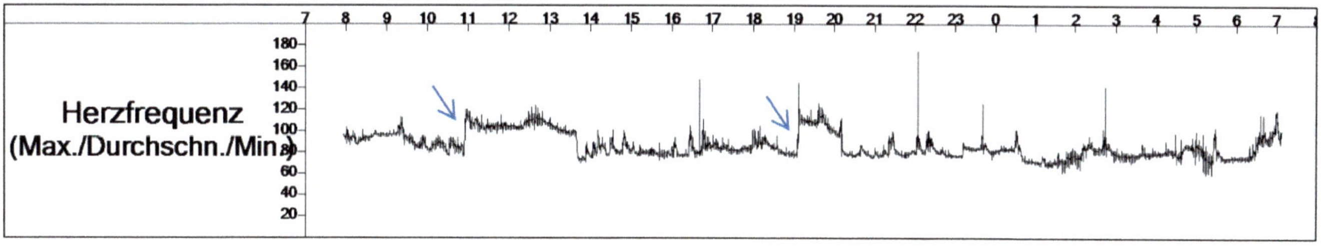

Abbildung 114: 24-Stunden-Herzfrequenzgrafik: 2 paroxysmale atriale Tachykardien

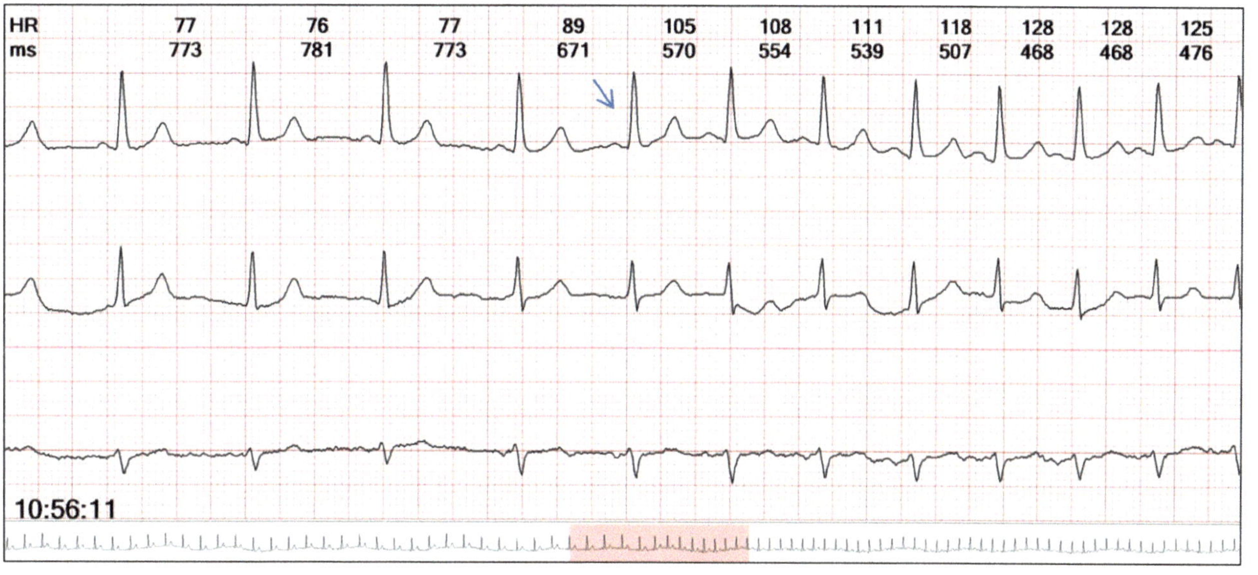

Abbildung 115: Beginn der ersten atrialen Tachykardie (EKG-Streifen aus Abbildung 114)

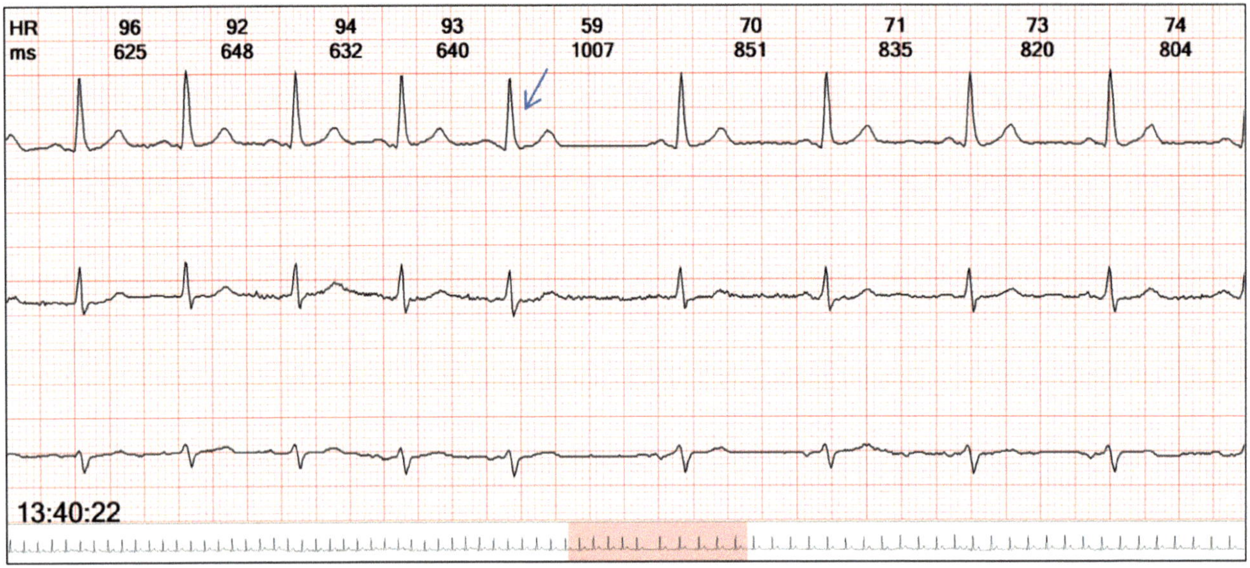

Abbildung 116: Ende der ersten atrialen Tachykardie (EKG-Streifen aus Abbildung 114)

Die 24-Stunden-Herzfrequenzgrafik bei *Vorhofflattern* mit normofrequenter und regelmäßiger Überleitung sieht ähnlich aus wie bei einem VVI-Schrittmacherpatienten, da die Herzfrequenz lange Zeit konstant bleiben kann. Allerdings passen die langsamen Phasen in der Nacht nicht zu einem Schrittmacherpatienten!

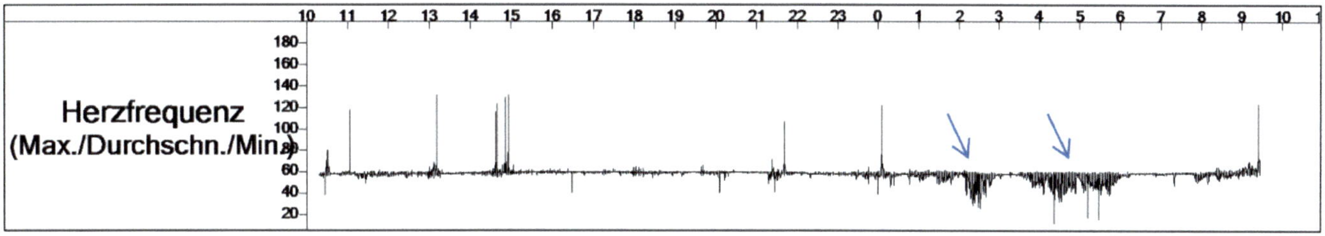

Abbildung 117: 24-Stunden-Herzfrequenzgrafik: Vorhofflattern (regelmäßige Überleitung)

Durch Anklicken der 24-Stunden-Herzfrequenzgrafik kommt man leicht zur Diagnose. Vor allem im 3. Kanal lassen sich die typischen sägezahnähnlichen Flatterwellen gut erkennen. In diesem Beispiel handelt es sich um eine 4:1 Überleitung. Eine Flatterwelle versteckt sich im QRS-Komplex und eine in der T-Welle.

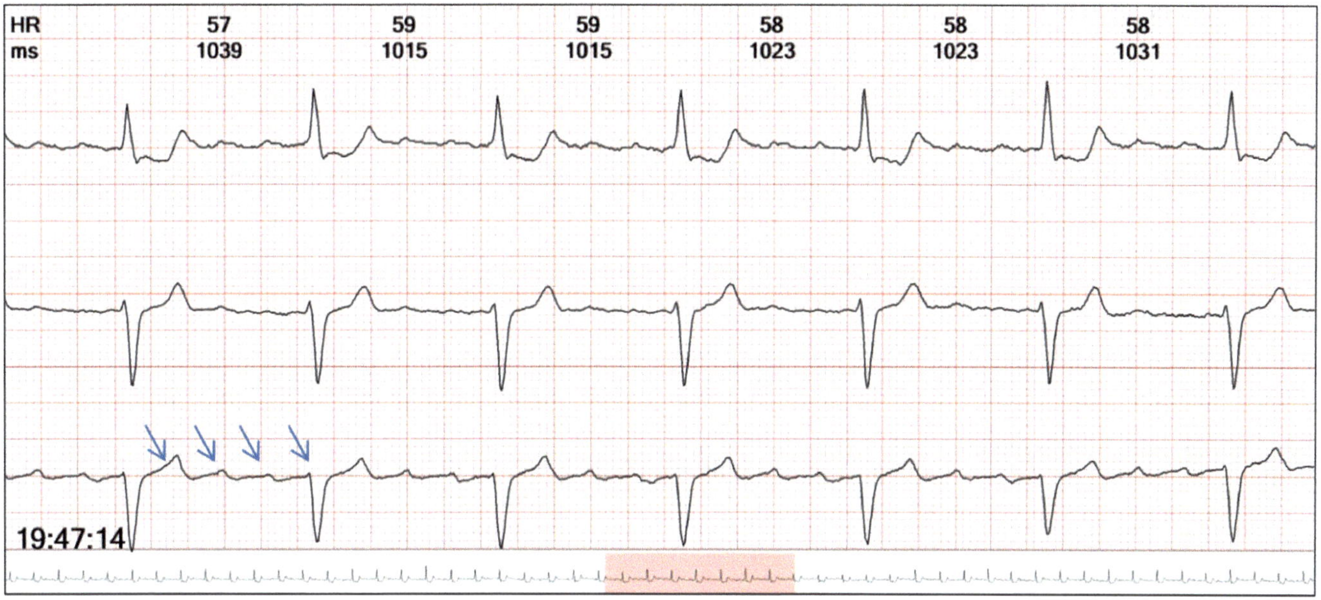

Abbildung 118: Vorhofflattern mit regelmäßiger 4:1 Überleitung (EKG-Streifen aus Abbildung 117)

Bei zu kurzer Registrierung ist die Dokumentation der letzten Sekunden der Aufnahme für den Anleger informativ. Eine frühzeitig abgebrochene Registrierung, bedingt durch defekte Batterien, lässt sich leicht von einer kurzen Registrierung durch Ablösen von Klebeelektroden unterscheiden (s. auch Kapitel 3. Artefaktbildung).

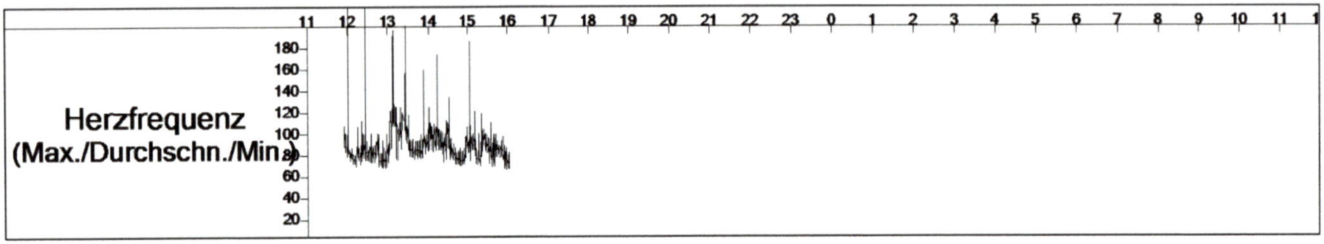

Abbildung 119: 24-Stunden-Herzfrequenzgrafik: zu kurze Registrierung (nur wenige Stunden)

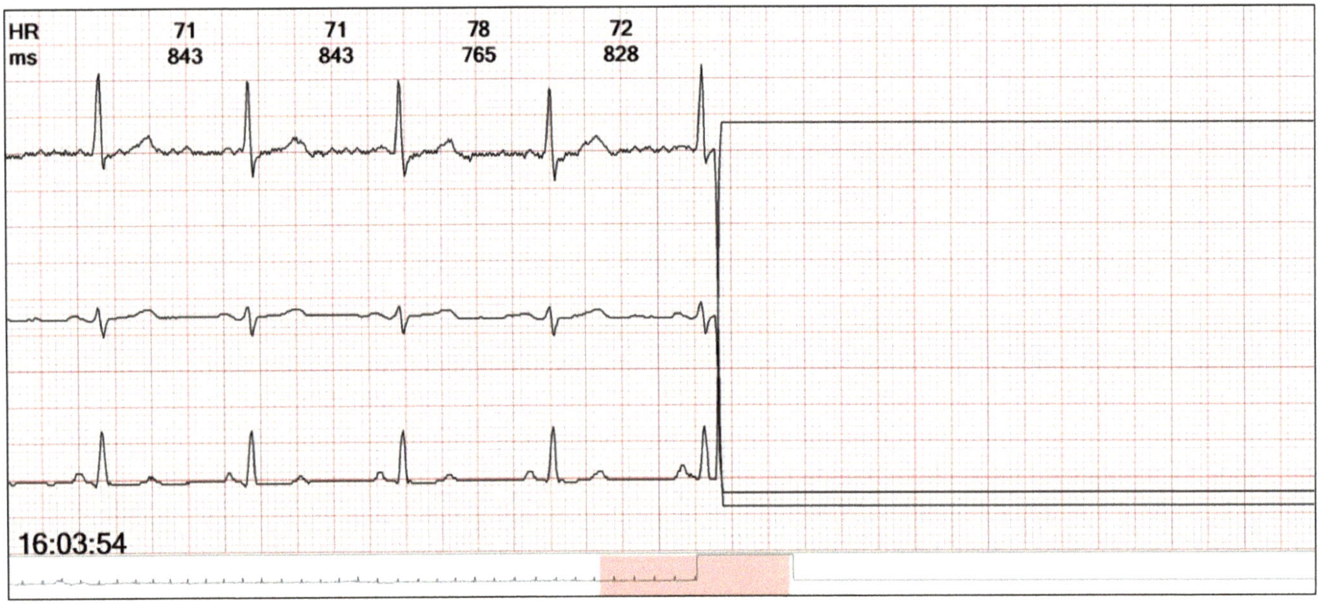

Abbildung 120: Abbruch der Registrierung bedingt durch defekte Batterien (EKG-Streifen aus Abbildung 119)

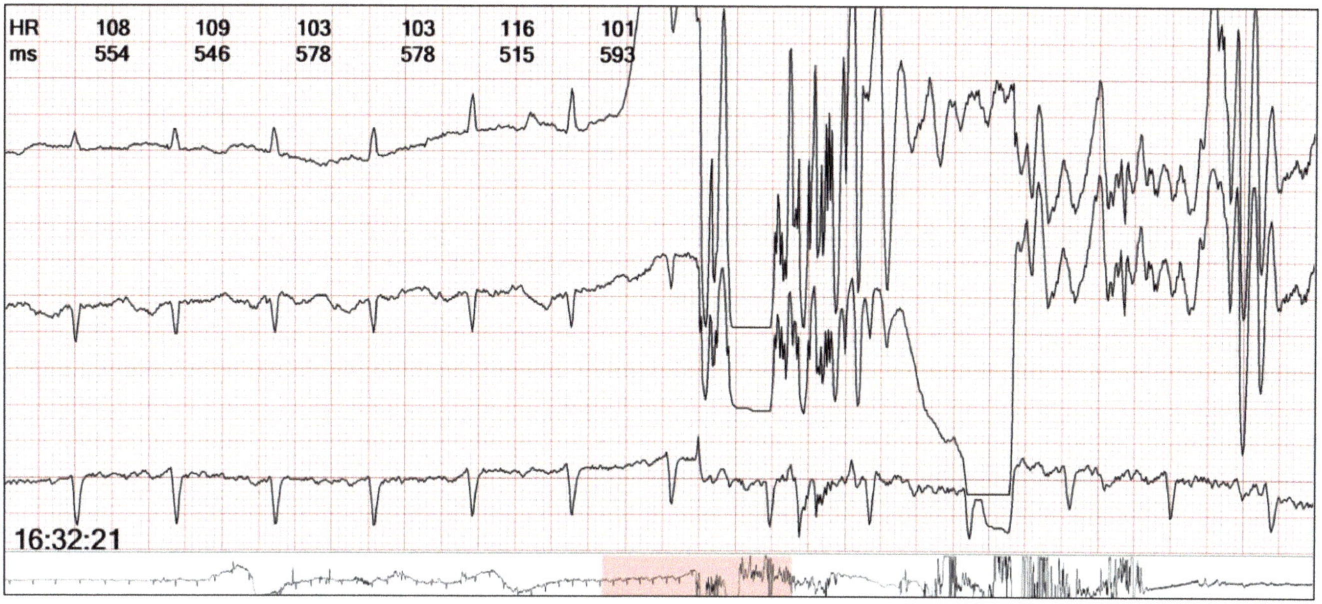

Abbildung 121: Abbruch der Registrierung bedingt durch Ablösen der Elektroden

Zusammenfassung

Die Betrachtung der 24-Stunden-Herzfrequenzgrafik vor Durchführung weiterer Schritte der Auswertung ist sehr aufschlussreich. Man kann sich aus ihr rasch ein Bild über Aufnahmedauer und Registrierungsqualität machen und sich ggfs. für eine Reanalyse entscheiden. Bestimmte Veränderungen der Herzfrequenzgrafik weisen unmittelbar auf entsprechende Herzrhythmusstörungen, wie z. B. intermittierendes Vorhofflimmern, hin. Beim Anklicken der Grafik zu verschiedenen Zeitpunkten können relevante entdeckte Herzrhythmusstörungen gleich abgespeichert werden.

6.3 QT-Zeit/QTc-Zeit

Die Messung der QT-Zeit wird zwar nicht ausdrücklich in der Langzeit-EKG-Richtlinie der kassenärztlichen Bundesvereinigung verlangt, sie ist aber wichtig, da eine Verlängerung (sehr selten auch eine Verkürzung) der QT-Zeit zu schwerwiegenden ventrikulären Herzrhythmusstörungen führen kann (s. Torsades de Pointes). Die normale QT-Zeit ändert sich physiologischerweise je nach der Herzfrequenz, sodass die meisten Langzeit-EKG-Softwares die maximale korrigierte QT-Zeit (QTc) angeben. Die korrigierte QT-Zeit wird nach einer Erfahrungsformel (s. Abb. 122) ermittelt. Der errechnete Wert ist dann unabhängig von der Herzfrequenz. Allerdings müssen auf jeden Fall auffällige Messwerte manuell am Bildschirm kontrolliert werden. Pathologische, korrekt bestimmte QTc-Werte sind wegen möglicher Konsequenzen mit einem EKG-Streifen zu dokumentieren und im Befund ausdrücklich zu erwähnen. Eine verlängerte QTc-Zeit kann angeboren oder, was viel häufiger vorkommt, durch Medikamente erworben sein. Eine entsprechende weitere Abklärung mit u. a. Überprüfung der Familienanamnese und genauer Abfrage der aktuellen Medikation durch den zuständigen Arzt (Anleger des Langzeit-EKGs) ist lebenswichtig![2].

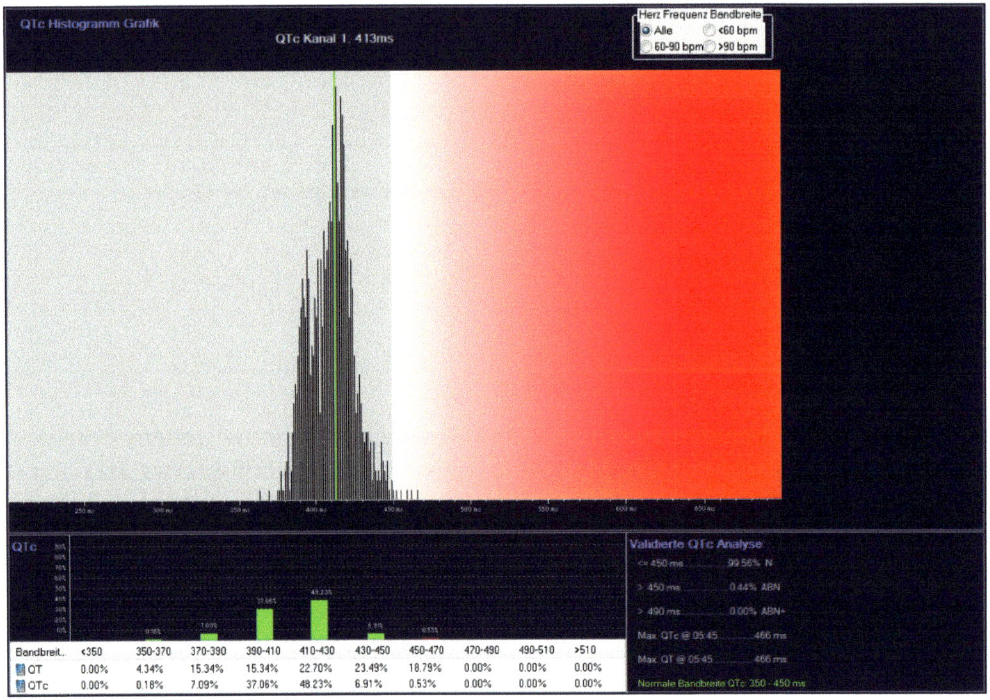

Abbildung 122: Grafische Darstellung der Anzahl von Phasen mit den verschiedenen QTc-Werten

[2] siehe z. B.: `http://www.pharmazeutische-zeitung.de/?id=29235`

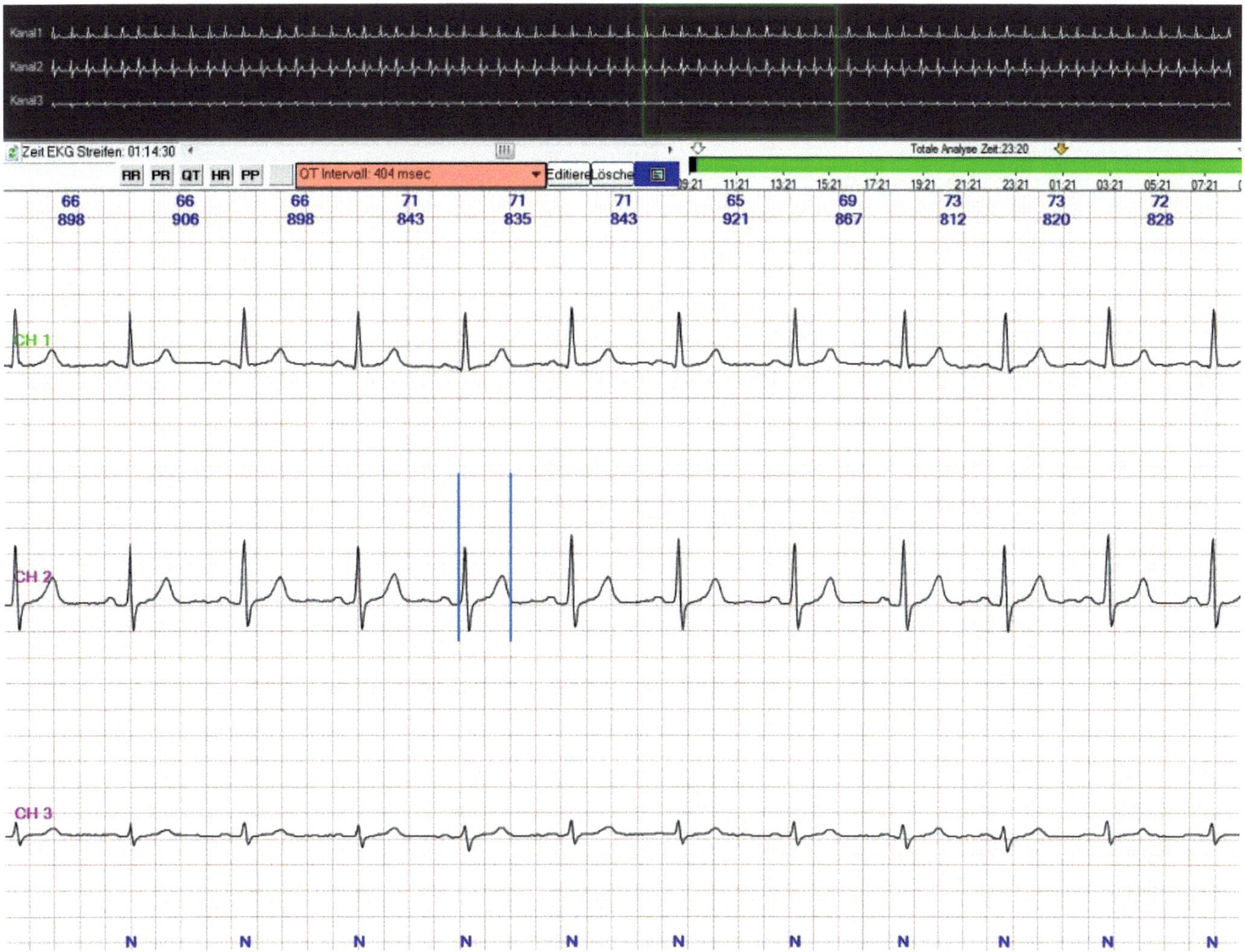

Abbildung 123: Manuelle Messung der QT-Zeit am PC

Anhand der QT-Zeit und der Herzfrequenz wird z. B. mit der BAZETT-Formel die korrigierte QT-Zeit errechnet:

$$QTc = \frac{\overline{QT}\,(ms)}{\sqrt{RR\,(sec)}}$$

oder

$$QTc = \frac{\overline{QT}\,(ms)}{\sqrt{\frac{60}{Frequenz\,(1/min)}}}$$

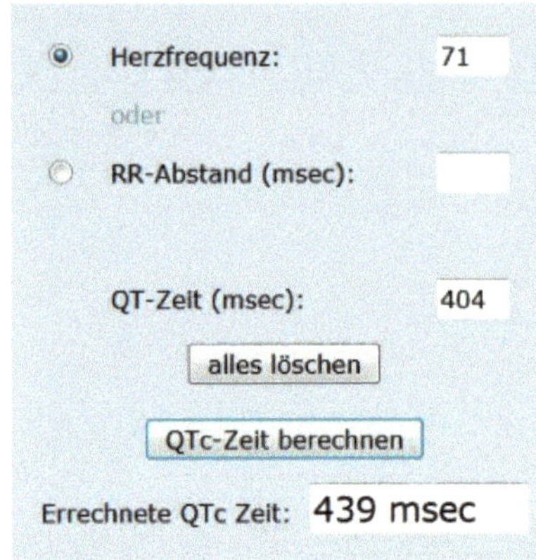

Abbildung 124: Berechnung der korrigierten QT-Zeit (QTc) mit der Bazett-Formel und rechts mit einem Algorithmus

Die Berechnung über verschiedene Algorithmen kann automatisch im Internet erfolgen. Allerdings gibt es für jede Formel unterschiedliche Normwerte[3]. Die nach der Bazett-Formel errechnete QTc-Zeit liegt normalerweise < 450 ms. Bei einer QTc-Zeit > 500 ms ist das Risiko von schwerwiegenden ventrikulären Herzrhythmusstörungen deutlich erhöht.

6.4 Seitenansicht

Die gesamte Registrierungszeit wird seitenweise betrachtet, um sich ein gesamtes Bild über die Registrierungsqualität zu machen (viele Artefakte? verzitterte Grundlinie? usw.). Die verschiedenen Arten von Rhythmusstörungen werden farbig dargestellt. So erkennt man leicht, ob viele Herzrhythmusstörungen bzw. Pausen vorhanden sind und ob diese z. B. vorwiegend in der Nachtphase auftreten (Schlafapnoe?).

[3] https://www.medcalc.org/clinicalc/corrected-qt-interval-qtc.php

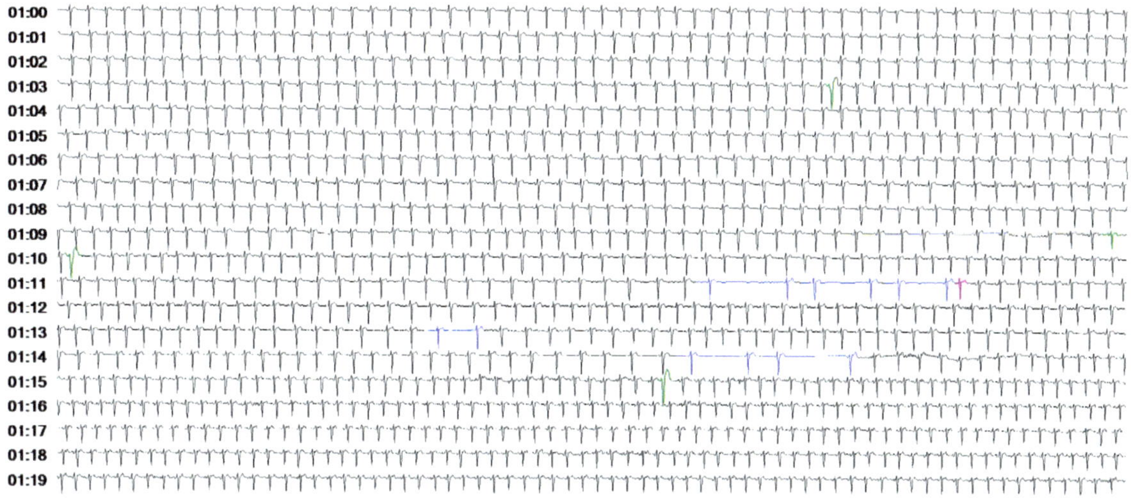

Abbildung 125: Mehrere Pausen, 3 VES, 1 SVES

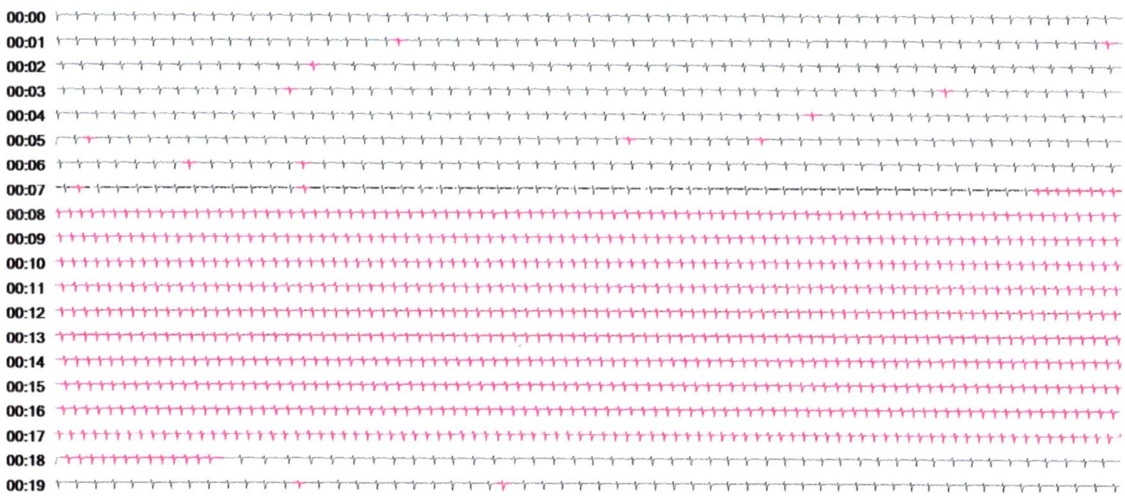

Abbildung 126: Vereinzelte SVES und eine längere SVT

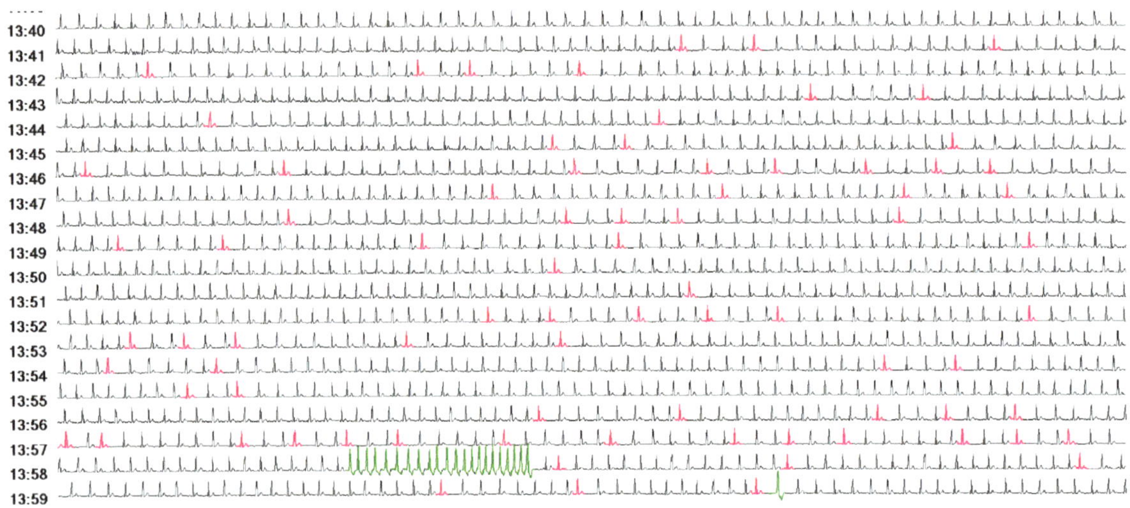

Abbildung 127: Mehrere SVES und eine ventrikuläre Tachykardie

6.5 Editieren der Herzrhythmusstörungen

In den Kategorien (Templates) und der Ereignisspalte werden alle von der Software gefundenen Kategorien angezeigt (Pausen, VES, VES-Paare, V-Tachykardien, SVES, SV-Tachykardien, R auf T sowie minimale und maximale HF). Sie werden manuell auf Richtigkeit überprüft und ggfs. korrigiert. In der Langzeit-EKG-Richtlinie der KBV werden die dokumentationspflichtigen Herzrhythmusstörungen aufgelistet (s. Kapitel 2).

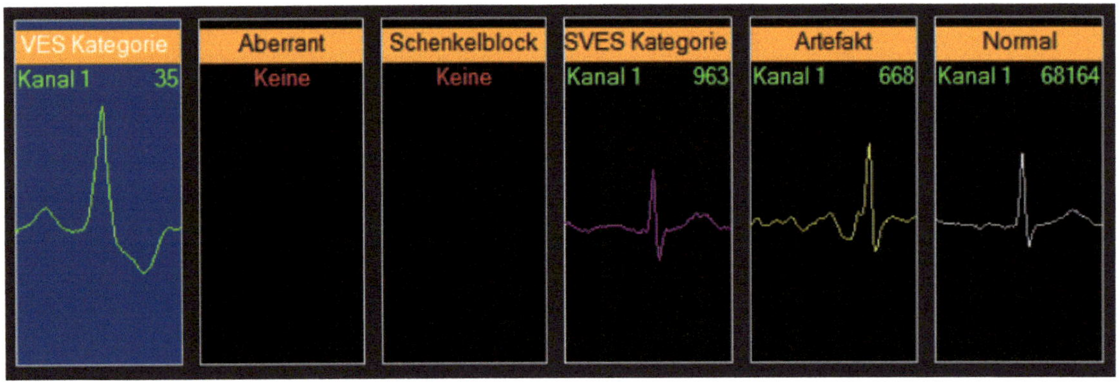

Abbildung 128: Aufteilung in Kategorien durch die Software

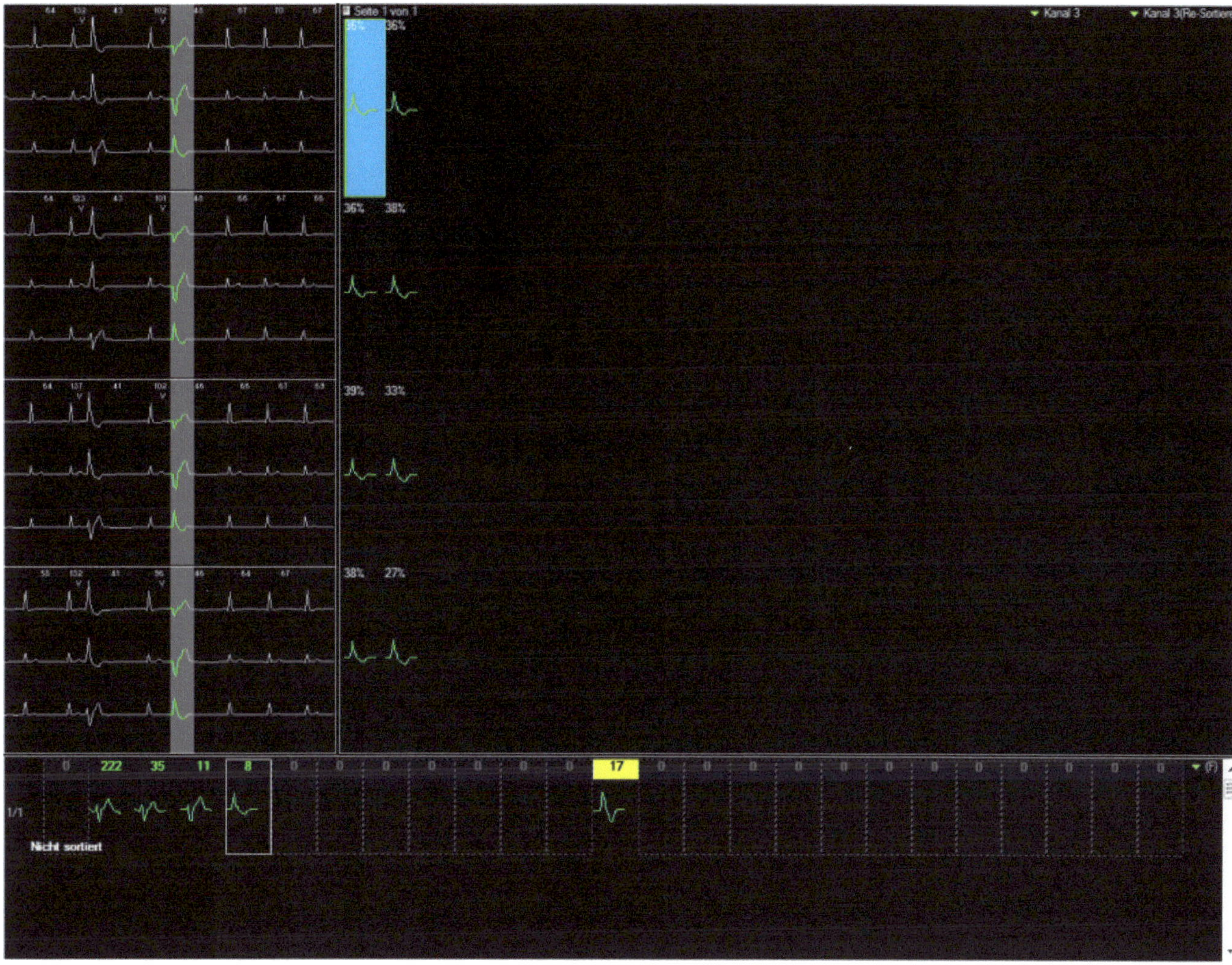

Abbildung 129: Die von der Software eingeteilten verschiedenen VES-Kategorien

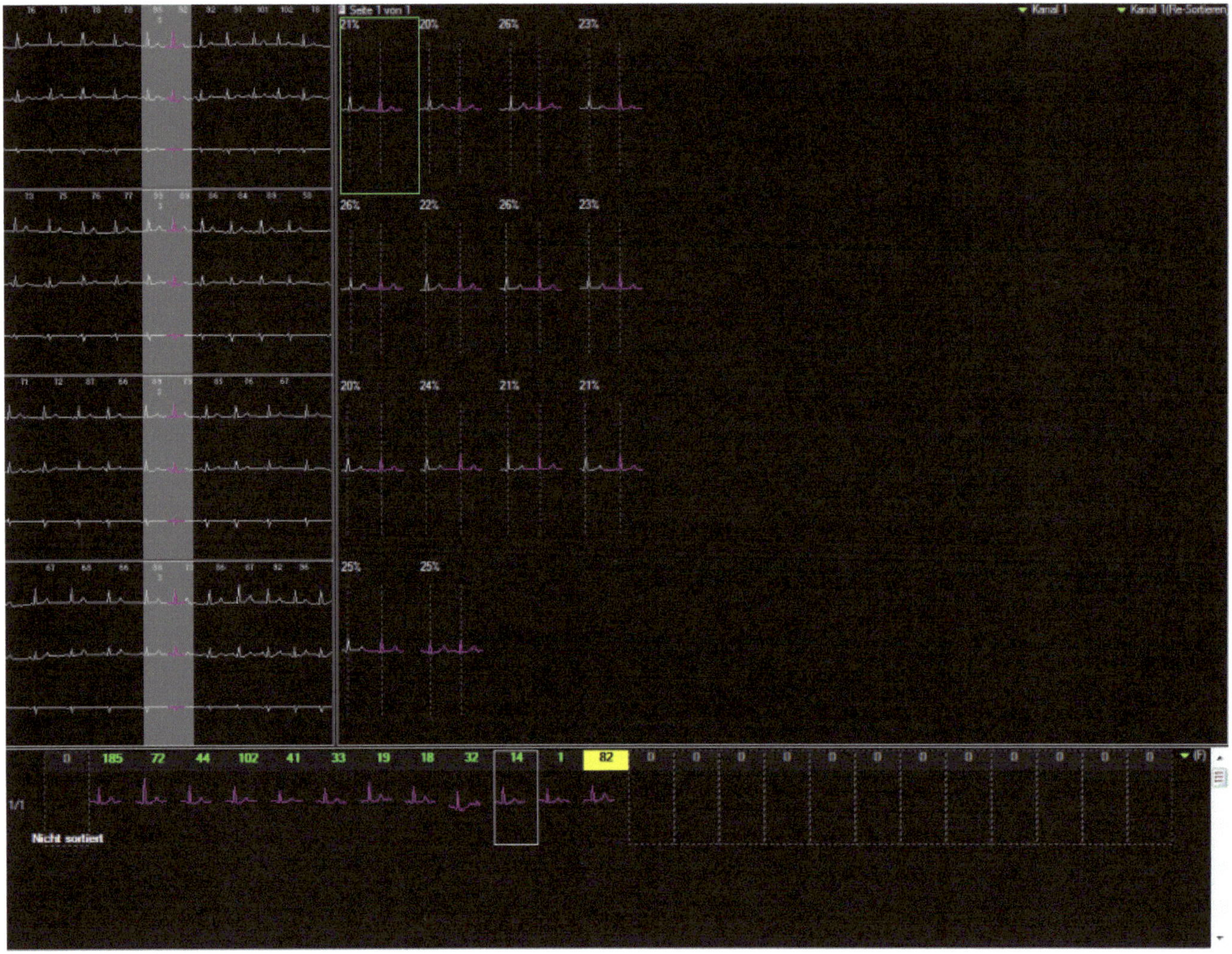

Abbildung 130: SVES nach Vorzeitigkeit eingeteilt

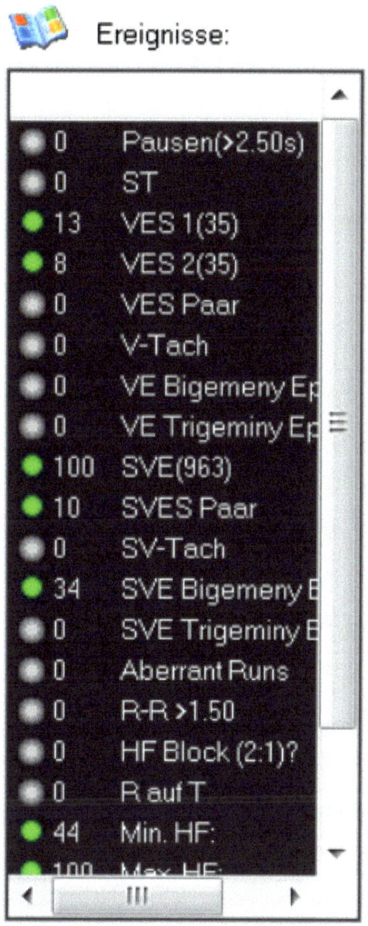

Abbildung 131: Auflistung der von der Software entdeckten Herzrhythmusstörungen

6.6 Auswahl der Beispiele

Die für den endgültigen Bericht abgespeicherten EKG-Streifen werden noch vor der Befunderstellung auf Qualität, Richtigkeit und Relevanz überprüft. Bei länger anhaltenden Herzrhythmusstörungen werden Anfang, Mitte und Ende (ggfs. mit anschließender Pause) dokumentiert.

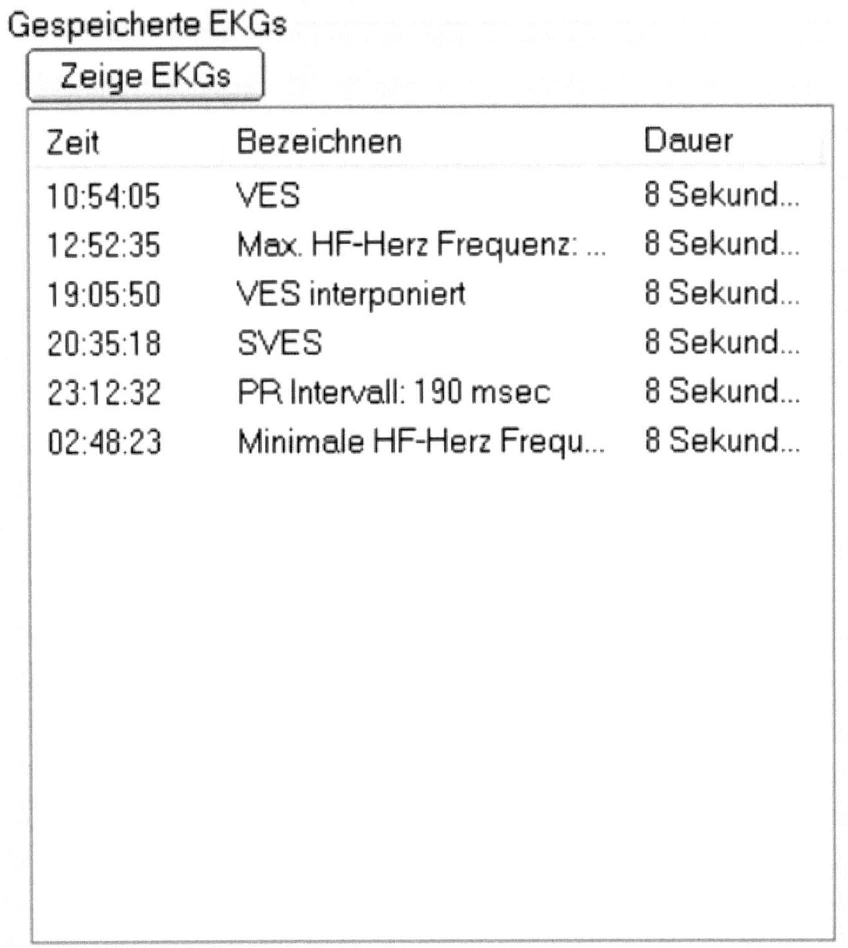

Abbildung 132: Auflistung der ausgewählten Beispiele für den endgültigen Bericht

6.7 Tabellarische Darstellung der Ereignisse

In der Stunden-Tabelle wird die Verteilung der gezählten Rhythmusstörungen auf Auffälligkeiten (z. B. Häufung in der Nacht) überprüft, um dies im Befund erwähnen zu können. Die Tabelle ist Bestandteil des Berichtes.

Zeit	Total Schläge	Durchs. HR	Min. HR	Max. HR	SDNN	Spektral Power	Absolute ST Kanal 1		Absolute ST Kanal 2		Absolute ST Kanal 3		VES	VES-P	V-Run	SVE	SV Tachyk	Pausen 2.5 sec	SV-Big.	SV-Trig.	V-Big.	V-Trig.	BBB
8:46	1239	97	80	110	0	140.2	0	0.0	0	-0.5	0	-0.2	513	23	0	1	0	0	0	0	31	0	0
9:00	5647	95	65	100	52	522.9	0	0.0	0	-0.6	0	-0.6	2504	97	32	0	0	0	0	0	196	0	0
10:00	5608	95	71	93	53	1226.9	0	0.0	0	-0.6	0	-0.8	2238	50	21	1	0	0	0	0	160	0	0
11:00	5407	91	54	102	126	1260.3	0	0.0	0	-0.4	0	-0.1	2085	41	12	1	0	0	0	0	273	0	0
12:00	5148	86	60	104	63	1041.6	0	0.0	0	-0.2	0	-0.2	1828	23	18	0	0	0	0	0	161	0	0
13:00	5014	84	56	98	80	2229.1	0	0.0	0	-0.2	0	+0.1	1388	58	37	0	0	0	0	0	33	0	0
14:00	5956	100	76	104	45	782.9	0	0.0	0	-0.6	0	-0.6	1815	161	34	0	0	0	0	0	143	0	0
15:00	5235	88	64	104	97	744.5	0	0.0	0	-0.4	0	-0.2	1846	28	10	4	0	0	0	0	248	0	0
16:00	5733	96	77	104	65	470.0	0	0.0	0	-0.5	0	-0.3	2181	68	32	0	0	0	0	0	272	0	0
17:00	5248	88	59	104	88	853.8	0	0.0	0	-0.6	0	-0.4	2000	38	33	0	0	0	0	0	251	0	0
18:00	4981	83	61	98	85	1568.0	0	0.0	0	-0.2	0	0.0	1520	63	50	7	0	0	0	0	129	0	0
19:00	4810	81	58	96	64	1131.2	0	0.0	0	-0.2	0	-0.1	1496	15	6	2	0	0	0	0	83	0	0
20:00	4455	75	55	85	106	2487.1	0	0.0	0	-0.1	0	-0.2	1856	22	1	1	0	0	0	0	121	0	0
21:00	4442	74	60	92	43	880.3	0	0.0	0	-0.2	0	0.0	1766	11	3	3	0	0	0	0	143	0	0
22:00	4582	78	57	87	88	1182.5	0	0.0	0	-0.1	0	-0.1	1574	49	12	2	0	0	0	0	136	0	0
23:00	4340	72	57	80	56	1391.1	0	0.0	0	-0.1	0	+0.1	1135	13	5	1	0	0	0	0	109	0	0
0:00	4242	72	55	91	65	3219.0	0	0.0	0	-0.3	0	0.0	1169	15	5	0	0	0	0	0	119	0	0
1:00	4465	75	56	92	65	1312.4	0	0.0	0	-0.2	0	-0.2	1543	26	9	0	0	0	0	0	210	0	0
2:00	4309	72	54	92	77	2387.2	0	0.0	0	-0.4	0	-0.2	1230	22	6	0	0	0	0	0	165	0	0
3:00	4143	69	55	92	61	2087.5	0	0.0	0	-0.4	0	0.0	1075	12	3	0	0	0	0	0	106	0	0
4:00	3803	64	56	95	69	1684.5	0	0.0	0	-0.4	0	0.0	1184	10	6	0	0	0	0	0	83	0	0
5:00	3920	67	58	95	127	1044.1	0	0.0	0	-0.3	0	+0.1	1462	10	1	1	0	0	0	0	113	0	0
6:00	1595	73	59	93	19	843.6	0	0.0	0	0.0	0	+0.1	643	8	5	0	0	0	0	0	58	0	0
7:00	0	N/A	N/A	N/A	0	N/A	0	0.0	0	0.0	0	0.0	0	0	0	0	0	0	0	0	0	0	0
8:00	0	N/A	N/A	N/A	0	N/A	0	0.0	0	0.0	0	0.0	0	0	0	0	0	0	0	0	0	0	0
Summ.	104322	81	54	110	129	1422.5	0	0.0	0	-0.6	0	-0.8	36051	863	341	24	0	0	0	0	3343	0	0

Abbildung 133: Tabellarische stündliche Auflistung der jeweiligen Herzrhythmusstörungen

6.8 Herzfrequenzvariabilität

Bei einem gesunden Menschen ändert sich der Abstand der Herzschläge von Schlag zu Schlag durch den Einfluss des autonomen neurovegetativen Systems (Sympathikus und Vagus), z.B. durch Anstrengungen, Stresssituationen, die Atmung, Schlafphasen usw., aber auch durch Krankheiten und Medikamente. Der **Sympathikus** führt zu einer Beschleunigung und der **Vagus (Parasympathikus)** zu einer Verlangsamung der Herzschläge. Bei verschiedenen Krankheiten (insbesondere bei Diabetes mellitus) kommt es zu Nervenleitungsstörungen auch im autonomen neurovegetativen System.

Die modernen Auswerte-Programme sind in der Lage, die Variationen zwischen 2 Normalschlägen (N) kontinuierlich zu messen und statistisch mit der Berechnung der **S**tandard-**D**eviation von **N**ormalschlag zu **N**ormalschlag (**SDNN**) auszurechnen. Dieser Wert liegt normalerweise >100 ms.

Ein Wert zwischen 80 und 100 ms liegt im Grenzbereich. Ein Wert < 80 ms ist auf jeden Fall auffällig und sollte im Befund erwähnt werden, z.B.: Verminderte Herzfrequenzvariabilität wie bei autonomer Neuropathie des Herzens.

Da meistens der Vagus vor dem Sympathikus beschädigt wird, kommt es bei autonomer Neuropathie des Herzens zunächst zu einer **Erhöhung der mittleren Herzfrequenz**. Bradykardisierende Substanzen (z. B. Betablocker) sowie das Fortschreiten der Neuropathie mit Schädigung des Sympathikus führen zu einer Pseudo-Normalisierung der Herzfrequenz. Der SDNN-Wert bleibt aber weiterhin auffällig.

HERZFREQUENZ VARIABILITÄT	
SDNN 24 Std.:	133
SDANN Index:	118
SDNN Index:	59
rMSSD:	45
pNN50:	14
Spektral Power 24 Std.:	3339.3
Std. Min. Spektral Power:	1408.7
Std. Max. Spektral Power:	7209.7

HERZFREQUENZ VARIABILITÄT	
SDNN 24 Std.:	38
SDANN Index:	35
SDNN Index:	13
rMSSD:	8
pNN50:	0
Spektral Power 24 Std.:	152.5
Std. Min. Spektral Power:	38.0
Std. Max. Spektral Power:	300.4

Abbildung 134: Links normale, rechts pathologische Herzfrequenzvariabilität

6.9 Erstellung des Befundes

Der Bericht sollte, wenn möglich, kurz gehalten und die wichtigen Befunde auf den Punkt gebracht werden. Nicht vorhandene Rhythmusstörungen werden nur bei gezielter Fragestellung erwähnt.

Auf jeden Fall werden die durchschnittliche, die minimale und maximale Herzfrequenz sowie die Anzahl der relevanten Herzrhythmusstörungen, ggfs. mit Dauer, Herzfrequenz und Uhrzeit, aufgeführt. Alle wichtigen, gespeicherten Beispiele müssen in Textform erwähnt werden.

6.10 Beispiele zur Formulierung des Befundes

Von der Auswerte-Software wird ein automatischer Befund erstellt, der manuell verbessert bzw. ergänzt wird. Im Folgenden finden Sie einige Beispiele:

Lz-EKG-Auswertung vom...
Die durchschnittliche HF war 69, die minimale HF war 48 um 06:08 und die maximale HF war 129 um 20:12. Es wurden 22 VES gefunden, teilweise interponiert (Bsp. 13:31h). SVES wurden 31 gezählt.

Lz-EKG-Auswertung vom...
Die durchschnittliche HF war 55, die minimale HF war 42 um 14:30 und die maximale HF war 89 um 11:18. Es wurden 1804 VES, teilweise interponiert (Bsp. 13:12h) und 6 V.-Paare gefunden. SVES wurden 927 mit 5 SV-Tachykardien gezählt, die längste und schnellste mit 18 QRS-Komplexen und einer durchschnittlichen HF von 113 Schl./Min.. Deutlich erniedrigte mittlere HF von 55 Schl./Min.. AV-Block I. Grades.

Lz-EKG-Auswertung vom....
Die durchschnittliche HF lag bei 53, die minimale HF bei 33 um 14:26 und die maximale HF bei 84 um 10:07. Es wurden 722 VES und 10 V.-Paare gefunden. SVES wurden 9938 mit 75 SV-Tachykardien gezählt, die längste mit 11 QRS-Komplexen und einer durchschnittlichen HF von 106 Schl./Min.. Erniedrigte Grundfrequenz.

Lz-EKG-Auswertung vom...
Die durchschnittliche HF lag bei 88, die minimale HF bei 59 um 05:20 und die maximale HF bei 147 um 18:52. Es wurden 9 VES mit 1 V-Tachykardie mit 8 QRS-Komplexen und einer mittleren HF von 175 Schl./Min. gefunden. Leicht erhöhte durchschnittliche HF mit 88 Schl./Min.. Verminderte Herzfrequenzvariabilität (SDNN: 53ms) wie bei autonomer Neuropathie des Herzens.

Lz-EKG-Auswertung vom...
Die durchschnittliche HF lag bei 64, die minimale HF bei 24 um 14:19 und die maximale HF bei 97 um 06:13. Es wurden 100 VES gefunden. Als Eigenrhythmus: absolute Arrhythmie bei Vorhofflimmern mit verbreiterten QRS-Komplexen. Zeitweise schrittmacherinduzierte Aktionen im VVI-R-Modus (s. Bsp. 06:13h, 02:48h). Einige längere Pausen mit bis zu 6,0 Sek., ohne Einsetzen des Schrittmachers! (s. Bsp. 04:34h).
⟶ Dringende Vorstellung in der zuständigen Schrittmacherambulanz mit diesen EKG-Streifen!

Lz-EKG-Auswertung vom...

Die durchschnittliche HF lag bei 88, die minimale HF bei 42 um 06:22 und die maximale HF bei 116 um 16:41. Es wurden 287 VES gefunden. SVES wurden 51028 mit 219 SV-Tachykardien gezählt, die längste von 7:56h bis 8:40h mit einer durchschnittlichen HF von 174 Schl./Min. und teils aberranter Überleitung, die schnellste mit einer max. HF von 176 Schl./Min. und einer Länge von 8:41h bis 9:03h.

⟶ Dringender Verdacht auf AV-junktionale Tachykardie. Weitere kardiologische Abklärung!

Lz-EKG-Auswertung vom...

Die durchschnittliche HF lag bei 68, die minimale HF bei 41 um 04:21 und die maximale HF bei 130 um 18:20. Es wurden 577 VES gefunden. In der Zeit von 18:45 bis 18:56h gehäufte ventrikuläre Tachykardien mit max. 53 QRS-Komplexen und einer max. Frequenz von 145 Schl./Min..

⟶ Dringende weitere kardiologische Abklärung empfohlen!

Zusammenfassung

Die Formulierung der Beurteilung soll übersichtlich bleiben. Alle relevanten Befunde sind dabei zu berücksichtigen. Bei Tachykardien sollen in der Beurteilung Angaben zu ihrer Dauer und Herzfrequenz zu finden sein.

Die klinischen und ggfs. therapeutischen Konsequenzen aus den Befunden zu ziehen ist alleinige Aufgabe des behandelnden Arztes. Insbesondere ist es ratsam, auf genauere Empfehlungen zu verzichten, ohne den Patienten, seine Symptomatik, seine Klinik und seine aktuelle Medikation zu kennen!

Bei lebensbedrohlichen Befunden ist selbstverständlich der den Patienten betreuende Arzt sofort zu informieren.

---

7 Einteilung der Herzrhythmusstörungen nach morphologischen Kriterien

Die Kenntnisse der elektrophysiologischen Vorgänge am Herzen, wie sie in Kapitel 4 und 5 dargelegt wurden, sind wichtig, um Herzrhythmusstörungen verstehen und erkennen zu können.

Bei der praktischen Auswertung der Langzeit-EKGs geht man allerdings anders vor. **Man leitet von der Morphologie der Rhythmusstörungen deren Differentialdiagnose ab.** Die Auswerte-Software teilt die Auffälligkeiten in der Registrierung bereits in verschiedene Gruppen auf, z. B. Pausen, Bradykardien, Tachykardien usw..

7.1 Schmalkomplex-Extrasystolen

Schmalkomplex-Extrasystolen sind vorzeitige Herzaktionen mit normal breiten QRS-Komplexen. Sie sind fast immer supraventrikulären Ursprungs, auch wenn die P-Welle nicht immer sichtbar ist. Allerdings gibt es seltene ventrikuläre Extrasystolen aus dem septalen Bereich mit einer normalen Überleitung an beide Kammern über die beiden Tawara-Schenkel und einer normalen QRS-Breite. Diese sind im Langzeit-EKG von einer supraventrikulären Extrasystole ohne abgrenzbare P-Welle (z. B. junktionale Extrasystole) nicht differenzierbar.
Üblicherweise folgt der supraventrikulären Extrasystole (SVES) *keine kompensatorische Pause*, d. h. die SVES dringt in den Sinusknoten ein und löst ein „Reset" aus, sodass der Sinusrhythmus aus seiner ursprünglichen Taktfrequenz kommt.
-> R-R-Abstand vor der SVES + R-R-Abstand nach der SVES < 2 normale R-R-Abstände

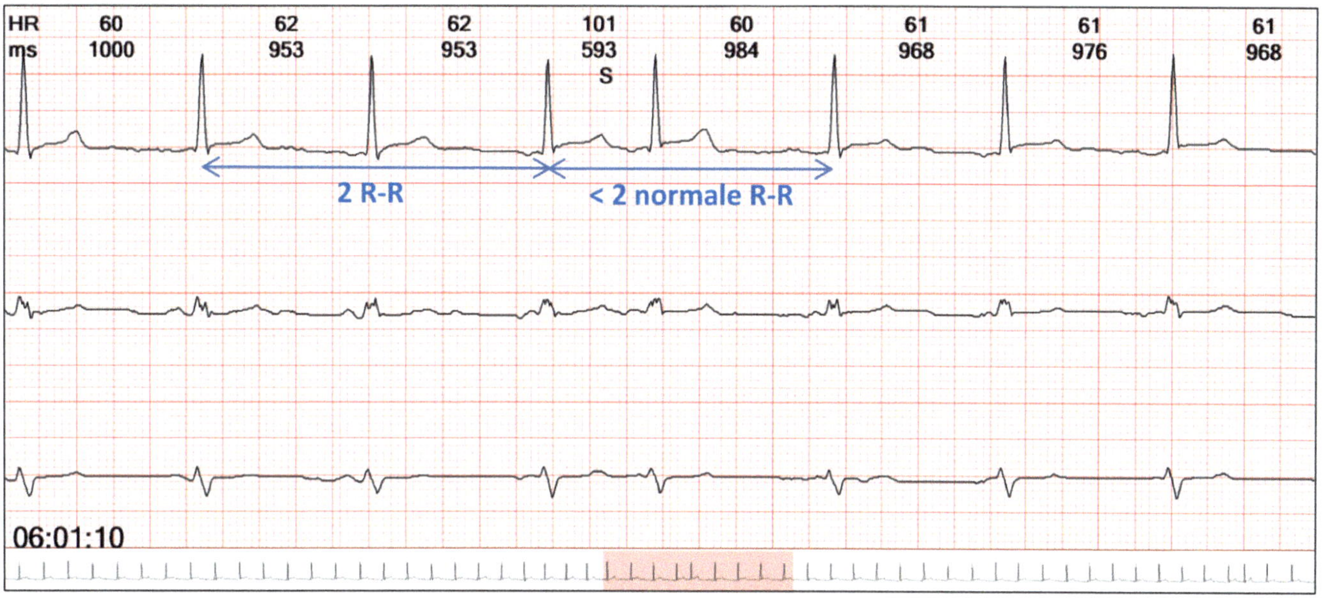

Abbildung 135: SVES ohne kompensatorische Pause

Selten zeigt sich nach einer SVES eine **kompensatorische Pause**. Die SVES dringt nicht in den Sinusknoten ein, sodass die Taktfrequenz des Sinusknotens von der SVES nicht beeinflusst wurde.
-> R-R-Abstand vor der SVES + R-R-Abstand nach der SVES = 2 normale R-R-Abstände

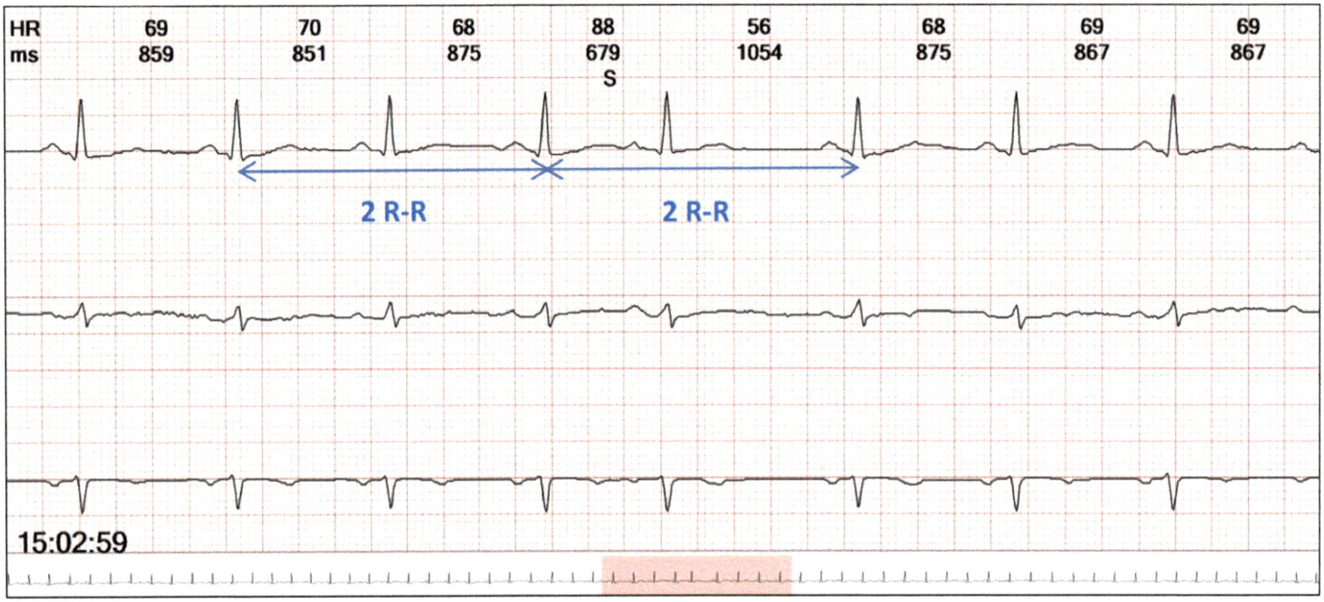

Abbildung 136: SVES mit kompensatorischer Pause

SVES können im Bigeminus auftreten: Normalschlag und SVES wechseln einander ab.

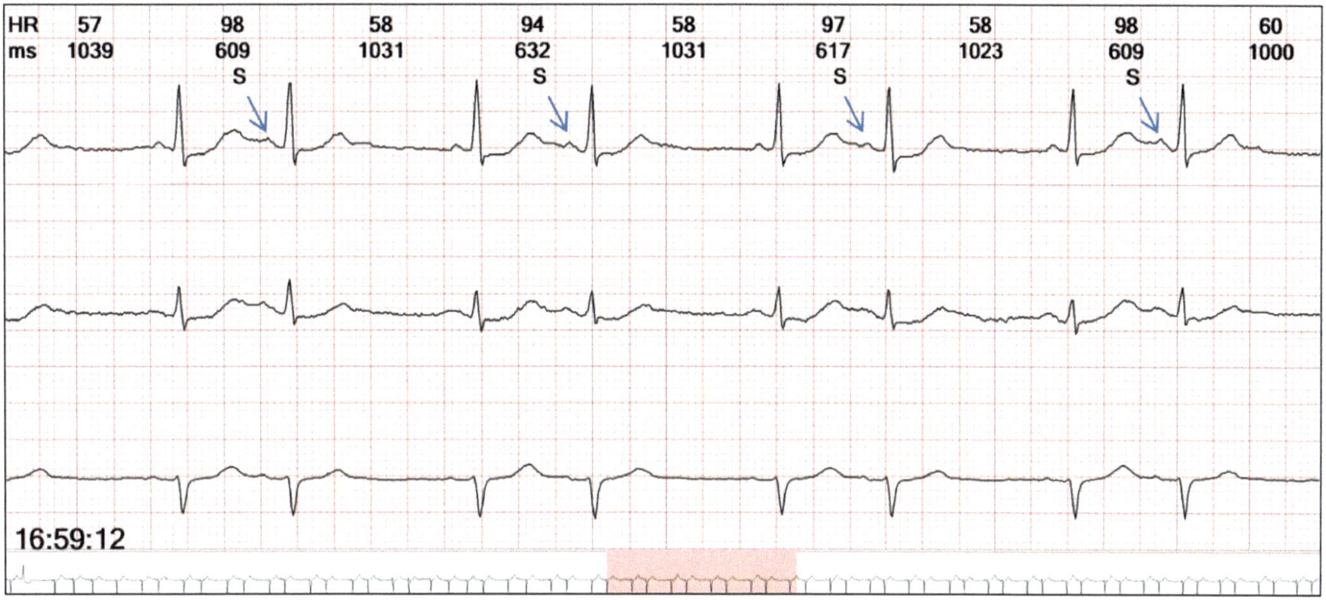

Abbildung 137: SVES im Bigeminus

Die Morphologie der P-Welle variiert nach dem Ursprung der SVES. So kann die P-Welle negativ sein (z. B. SVES aus junktionalem Bereich), vor oder nach dem QRS-Komplex liegen oder sich im QRS-Komplex verstecken. Manchmal kommt es zu einer Verschmelzung mit der T-Welle des vorausgegangenen Herzschlags.

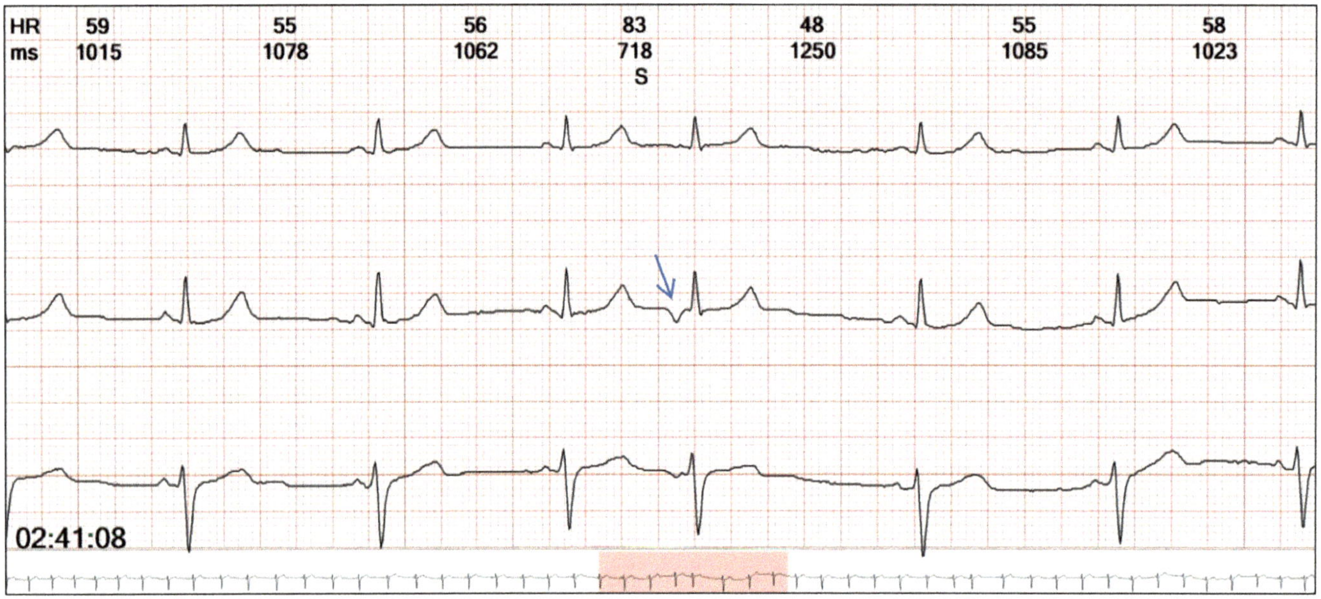

Abbildung 138: SVES mit negativer P-Welle

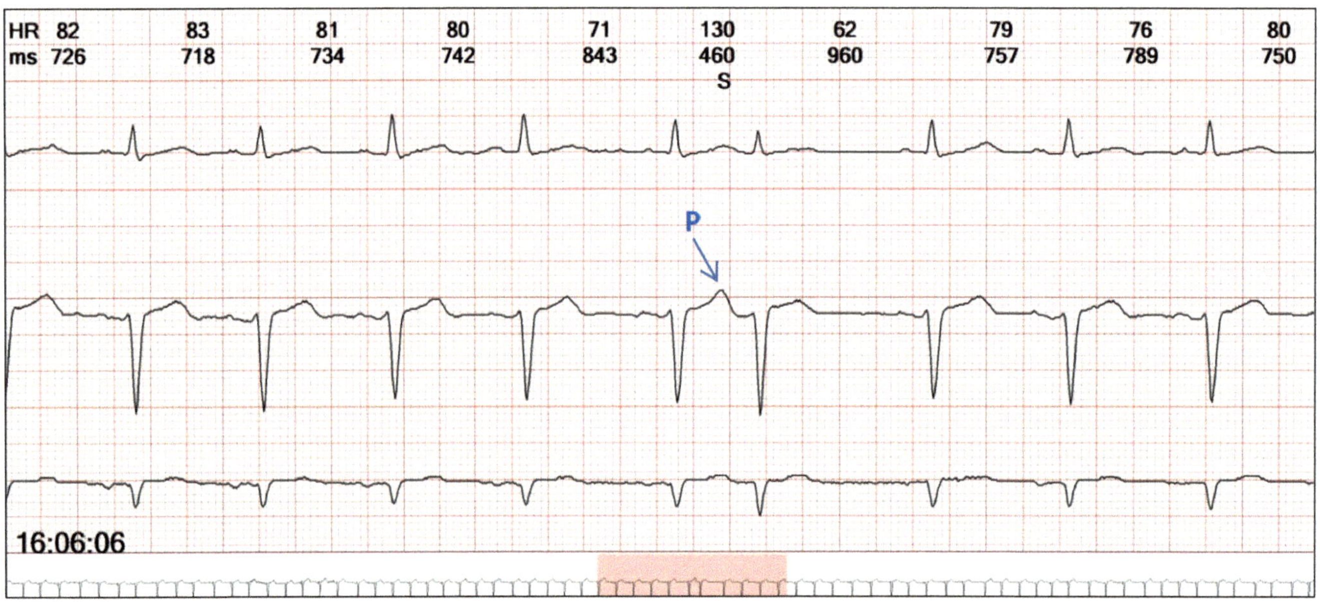

Abbildung 139: SVES ohne gut sichtbare P-Welle (in der vorausgegangenen T-Welle versteckt)

7.2 Breitkomplex-Extrasystolen

Breitkomplex-Extrasystolen sind vorzeitige Herzaktionen mit breiten QRS-Komplexen, die sowohl einen supraventrikulären als auch einen ventrikulären Ursprung haben können. Wichtig dabei ist zu wissen, dass alles, was wie eine VES aussieht, nicht unbedingt eine VES ist (s. nachfolgende Beispiele)!

Das Augenmerk des Auswerters sollte sich auf folgende Aspekte konzentrieren:

- Ist eine P-Welle vor dem verbreiterten QRS-Komplex erkennbar?
- Ist die PQ-Zeit identisch mit der PQ-Zeit der übrigen Schläge?
- Versteckt sich eventuell eine P-Welle in der vorausgegangenen T-Welle?
- Liegt im Grundrhythmus ein Schenkelblock vor?
- Liegt zu einem anderen Zeitpunkt ein intermittierender Schenkelblock vor?
- Sind Schrittmacher-Spikes erkennbar?

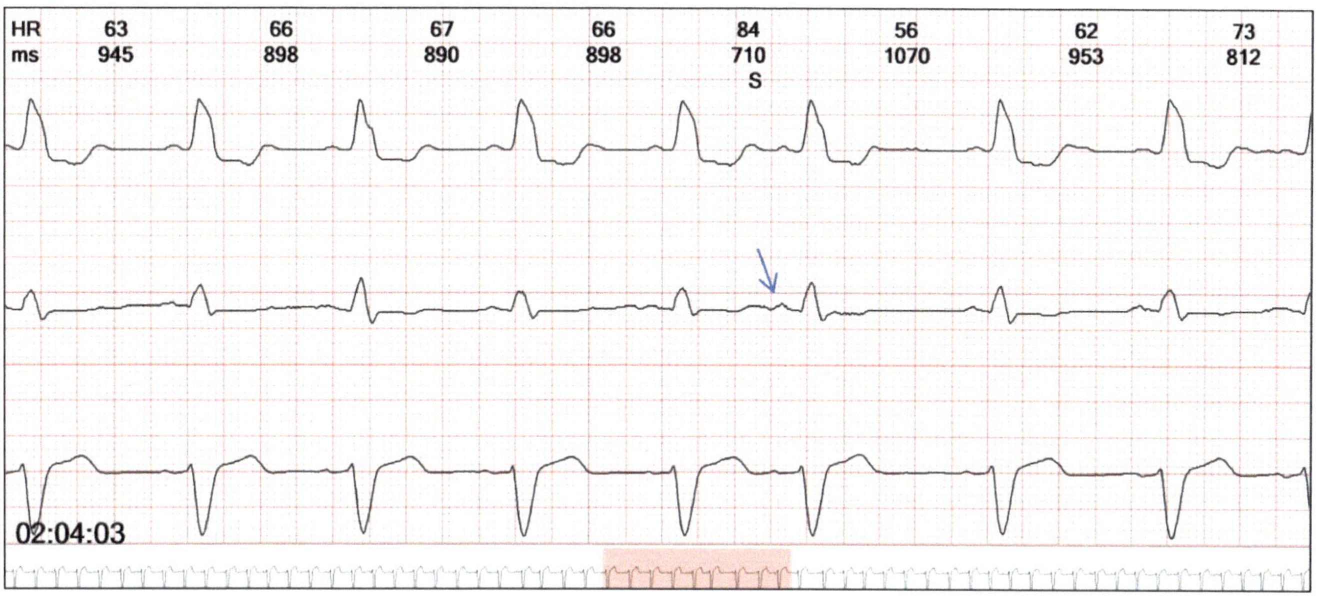

Abbildung 140: SVES bei Schenkelblock

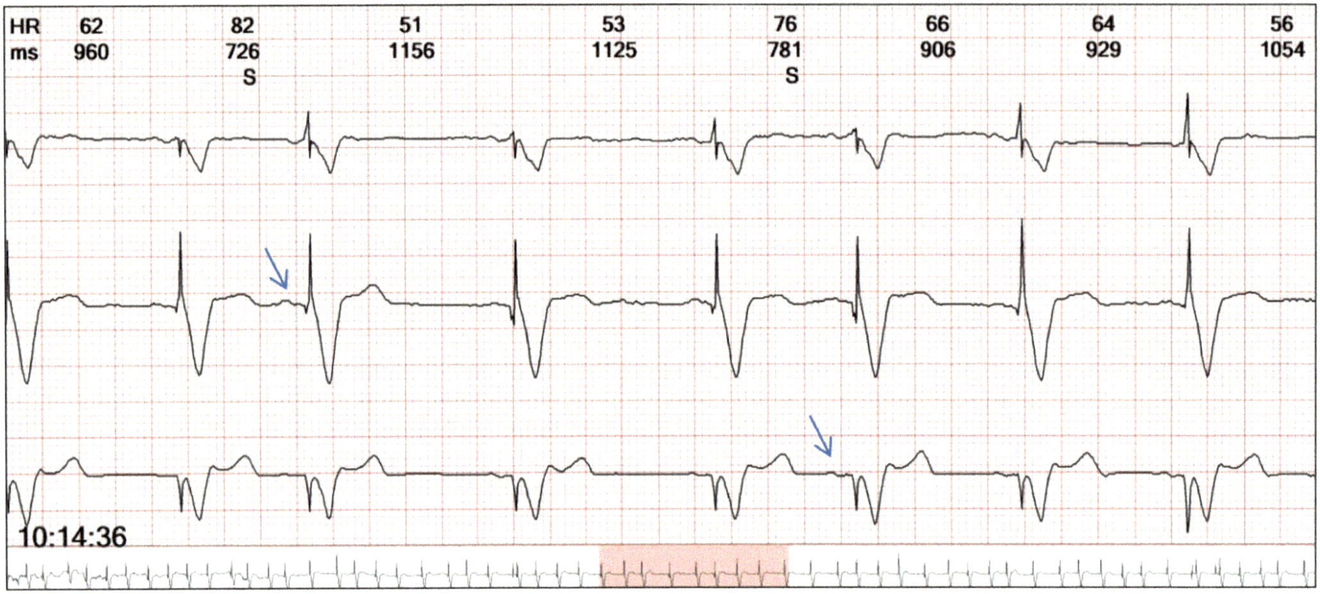

Abbildung 141: Über den Schrittmacher übergeleitete SVES

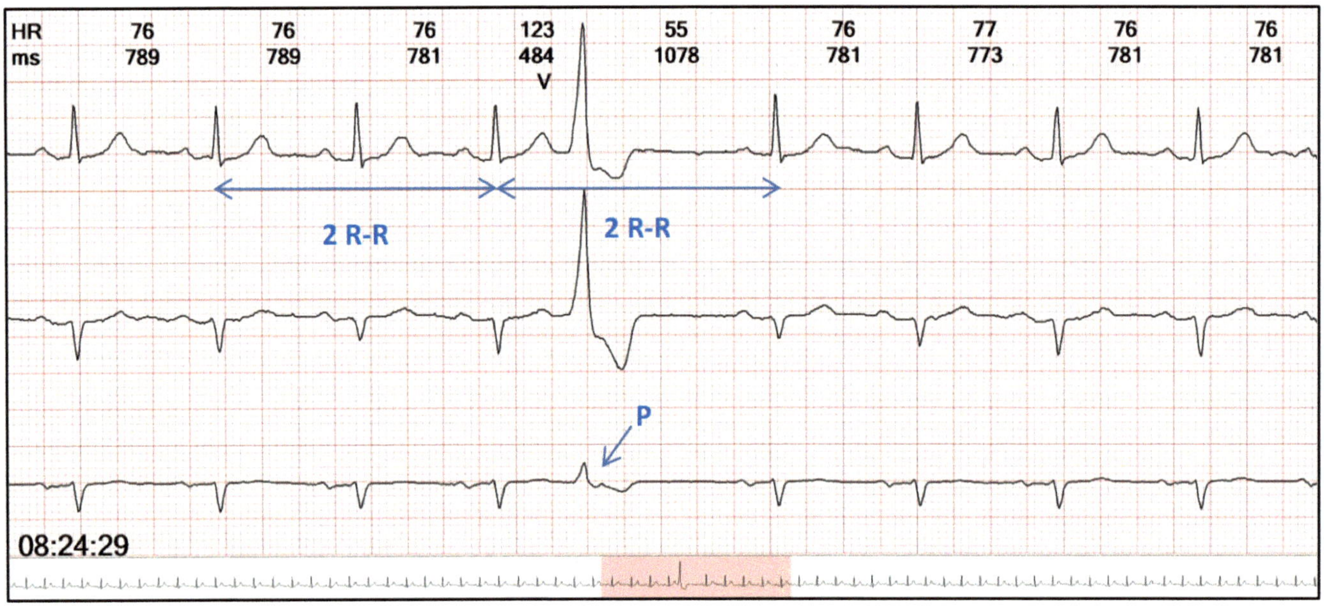

Abbildung 142: VES mit retrograder Vorhoferregung und dadurch kompensatorischer Pause

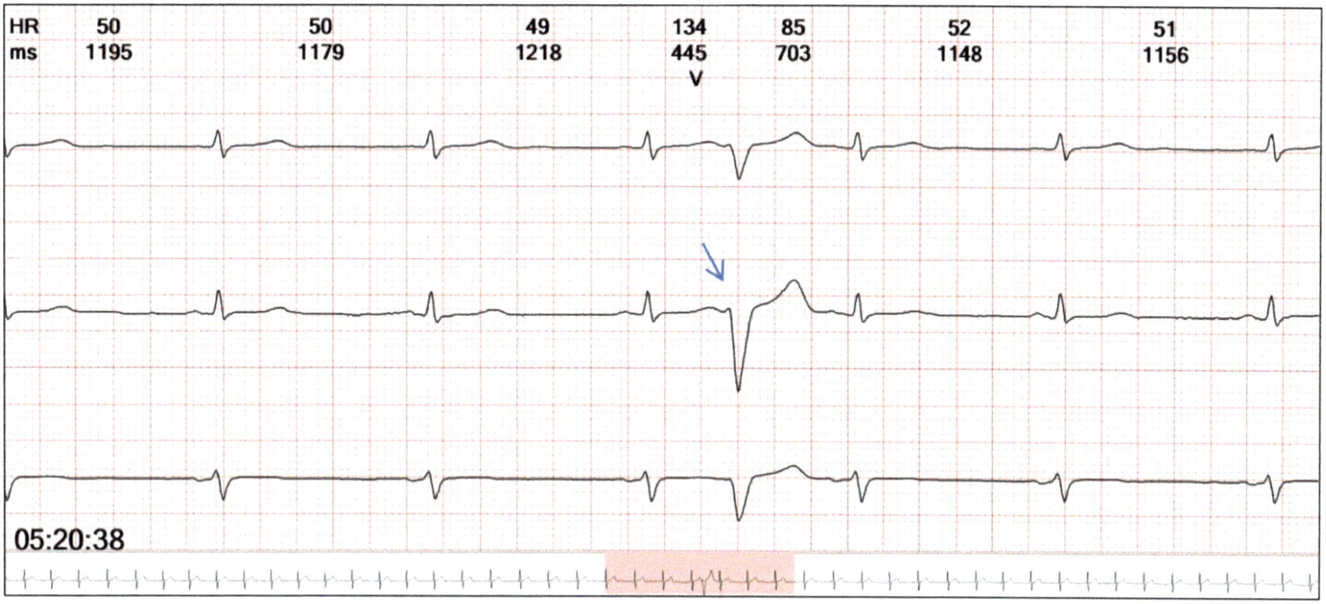

Abbildung 143: Interponierte VES (keine retrograde Vorhoferregung)

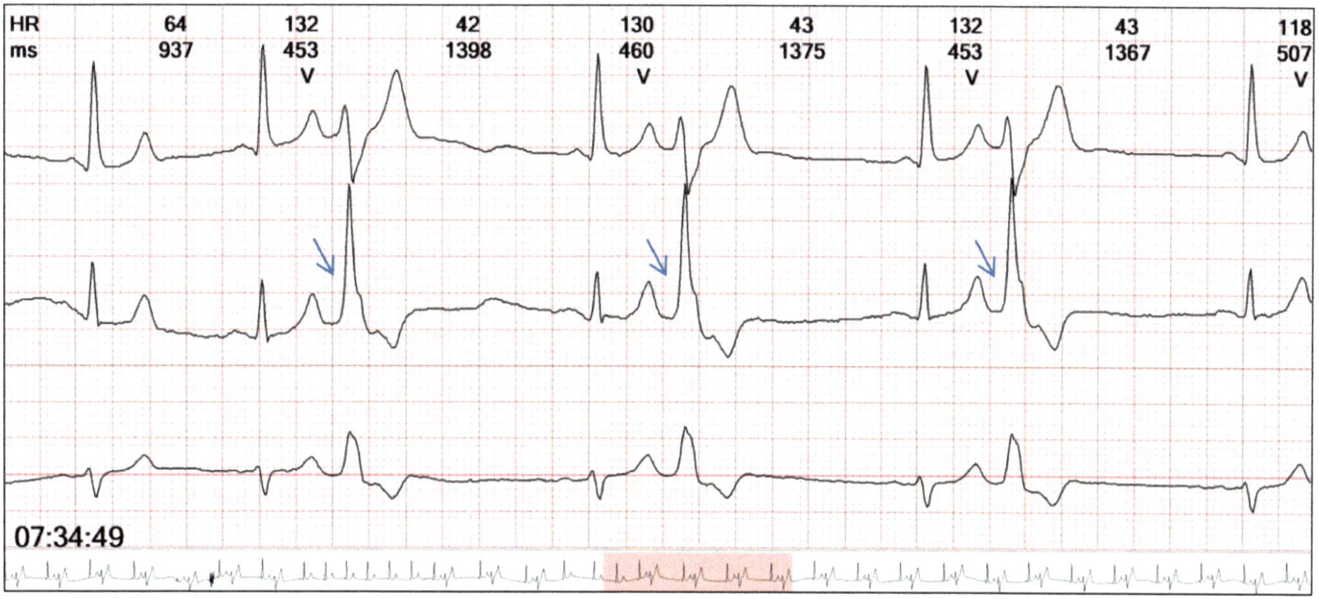

Abbildung 144: VES im Bigeminus: Normalschlag und VES wechseln einander ab

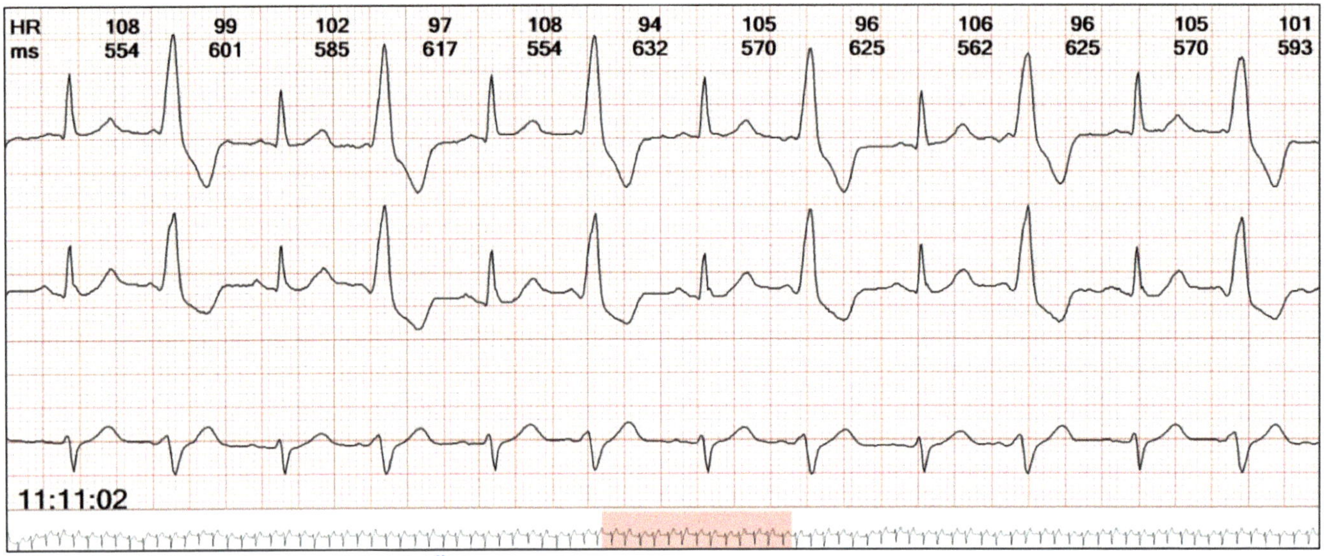

Abbildung 145: WPW mit alternierender Überleitung Kent-Bündel/normale Wege (kein Bigeminus! s. Quiz 14)

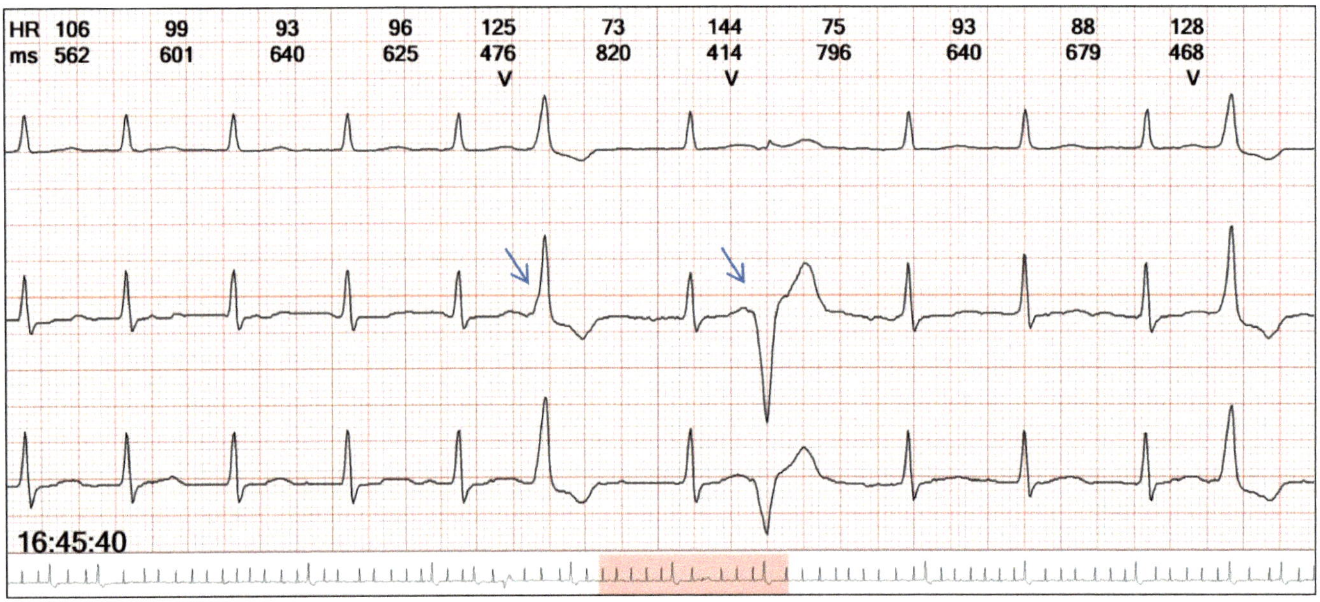

Abbildung 146: Polymorphe (polytope) VES

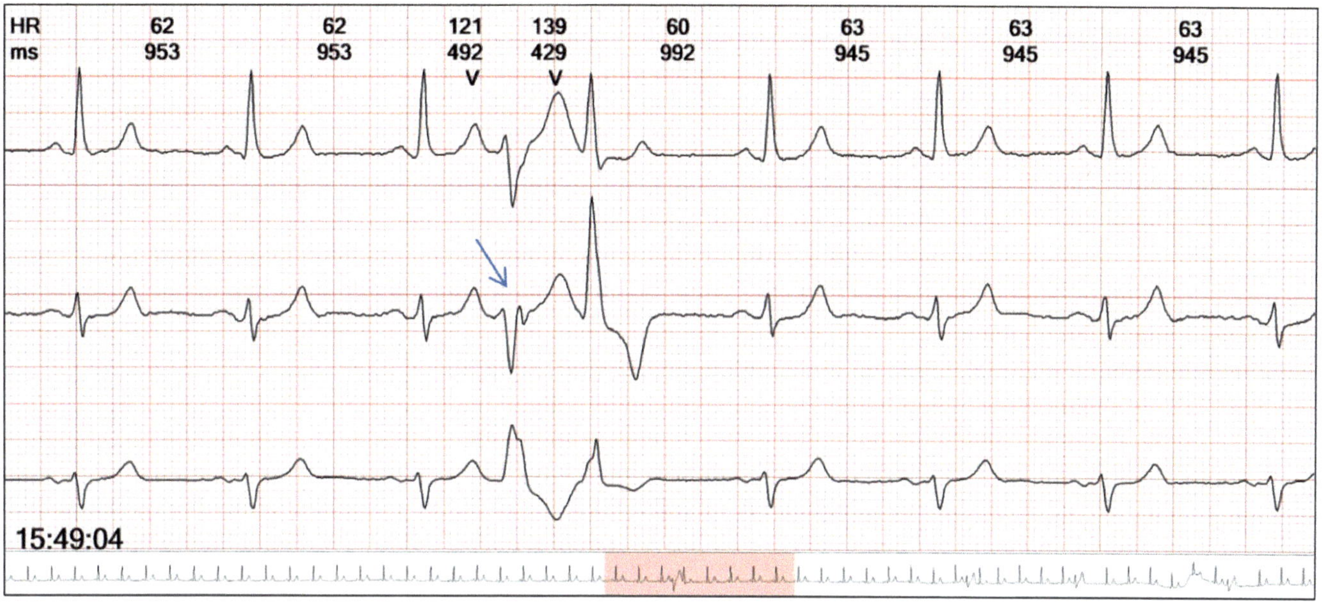

Abbildung 147: Couplet (V-Paar)

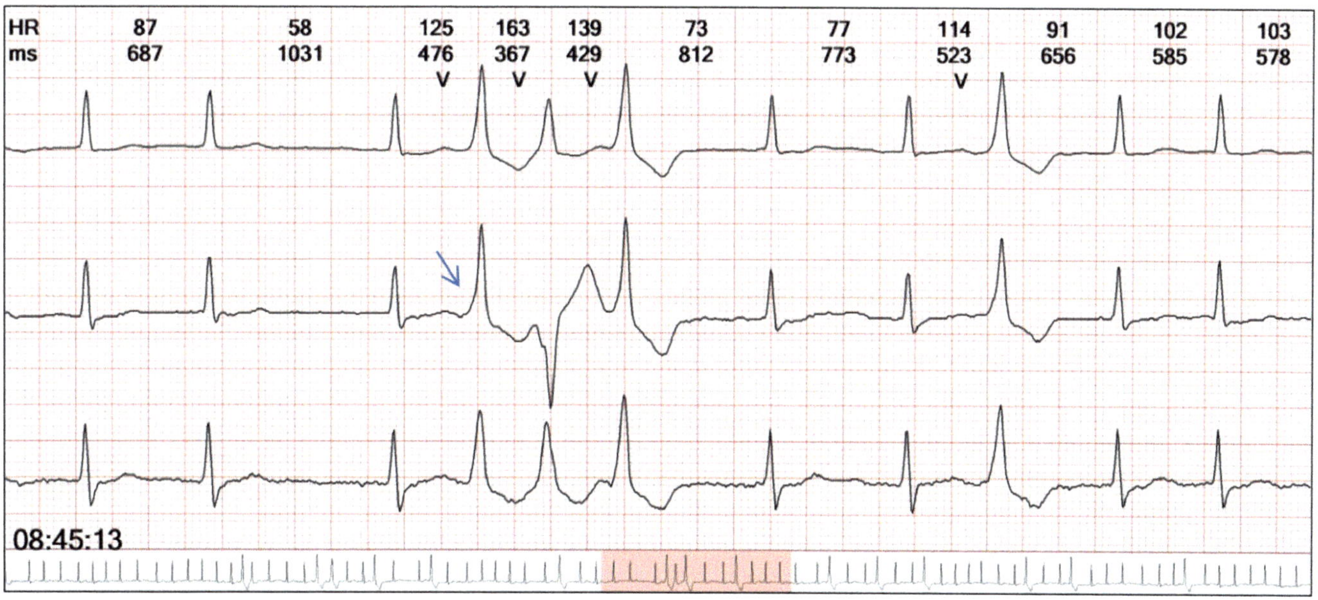

Abbildung 148: Triplet bei Vorhofflimmern

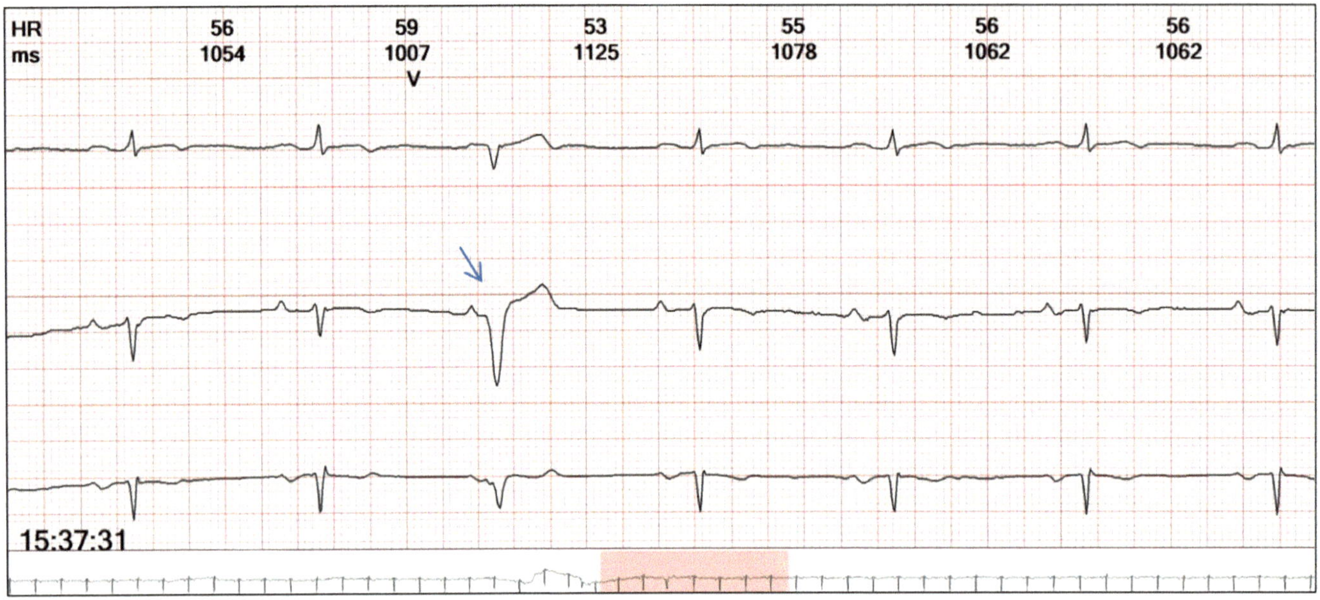

Abbildung 149: Spät einfallende VES (zu kurze PQ-Zeit für eine Aberranz)

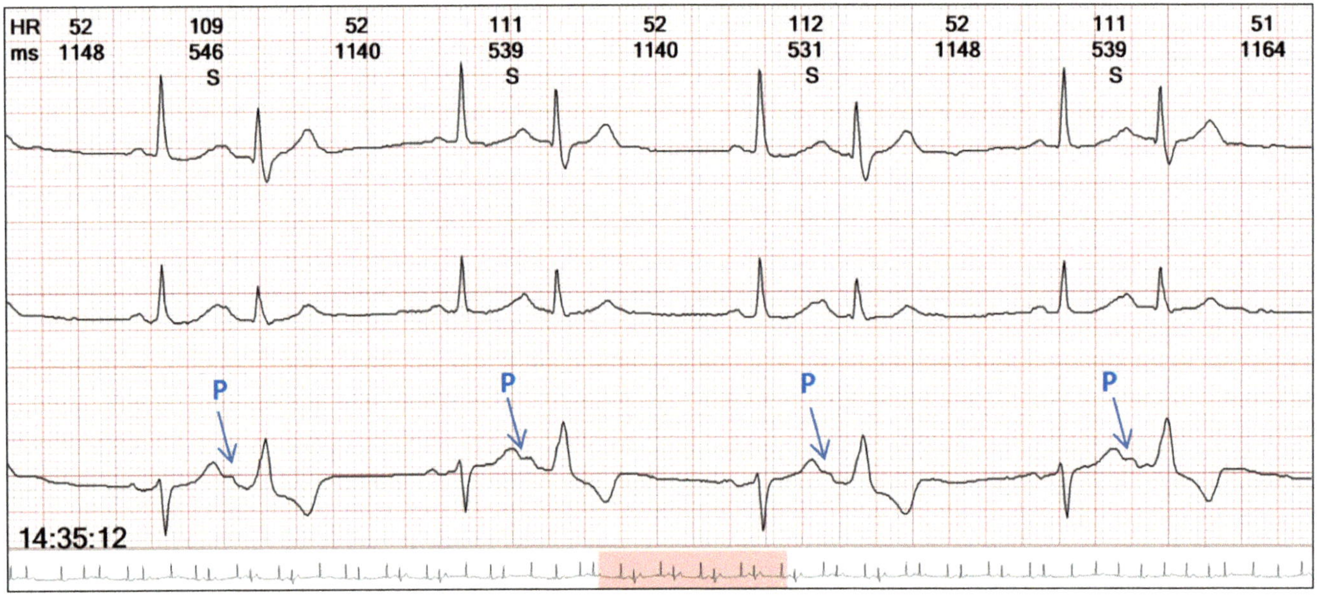

Abbildung 150: SVES im Bigeminus mit aberranter Überleitung (P-Welle am Ende der T-Welle erkennbar)

Parasystolie: Es handelt sich um zwei konkurrierende Rhythmen. Ein langsamer idioventrikulärer Rhythmus tritt in Konkurrenz zu einem normalen Sinusrhythmus auf.

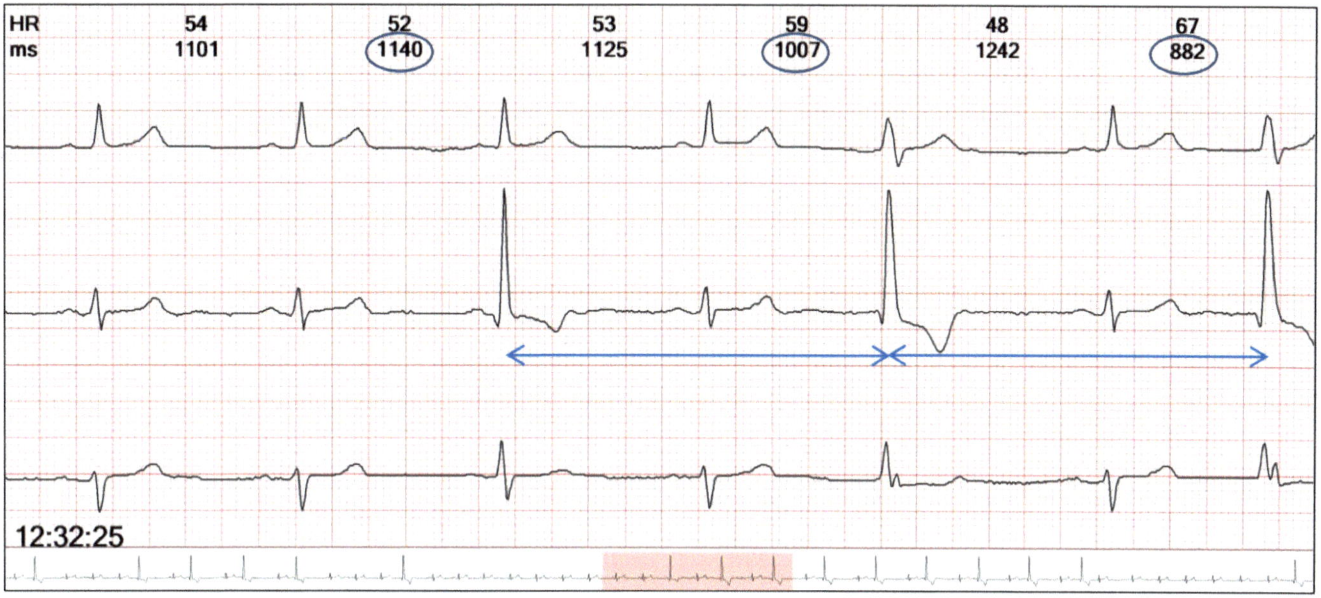

Abbildung 151: Parasystolie (kein Bigeminus, da sich das Kopplungsintervall ○ der Breitkomplex-Extrasystolen ändert und die Abstände zwischen den Breitkomplex-Extrasystolen ⟷ konstant bleiben)

7.3 Bradykardien

Eine Bradykardie liegt ab einer Herzfrequenz < 50 Schl./Min. vor. Bradykardien können im Langzeit-EKG häufig detektiert werden, vor allem in der Schlafphase. Zum Teil sind sie medikamentös bedingt.

Das Augenmerk des Auswerters sollte sich auf folgende Aspekte konzentrieren:

- Kommt es zu einem abrupten oder progredienten Abfall der Herzfrequenz?
- Wie geht die Bradykardie zu Ende?
- Sind die Kammeraktionen in der Bradykardie regelmäßig oder unregelmäßig?
- Sehen die QRS-Komplexe in dieser Phase anders aus?
- Sind in der Bradykardie P-Wellen erkennbar?
- Wenn ja, wie ist das Verhältnis der P-Wellen zu den QRS-Komplexen?
- Gibt es vor oder nach jedem QRS-Komplex eine P-Welle?
- Ist der Abstand der P-Welle zum QRS-Komplex konstant?
- Erkennt man anstelle von P-Wellen ein sägezahnartiges Muster oder Flimmerwellen?
- Gibt es während der Bradykardie kürzere R-R-Abstände?

Tabelle 1: Differentialdiagnose der Bradykardien im Langzeit-EKG

Kriterium:	**Spricht für:**
R-R-Abstände nehmen langsam zu und ab, P-Welle vor jedem QRS-Komplex erkennbar	Sinusbradykardie, z. B. respiratorisch bedingt
R-R-Abstände sind unregelmäßig, ohne sichtbare P-Wellen (nur Flimmerwellen)	Bradyarrhythmie bei Vorhofflimmern
Sägezahnartiges Muster in den längeren R-R-Abständen erkennbar	Bradykardes Vorhofflattern
R-R-Abstände sind regelmäßig, ohne P-Wellen oder mit negativen P-Wellen vor bzw. direkt nach den QRS-Komplexen	Junktionaler Ersatzrhythmus
Abrupter Anfang und abruptes Ende der Bradykardie, 2 P-Wellen pro QRS-Komplex	AV-Block II. Grades 2:1 in Folge oder blockierte SVES im 2:1 Rhythmus
Abrupter Anfang und abruptes Ende der Bradykardie, 1 P-Welle pro QRS-Komplex, R-R-Abstände plötzlich doppelt so lang wie davor	SA-Block 2:1 in Folge
P-Wellen erkennbar, die PQ-Zeit nimmt zu bis ein QRS-Komplex ausfällt; ggfs. mehrere solcher Zyklen hintereinander	AV-Block II. Grades Typ Wenckebach, auch in Folge möglich
P-Wellen treten unabhängig von schmalen, bradykarden, regelmäßigen QRS-Komplexen auf	AV-Dissoziation
P-Wellen treten unabhängig von verbreiterten, bradykarden, regelmäßigen QRS-Komplexen auf	- Wenn kein Schenkelblock im Grundrhythmus vorliegt: AV-Block III. Grades - Wenn Schenkelblock im Grundrhythmus und identische QRS-Komplexe in der Bradykardie vorliegen: AV-Dissoziation
Regelmäßiger, bradykarder Rhythmus mit verbreiterten QRS-Komplexen ohne P-Wellen	idioventrikulärer Ersatzrhythmus

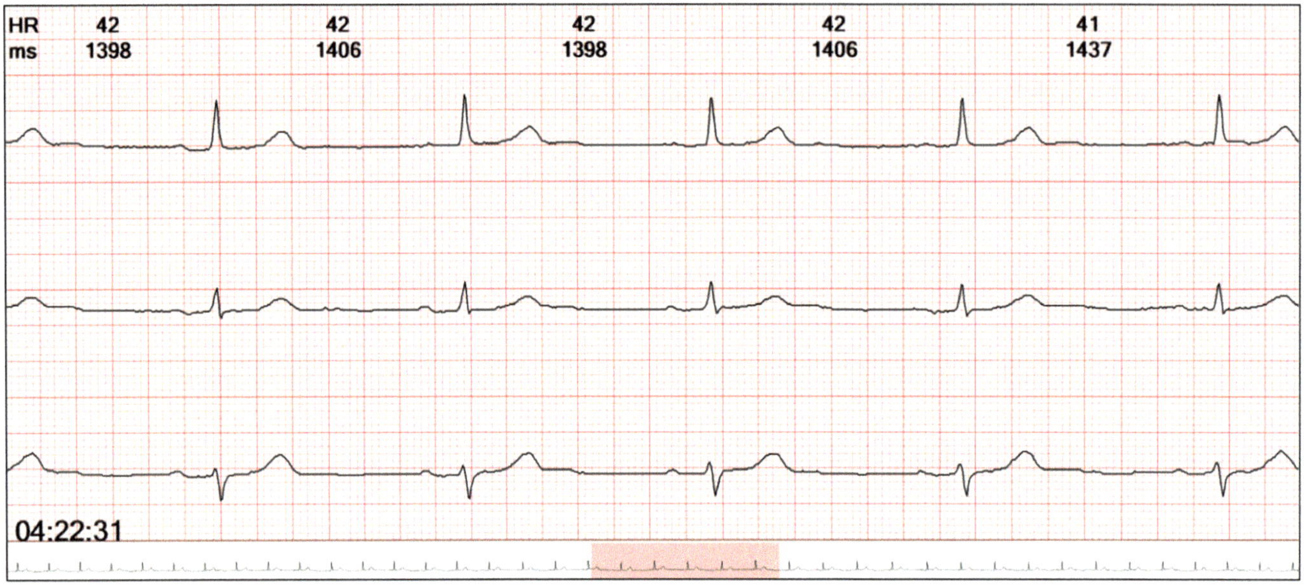

Abbildung 152: Sinusbradykardie

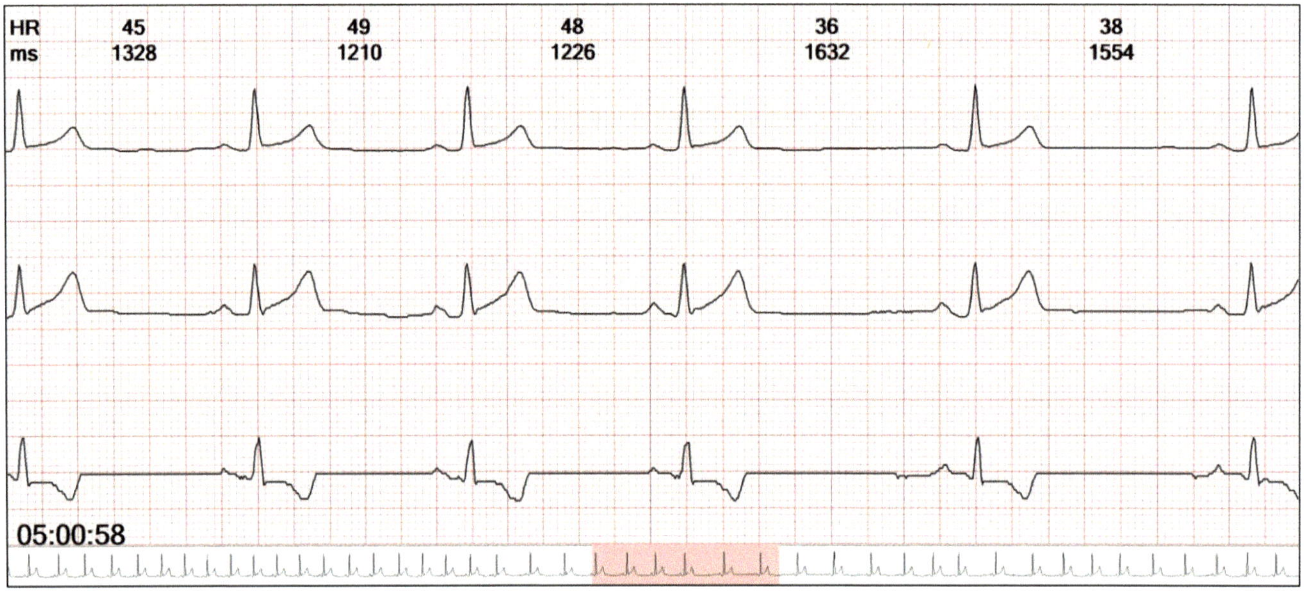

Abbildung 153: Respiratorische Arrhythmie

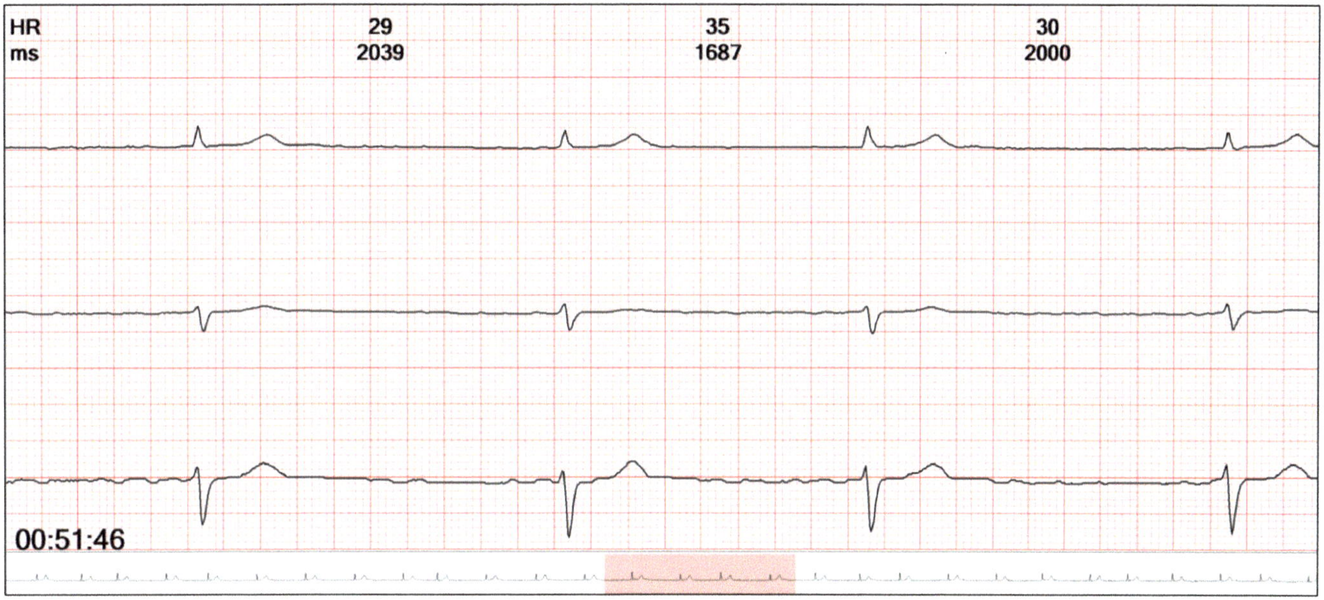

Abbildung 154: Bradyarrhythmie bei Vorhofflimmern

Bradykardien infolge von *AV-Blockierungen:*

- Bei einem AV-Block II. Grades Typ *Wenckebach* nimmt die PQ-Zeit von Schlag zu Schlag zu, bis eine P-Welle nicht mehr übergeleitet wird.
- Bei einem AV-Block II. Grades Typ *Mobitz* 2:1 wird nur jede 2. P-Welle übergeleitet.
- Bei einer *AV-Dissoziation* und bei einem *AV-Block III. Grades* (kompletter AV-Block) arbeiten Vorhöfe und Kammern vollkommen unabhängig voneinander. Bei der AV-Dissoziation entsteht der Ersatzrhythmus im junktionalen Bereich, beim AV-Block III. Grades entsteht er in einer Kammer.

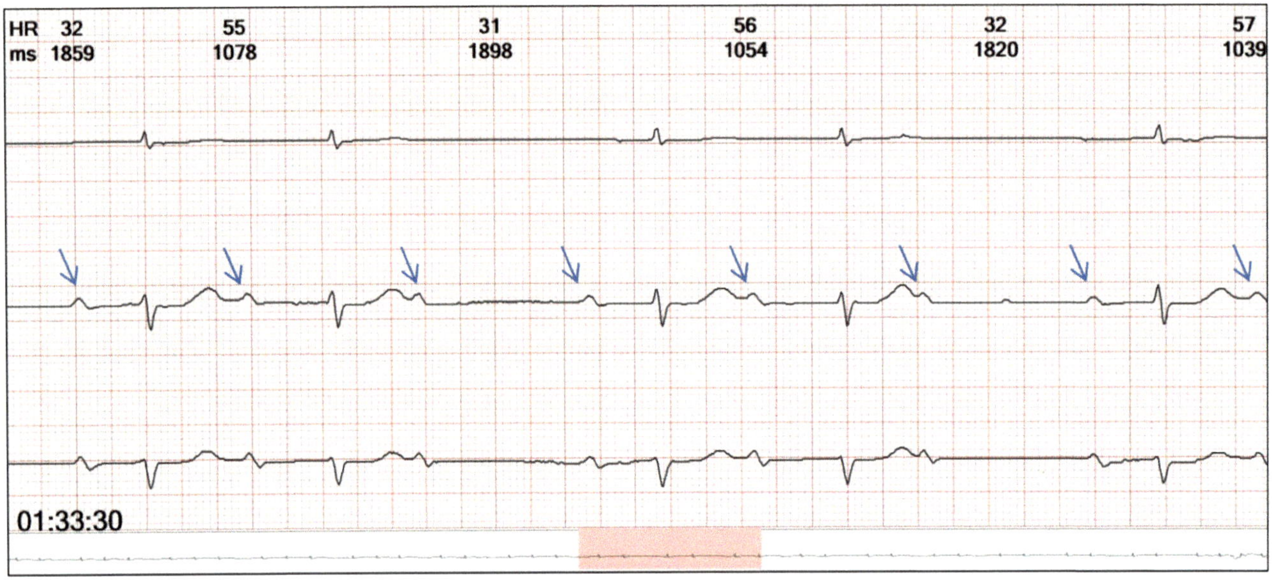

Abbildung 155: AV-Block II. Grades Typ Wenckebach mehrfach in Folge

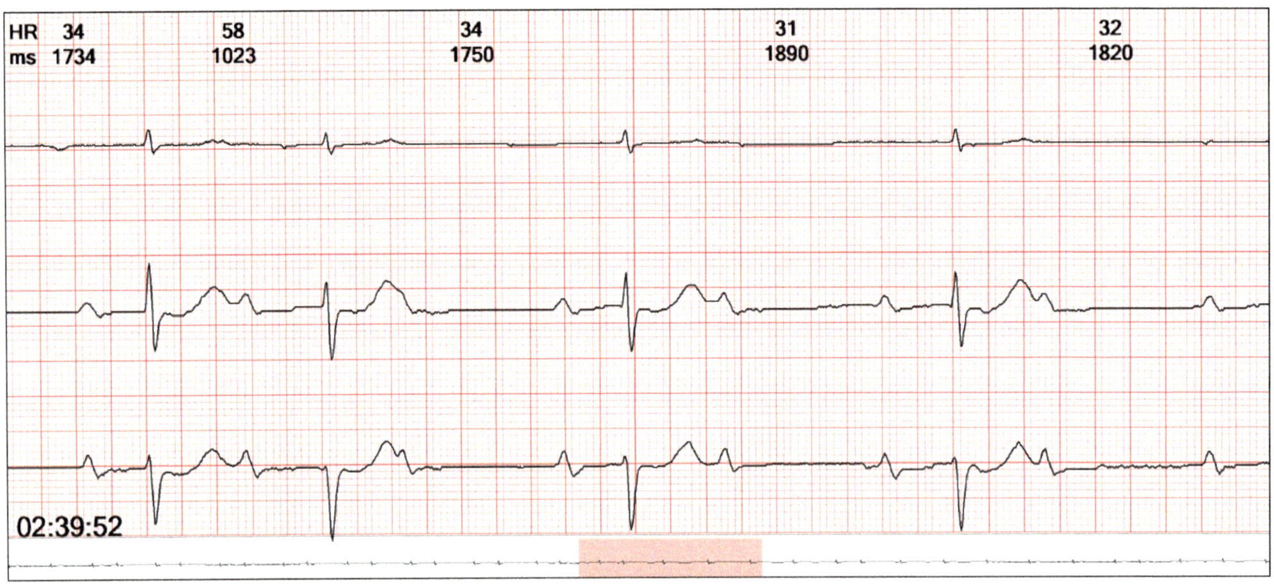

Abbildung 156: AV-Block II. Grades Typ Wenckebach mit Übergang in 2:1 Überleitung

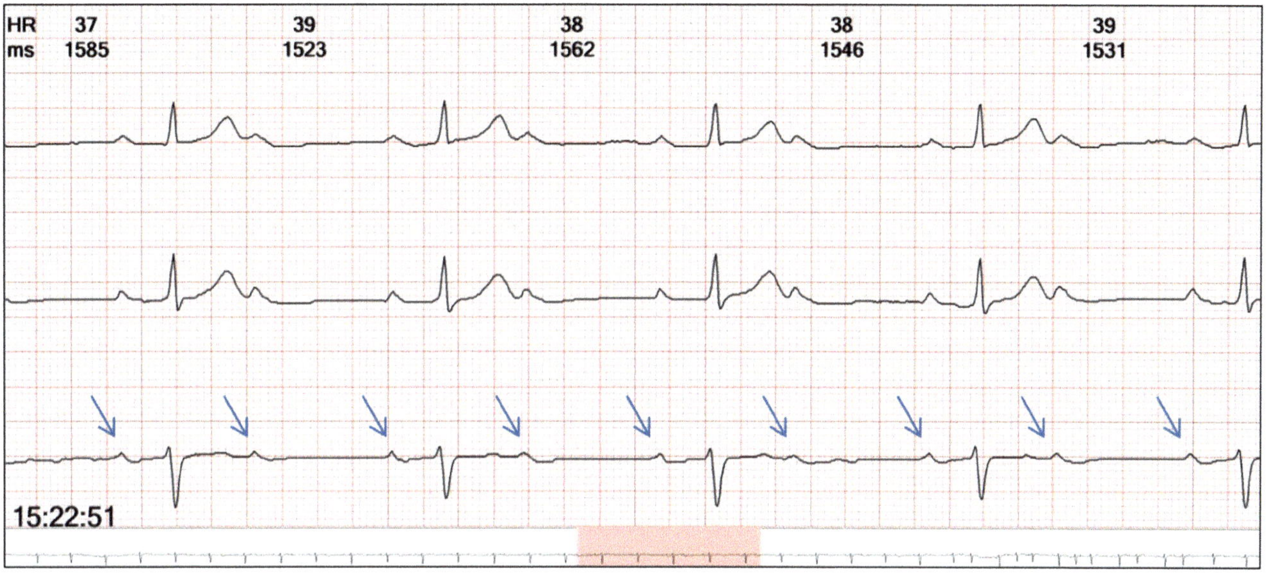

Abbildung 157: AV-Block II. Grades Typ Mobitz 2:1 in Folge

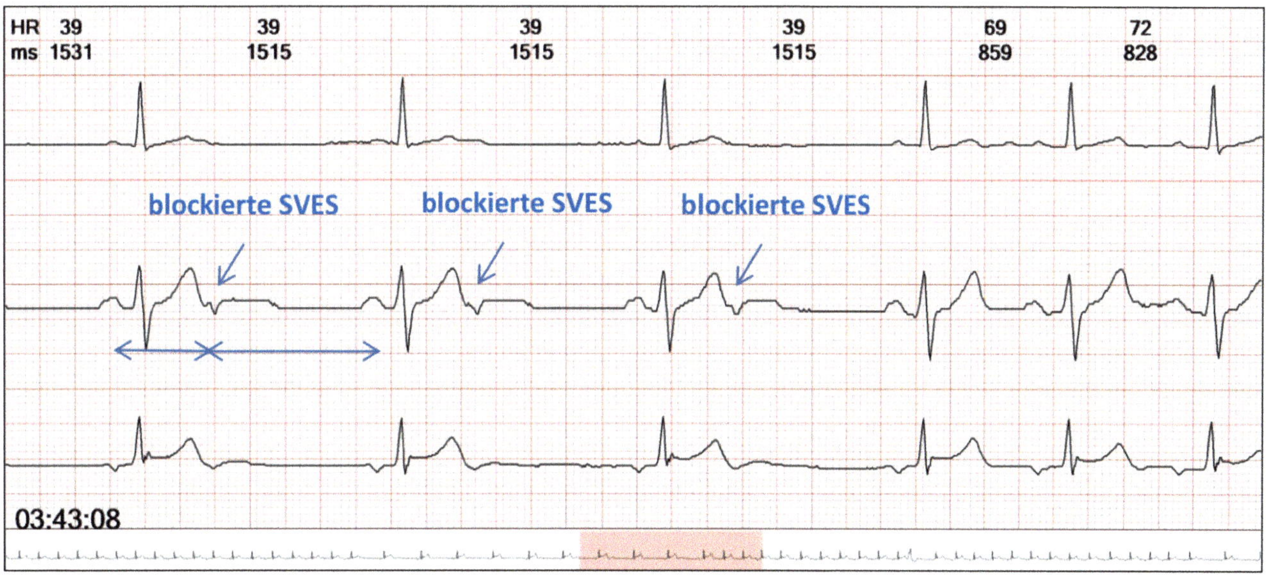

Abbildung 158: Bradykardie durch blockierte SVES in Folge (kein AV-Block II. Grades 2:1!)

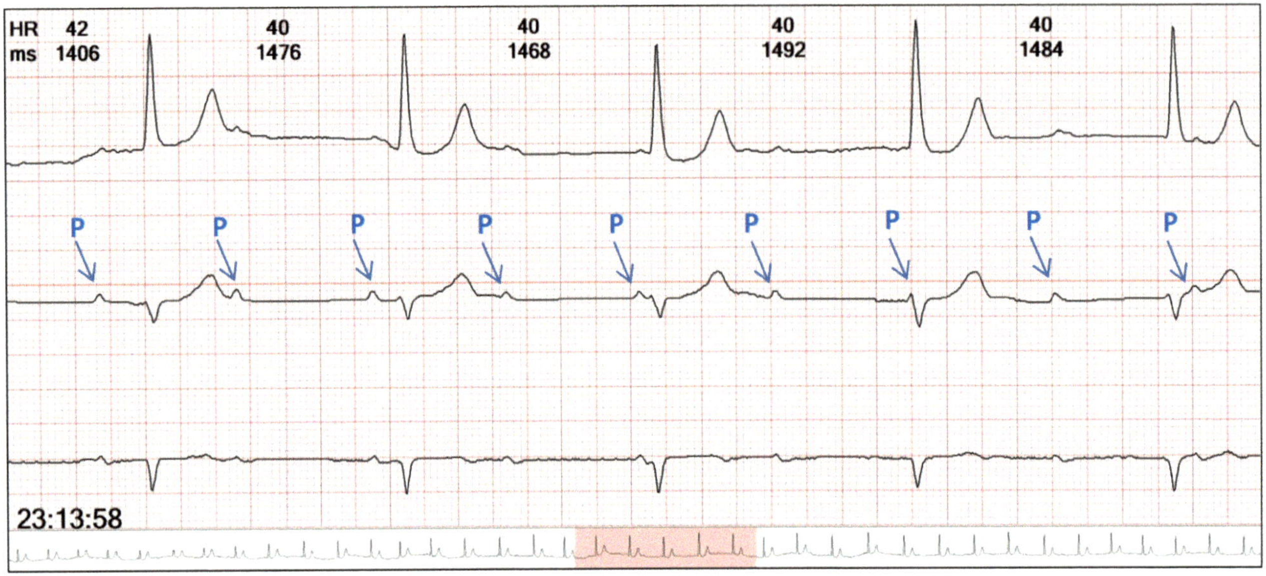

Abbildung 159: Bradykardie durch AV-Dissoziation

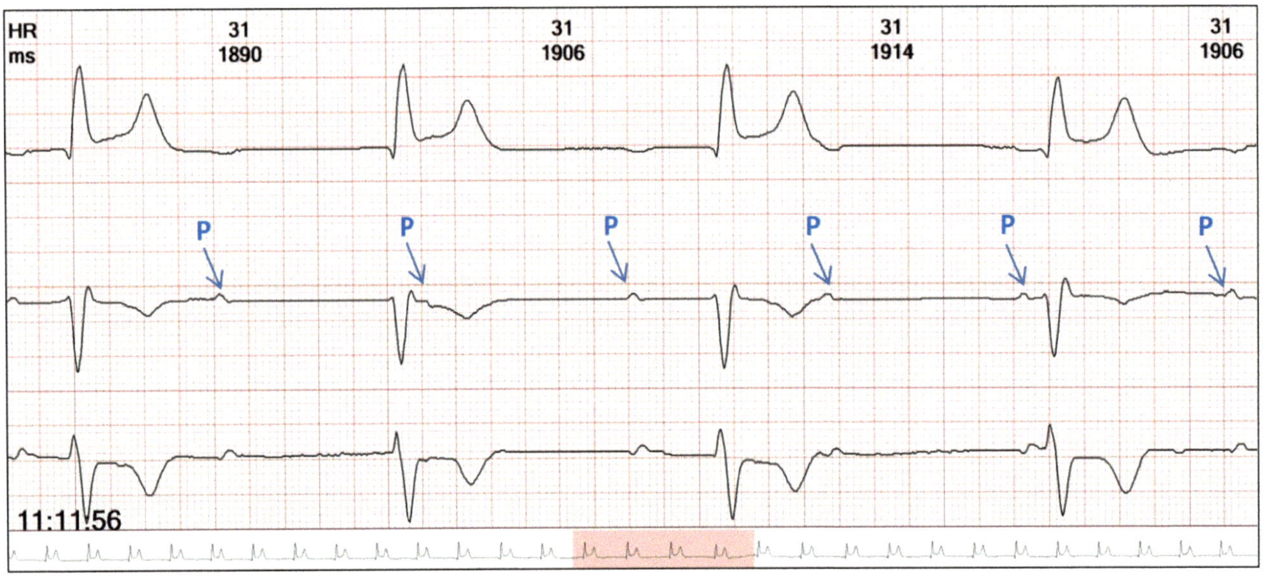

Abbildung 160: Bradykardie durch AV-Block III. Grades

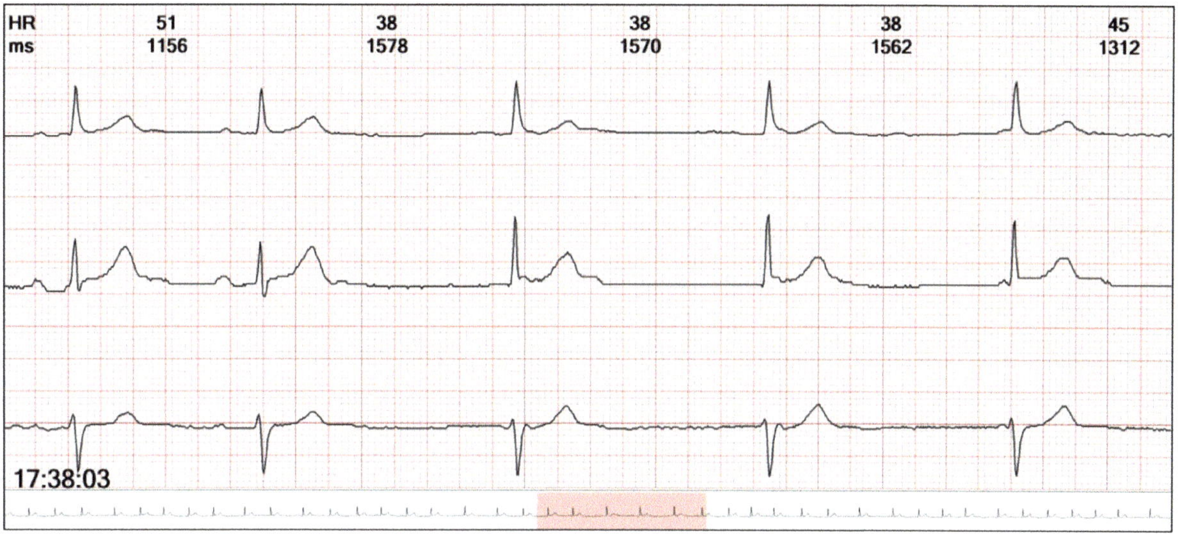

Abbildung 161: Bradykarde Phase mit Einsetzen eines junktionalen Ersatzrhythmus

Bradykardien bedingt durch SA-Blockierungen in Folge: Sie sind dadurch zu erkennen, dass die P-P- und R-R-Intervalle auf einmal doppelt so lang werden wie im Grundrhythmus.

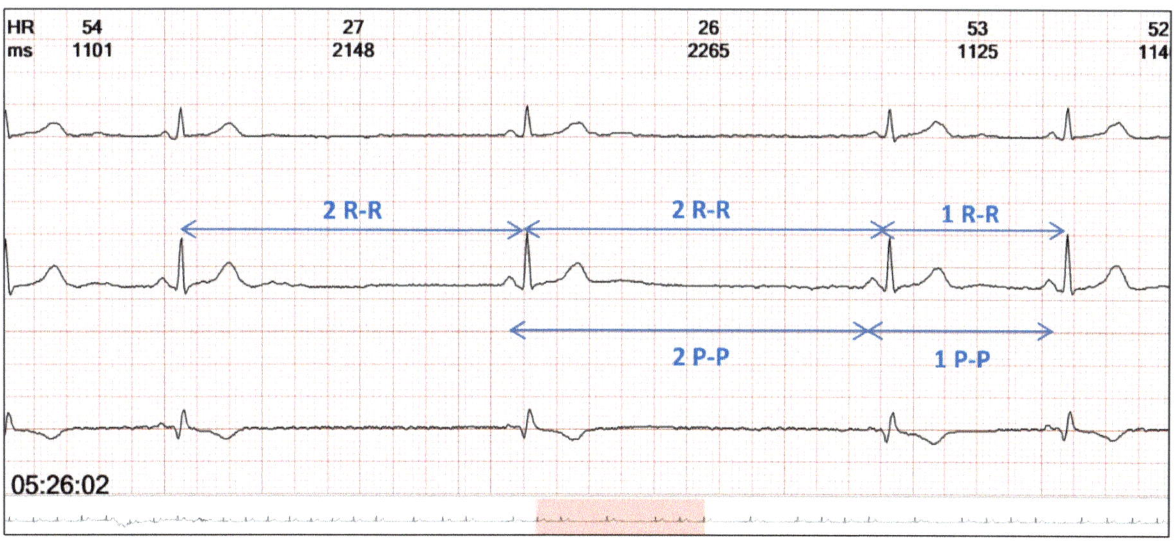

Abbildung 162: SA-Block 2:1 in Folge

7.4 Längere R-R-Abstände und Pausen

Ein längerer R-R-Abstand wird von der Software als ≥ 1,5 Sek. definiert, eine Pause als ein R-R-Abstand ≥ 2,5 Sek.. Längere Abstände und Pausen kommen im Langzeit-EKG, insbesondere bei Vorhofflimmern, sehr häufig vor, vor allem in der Schlafphase. Bei längeren Pausen wird normalerweise der Grundrhythmus durch einen Ersatzrhythmus abgelöst (s. Kapitel 5.2).

Das Augenmerk des Auswerters sollte sich auf folgende Aspekte konzentrieren:

- Findet sich der längere R-R-Abstand in einer Phase von absoluter Arrhythmie (Flimmerwellen oder sägezahnartiges Muster)?
- Handelt es sich um eine kompensatorische Pause nach einer Extrasystole?
- Ist die Pause isoliert oder kommt es zu einem progressiven Abfall der Herzfrequenz?
- Dauert die Pause ein Mehrfaches des normalen R-R-Abstandes?
- Sind nicht übergeleitete P-Wellen in der Pause erkennbar? Wenn ja, wie viele? Und wie sind die P-P-Abstände im Vergleich zum Grundrhythmus?
- Zeigt die letzte T-Welle vor der Pause eine leichte Deformierung?
- Liegt eine frühzeitige, abgrenzbare, nicht übergeleitete P-Welle vor?
- Gibt es nach der Pause eine P-Welle vor dem ersten QRS-Komplex?
- Wenn der Patient Schrittmacherträger ist, liegt eventuell eine Dysfunktion vor?

Tabelle 2: Differentialdiagnose der längeren R-R-Abstände und Pausen im Langzeit-EKG

Kriterium:	**Spricht für:**
Progediente Zunahme und Abnahme der R-R-Abstände	Ausgeprägte respiratorische Arrhythmie
Vor der Pause findet sich eine Extrasystole (VES/SVES)	Postextrasystolische Pause
Vor der Pause zeigt sich eine nicht übergeleitete, frühzeitige P-Welle (kann in der T-Welle des vorherigen QRS-Komplexes versteckt sein) und die Pause ist < 2 x R-R	Blockierte SVES
In der Pause zeigen sich mehrere nicht übergeleitete hochfrequente P-Wellen	Nicht übergeleitete Vorhoftachykardie
Es liegt ein Vorhofflimmern oder ein Vorhofflattern als Grundrhythmus vor	Längere R-R-Abstände im Rahmen der Arrhythmie
Pause nach einer Phase von Vorhofflimmern oder Vorhofflattern bis der Sinusrhythmus wieder einsetzt	Präautomatische Pause
Pause nach einer supraventrikulären Tachykardie	Posttachykarde Pause
Pause mit längerem R-R-Abstand und mehreren sichtbaren P-Wellen. Die P-P-Zeit bleibt identisch	AV-Block II. Grades 2:1, 3:1....
Zunahme der PQ-Zeit bis eine P-Welle nicht übergeleitet wird; daher 2 P-Wellen in der Pause erkennbar	AV-Block II. Grades Typ Wenckebach
Pause hat die mehrfache Dauer eines normalen R-R-Abstandes; es sind keine sichtbaren P-Wellen in der Pause	SA-Blockierung (2:1, 3:1) bzw. höhergradige SA-Blockierung oder Sinusarrest
Pause bei schrittmacherinduziertem Rhythmus	Schrittmacherdysfunktion
In der Pause sind Teile von QRS-Komplexen oder isolierte T-Wellen erkennbar	Artefakt

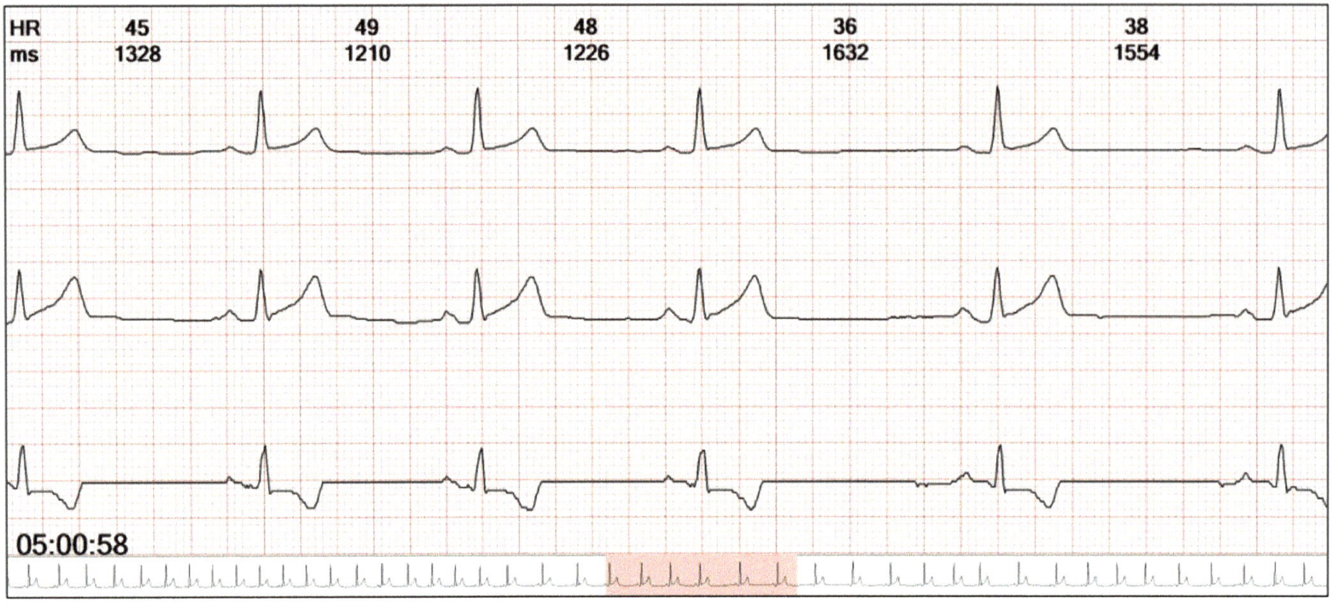

Abbildung 163: Längere R-R-Abstände bei ausgeprägter respiratorischer Arrhythmie

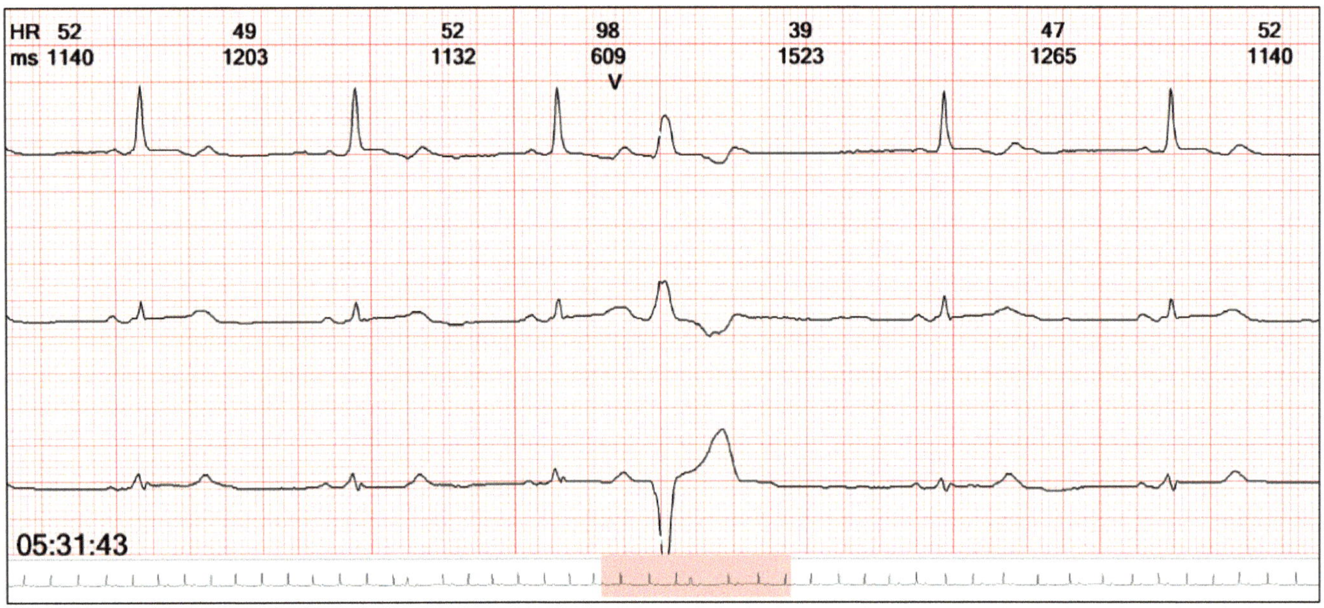

Abbildung 164: Längerer R-R-Abstand nach einer VES

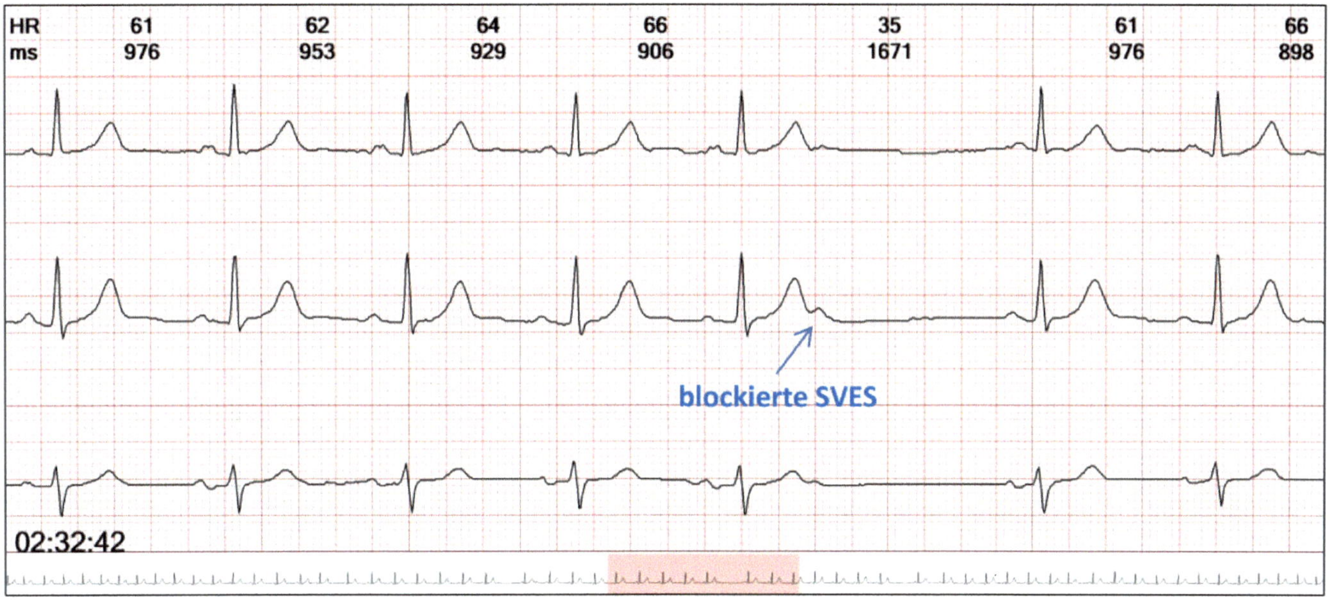

Abbildung 165: Blockierte SVES (sie wird nicht an die Kammer übergeleitet)

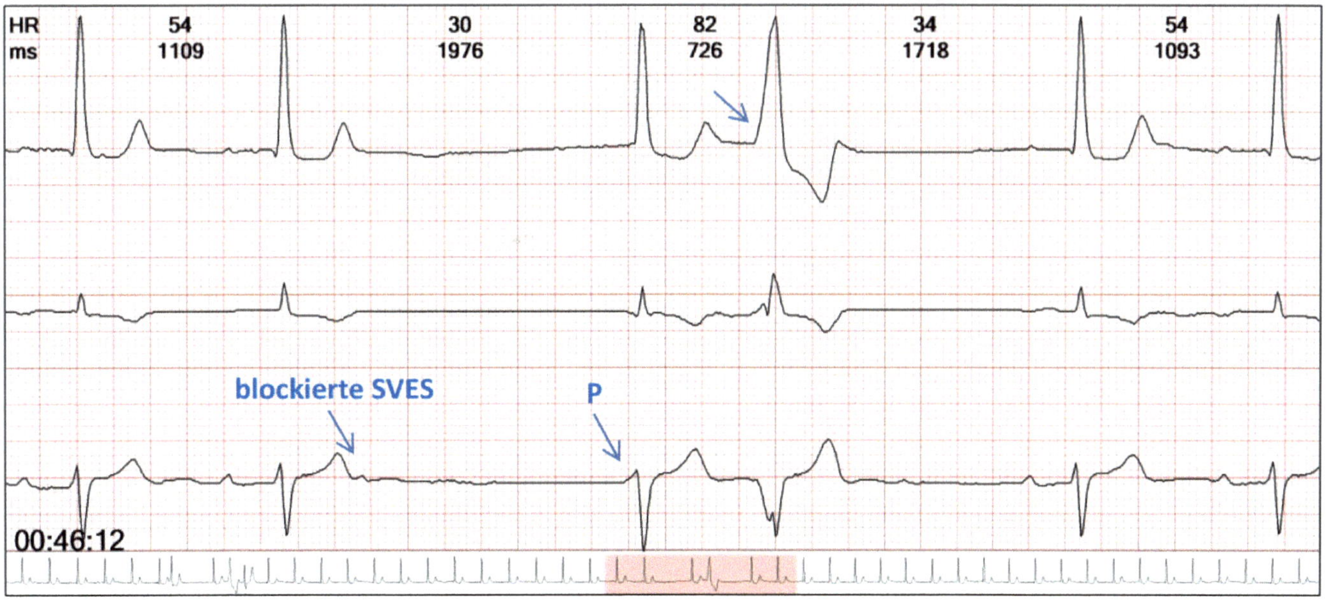

Abbildung 166: AV-Block I. Grades, blockierte SVES, junktionaler Ersatzschlag (nicht von der P-Welle ausgelöst), VES

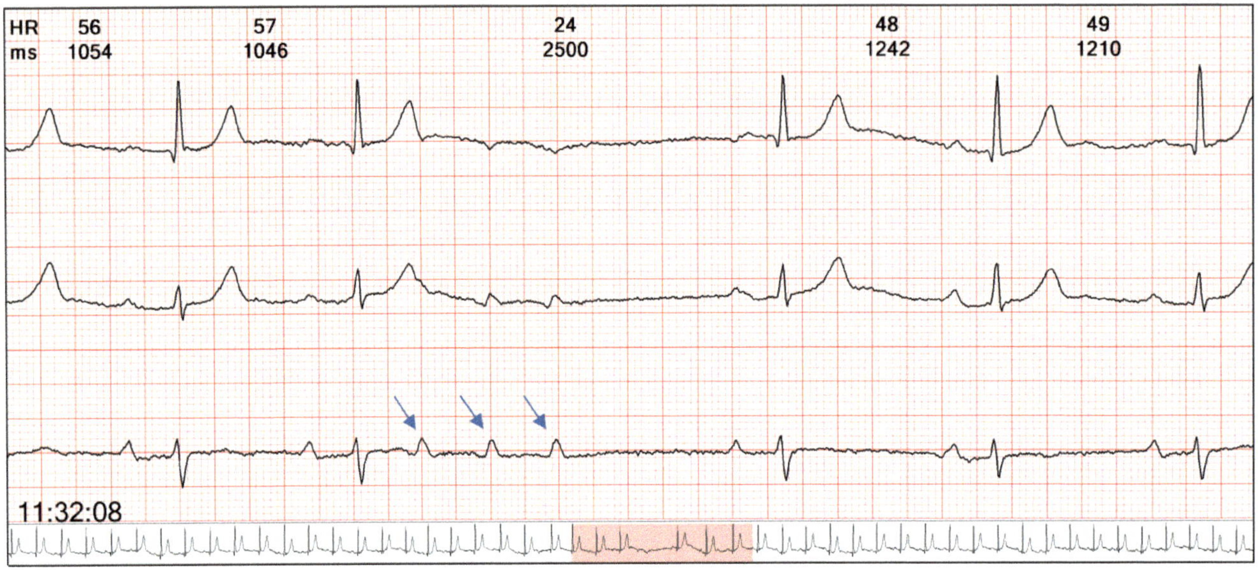

Abbildung 167: AV-Block I. Grades, Pause durch nicht übergeleitete Vorhoftachykardie

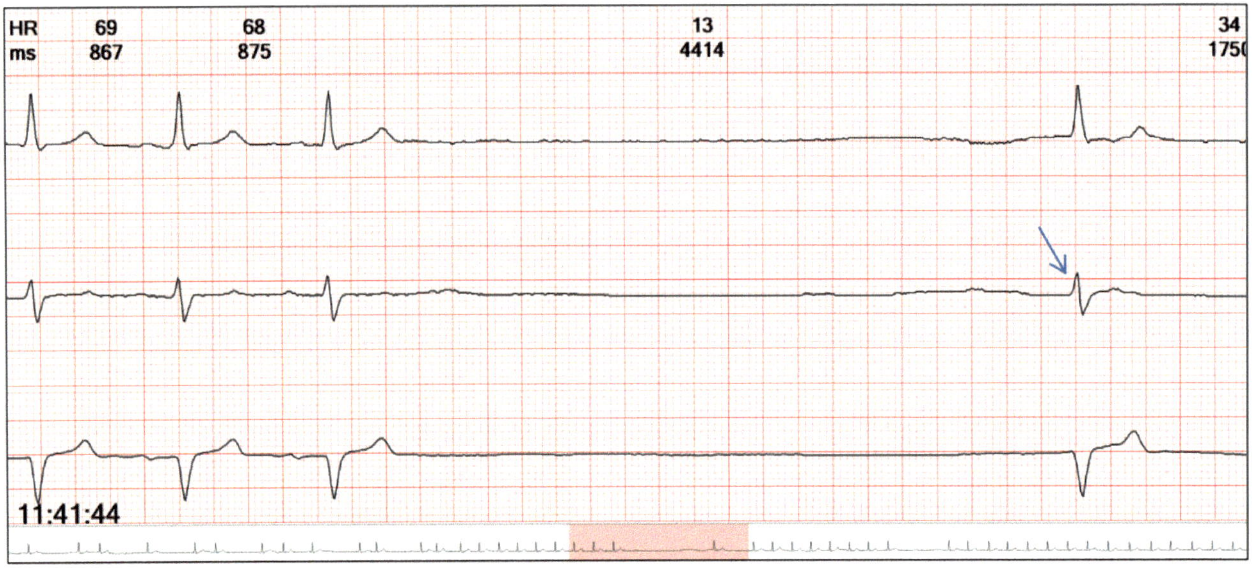

Abbildung 168: Sinusarrest mit junktionalem Ersatzschlag

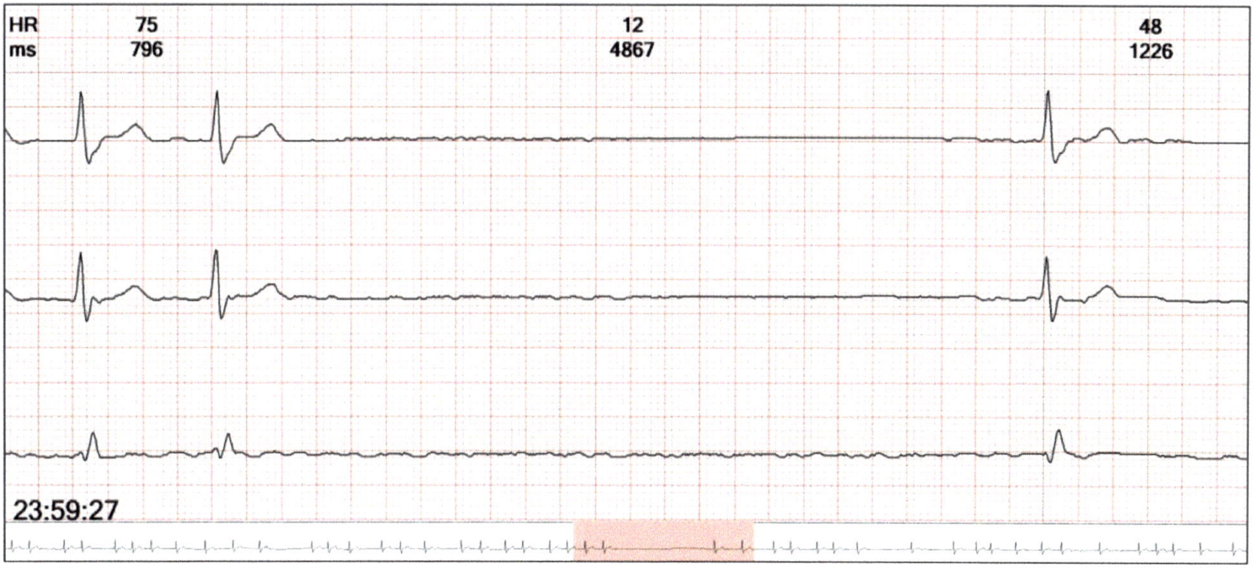

Abbildung 169: Längere Pause bei Vorhofflimmern

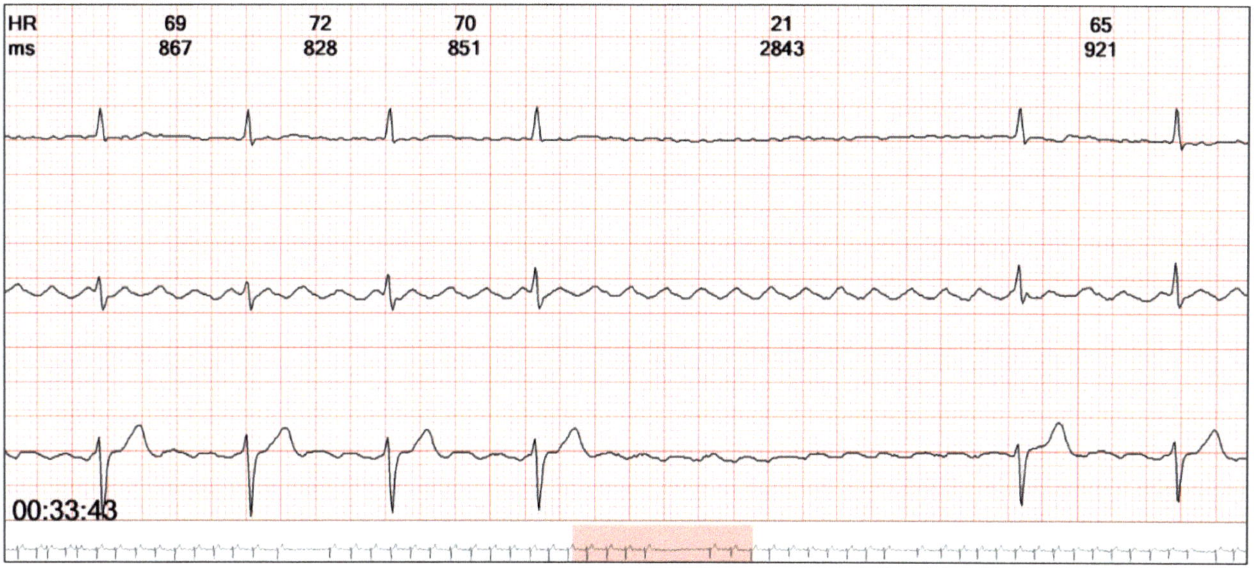

Abbildung 170: Pause bei Vorhofflattern

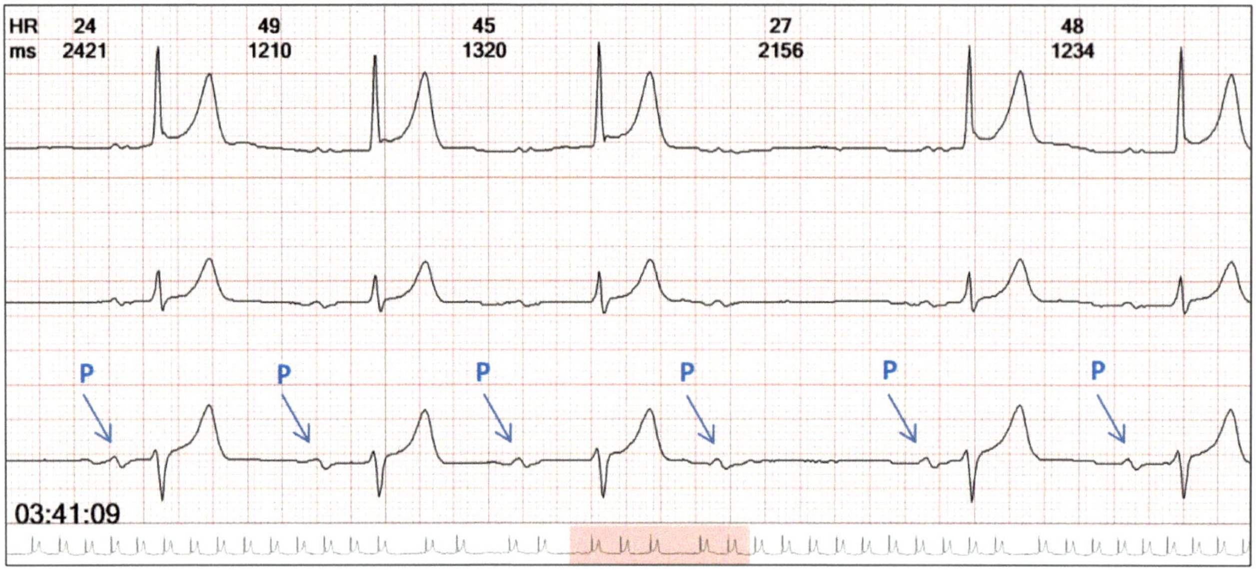

Abbildung 171: AV-Block II. Grades Typ Wenckebach

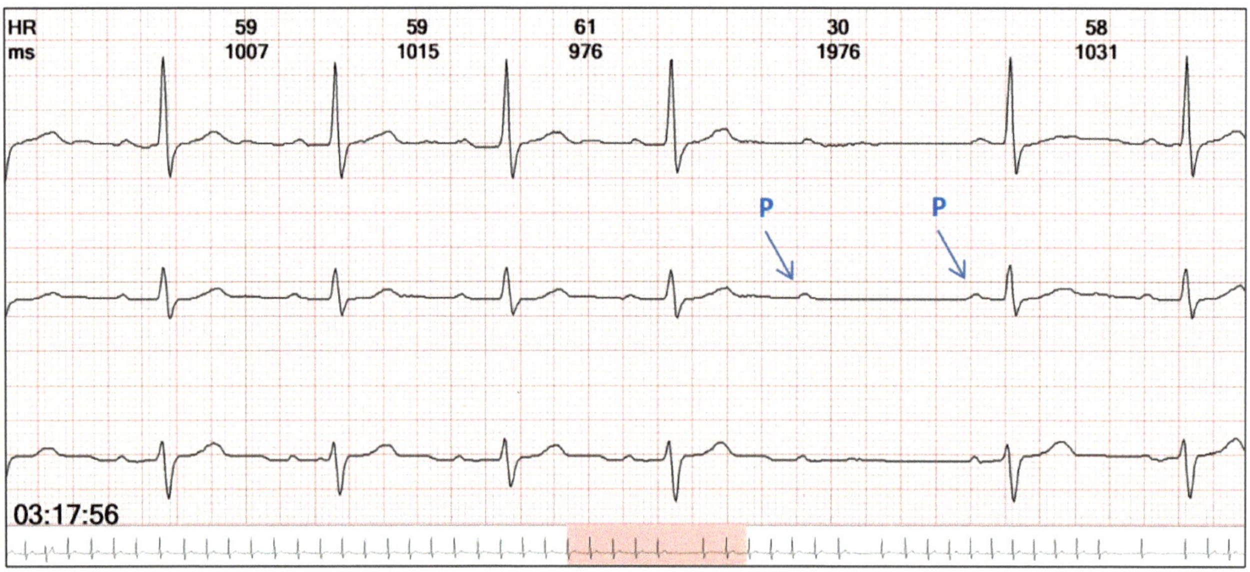

Abbildung 172: kurze Pause durch AV-Block II. Grades Typ Mobitz II 2:1

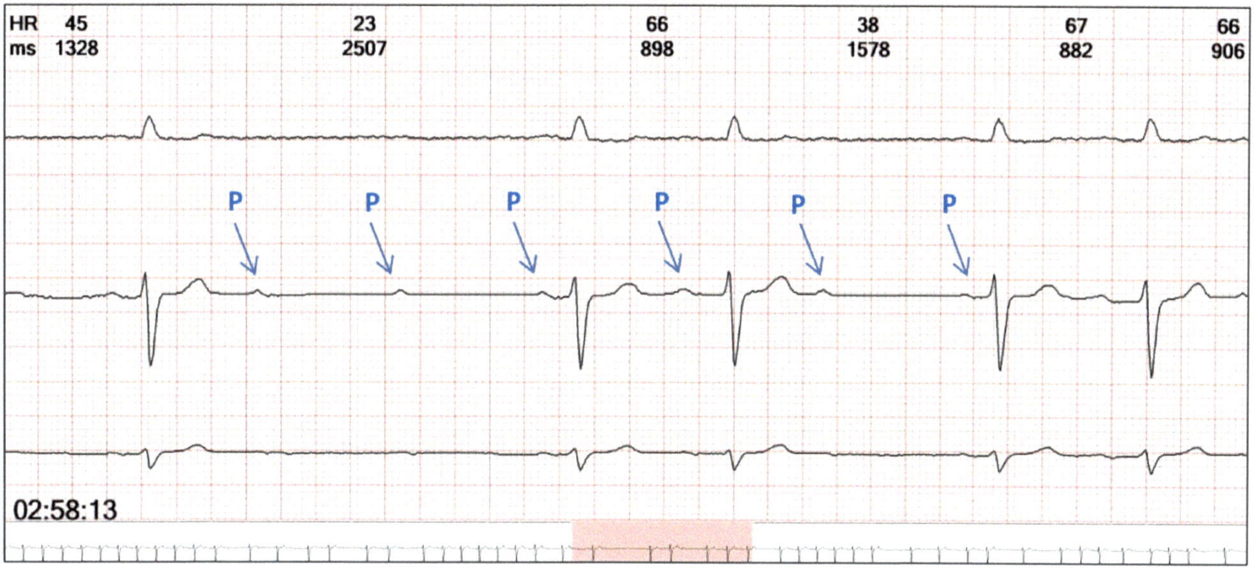

Abbildung 173: AV-Block II. Grades Typ Mobitz 3:1 mit anschl. Wenckebach-Periodik

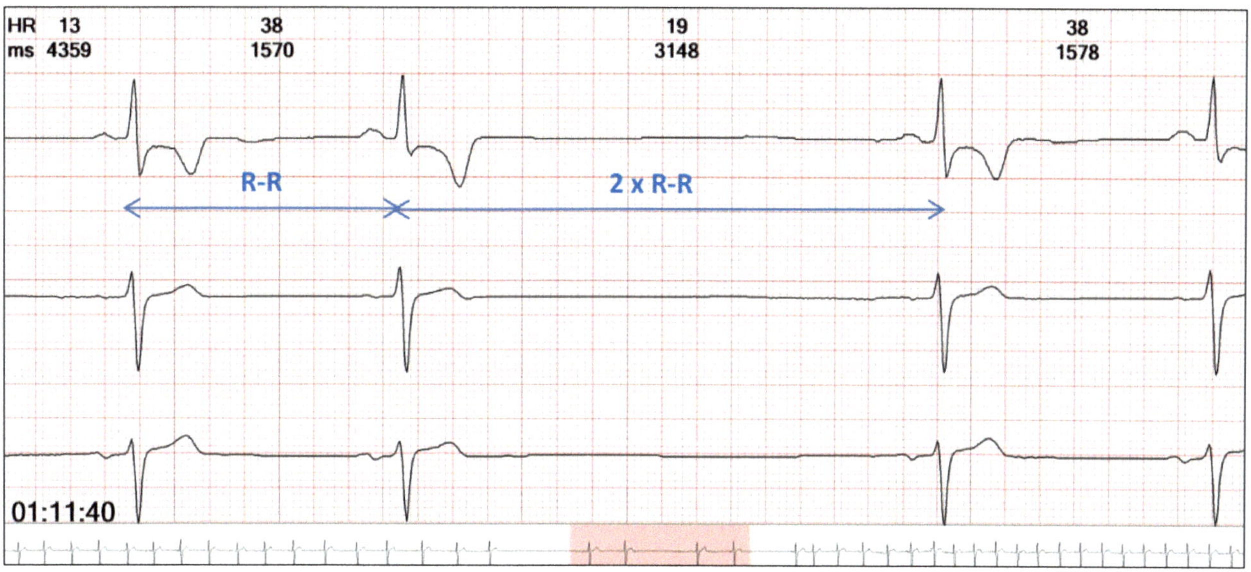

Abbildung 174: SA-Block 2:1

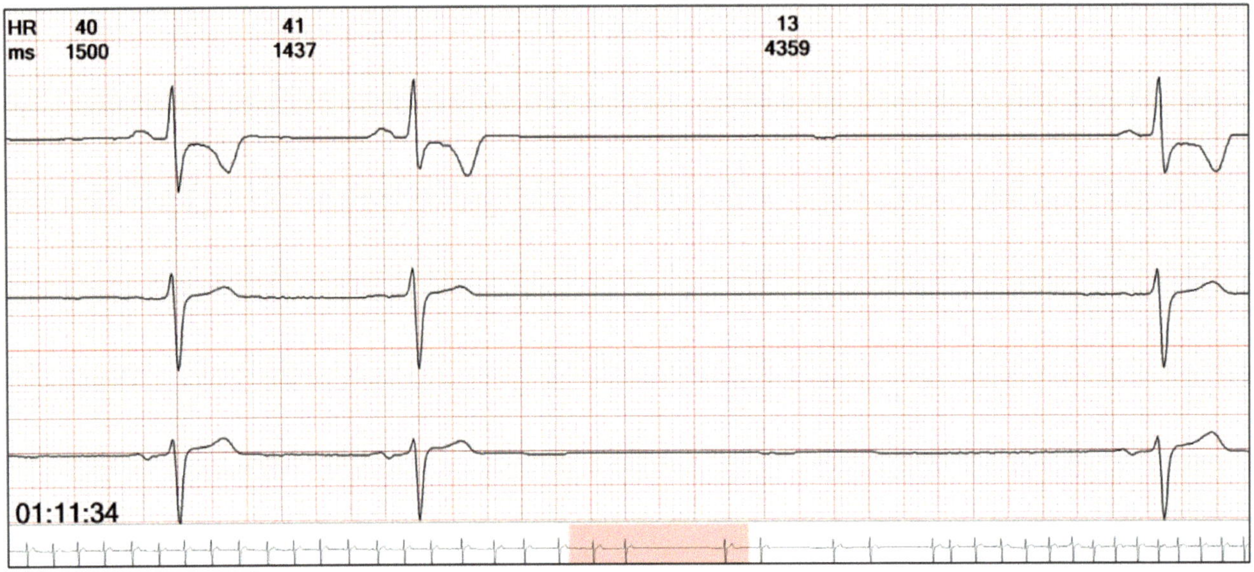

Abbildung 175: SA-Block 3:1

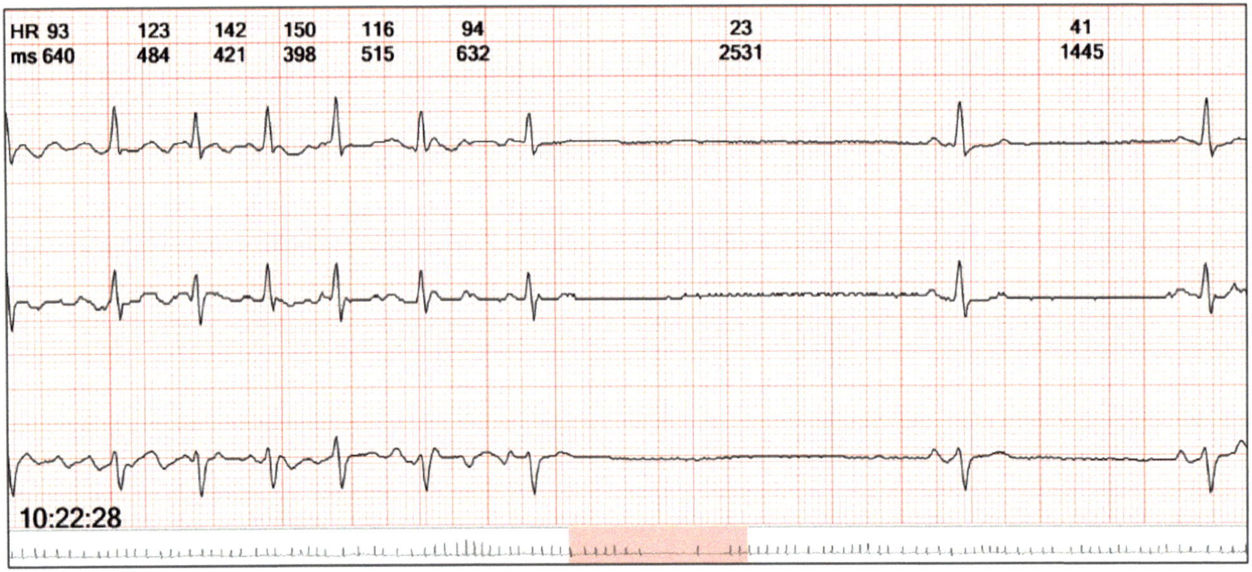

Abbildung 176: Präautomatische Pause nach einer Phase von Vorhofflattern

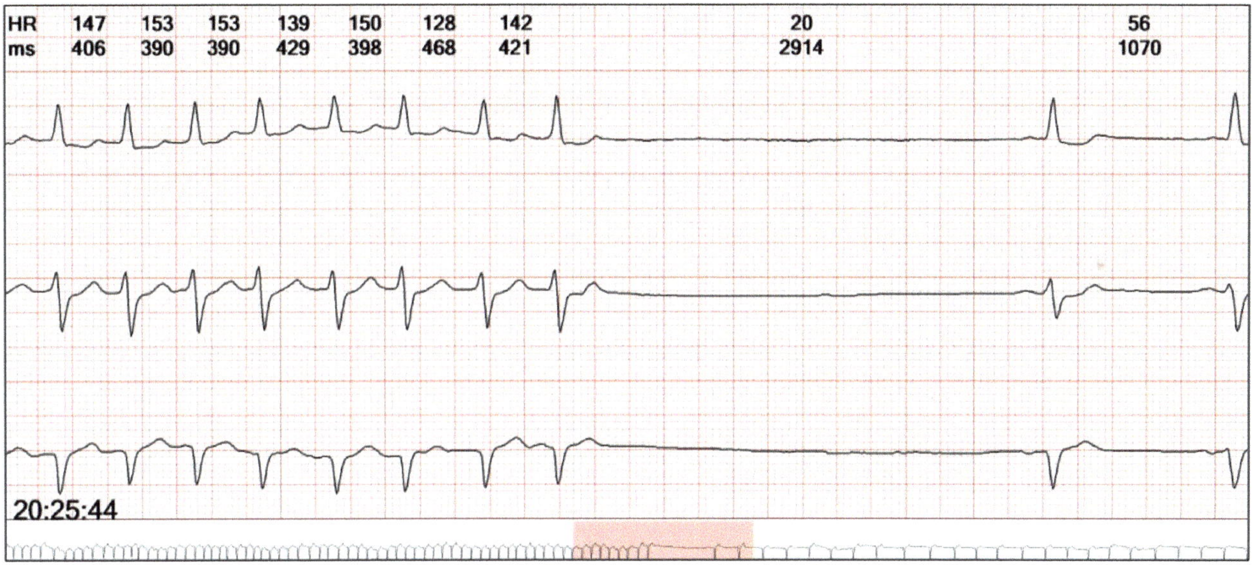

Abbildung 177: Präautomatische Pause nach einer Tachyarrhythmie bei Vorhofflimmern

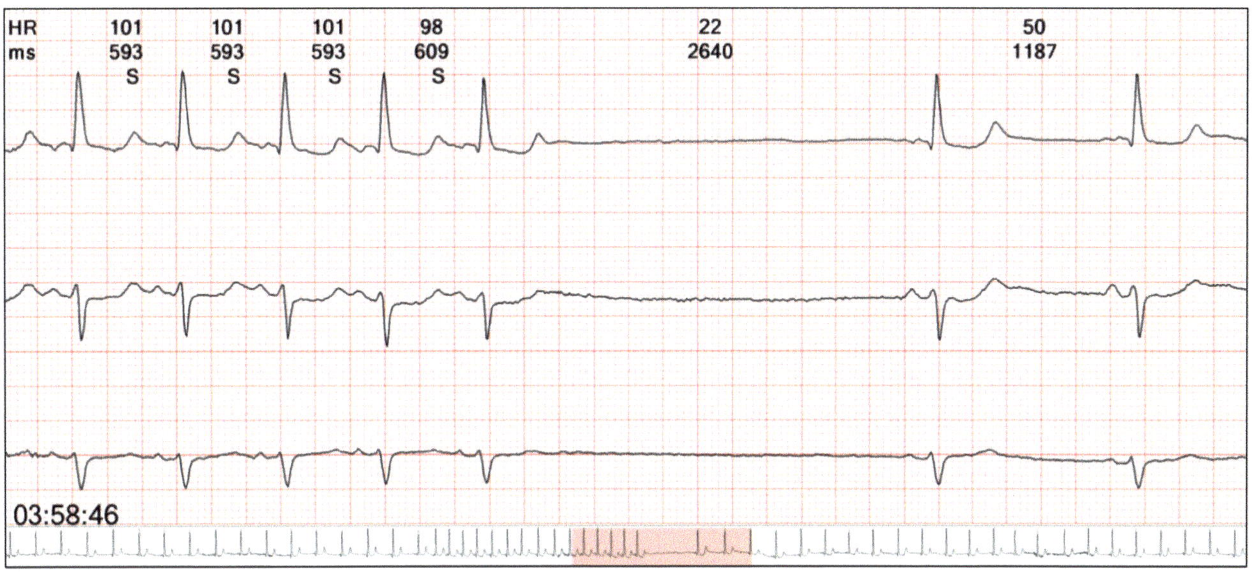

Abbildung 178: Posttachykarde Pause nach einer kurzen supraventrikulären Tachykardie

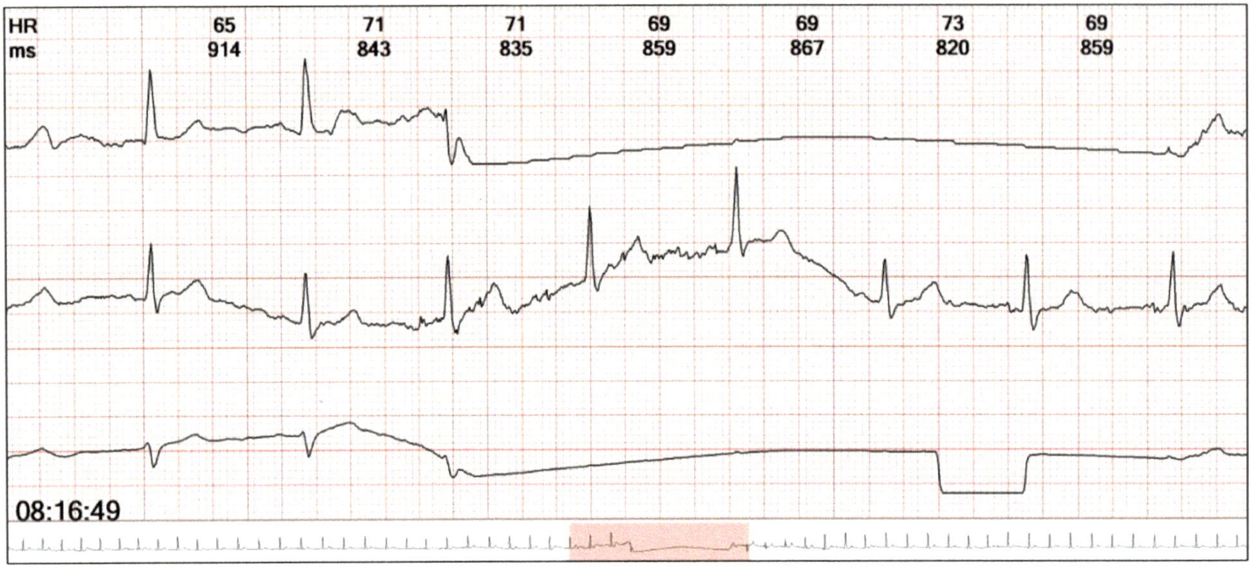

Abbildung 179: Keine echte Pause (s. 2. Kanal), sondern Artefakte im 1. und 3. Kanal

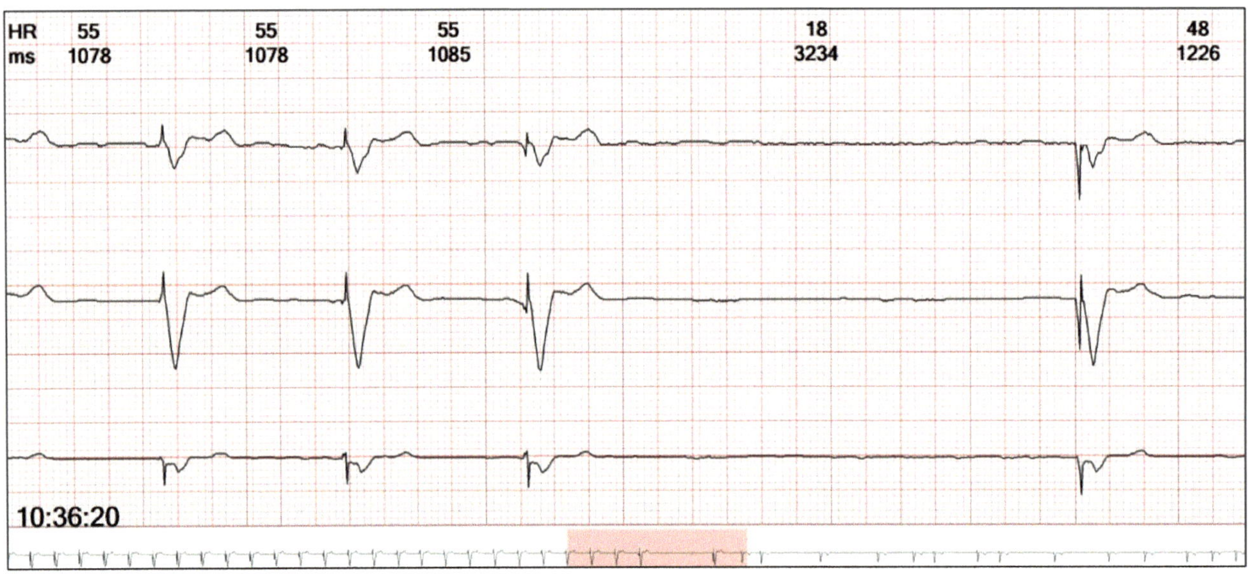

Abbildung 180: Pause durch Dysfunktion eines Schrittmachers

7.5 Schmalkomplex-Tachykardien

Tachykardien mit schmalen QRS-Komplexen (< 120 ms) haben fast immer einen supraventrikulären Ursprung. Die einzige Ausnahme ist eine VT aus dem Septumbereich, die gleichzeitig beide Ventrikel erregt.

Man unterscheidet zwischen:

1. Unregelmäßigen Schmalkomplex-Tachykardien:
    - Tachyarrhythmie bei Vorhofflimmern
    - Vorhofflattern mit wechselnder Überleitung
2. Regelmäßigen Schmalkomplex-Tachykardien:
    - Sinustachykardie im Rahmen einer Erkrankung (z.B. Fieber, Anämie, Hyperthyreose, Lungenembolie usw.)
    - Sinustachykardie mit einem langsamen Beginn und Ende (z.B. durch Sport, Stress usw.)
    - Tachykardien mit abruptem Beginn und Ende (Vorhofflattern mit regelmäßiger schneller Überleitung, atriale ektope Tachykardie, AVJRT, orthodrome AVRT, seltene Sinusknoten-Reentry-Tachykardie).

Das Augenmerk des Auswerters sollte sich auf folgende Aspekte konzentrieren:

- Findet sich vor dem ersten Schlag der Tachykardie eine P-Welle? Ggfs. wie ist die PQ-Zeit im Vergleich zum normalen Rhythmus?
- Ist die Tachykardie regelmäßig?
- Wenn nicht, sieht man in den längeren R-R-Abständen Flimmerwellen oder ein sägezahnartiges Muster?
- Sind in der Tachykardie P-Wellen erkennbar? Ggfs. wie ist das Verhältnis der P-Wellen zu den QRS-Komplexen?
- Gibt es vor oder nach jedem QRS-Komplex eine P-Welle?
- Wie sieht die P-Welle aus? (Allerdings sind hier die Kriterien des 12-kanaligen Ruhe-EKGs nicht anwendbar, da die Ableitungen im Langzeit-EKG nicht standardisiert sind)
- Wie ist der Abstand der P-Wellen zum QRS-Komplex?
- Gibt es während der Tachykardie längere R-R-Abstände mit 2 P-Wellen?
- Sind in der Registrierung zeitweise Delta-Wellen vorhanden?

Tabelle 3: Differentialdiagnose der Schmalkomplex-Tachykardien im Langzeit-EKG

Kriterium:	**Spricht für:**
R-R-Abstände sind sehr regelmäßig	Eher Sinustachykardie, Vorhofflimmern sehr unwahrscheinlich
Sägezahnartiges Muster in den längeren R-R-Abständen	Vorhofflattern
R-R-Abstände sind regelmäßig; die P-Welle kann anders konfiguriert sein, liegt aber *vor* dem QRS-Komplex (meistens nicht lange anhaltend)	(Ektope) atriale Tachykardie. Bei identischen P-Wellen wie im normalen Rhythmus eventuell Sinusknoten-Reentry-Tachykardie (selten)
Beschleunigung zu Beginn der Schmalkomplex-Tachykardie („warming-up") und Verlangsamung gegen Ende („cooling-down")	Ektope atriale Tachykardie
Zeitweise 2:1 Überleitung	atriale Tachykardie mit normaler Überleitung über den AV-Knoten
Abrupter Anfang und abruptes Ende der Schmalkomplex-Tachykardie, R-R-Abstände sind regelmäßig, *keine* P-Wellen *vor* den QRS-Komplexen abgrenzbar (oft lange anhaltend)	Reentry-Tachykardie: AVJRT oder orthodrome AVRT (WPW) (s. auch Kapitel 4.6 und 4.7)
Negative P-Welle vor, im oder direkt nach dem QRS-Komplex	Reentry-Tachykardie: AVJRT
Die Schmalkomplex-Tachykardie wird durch eine SVES mit längerer PQ-Zeit *oder* eine VES ausgelöst	Reentry-Tachykardie: AVJRT
Negative P-Welle in der ST-Strecke (RP < PR)	Reentry-Tachykardie: Orthodrome AVRT (WPW)
Auftreten eines QRS-Alternans (1:1 periodische Änderung der QRS-Amplitude) kurz nach Beginn der Schmalkomplex-Tachykardie	Reentry-Tachykardie: Orthodrome AVRT (WPW) AVJRT

Anmerkung:

Meistens wird in den Langzeit-EKG-Berichten eine „atriale Tachykardie“ als SVT (supraventrikuläre Tachykardie) befundet, obwohl dies ungenau ist. In der Tat haben auch eine Sinustachykardie, eine Tachyarrhythmie bei Vorhofflimmern oder Vorhofflattern sowie eine Reentry-Tachykardie einen supraventrikulären Ursprung und sind somit eigentlich auch supraventrikuläre Tachykardien!

In der Praxis wird bei Schmalkomplex-Tachykardien differenziert zwischen: Tachyarrhythmie, Sinustachykardie, „supraventrikulärer“ Tachykardie (eigentlich: atrialer Tachykardie) und Reentry-Tachykardie (AVJRT oder orthodromer WPW-Tachykardie).

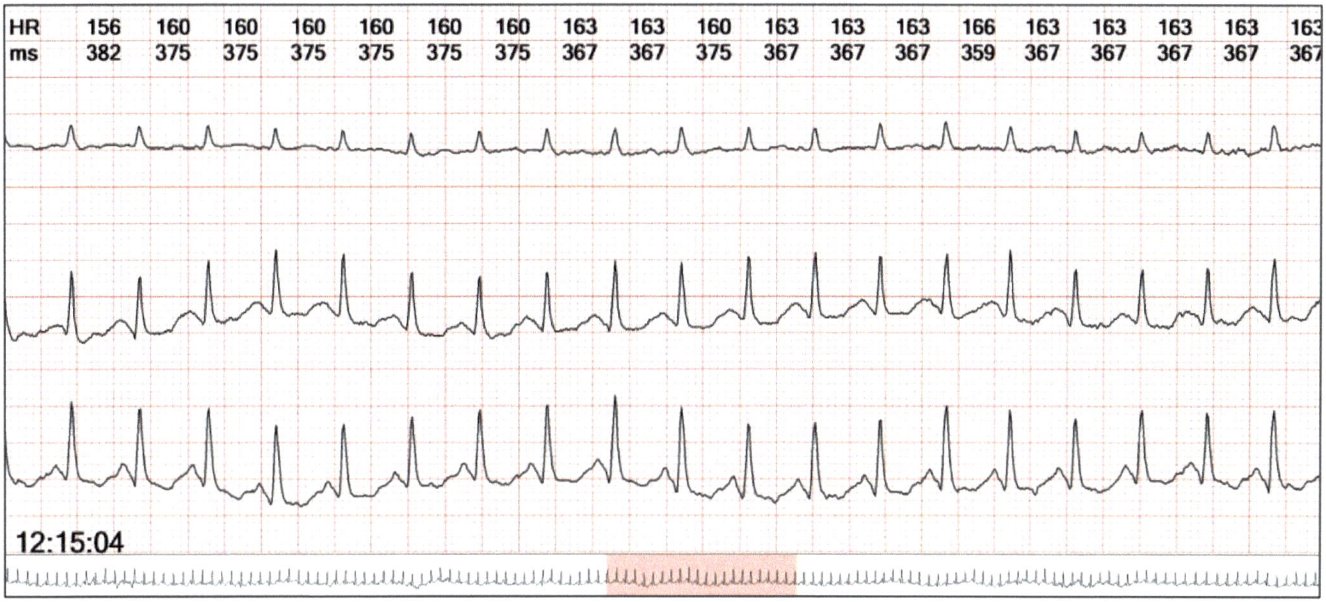

Abbildung 181: Sinustachykardie bei körperlicher Anstrengung

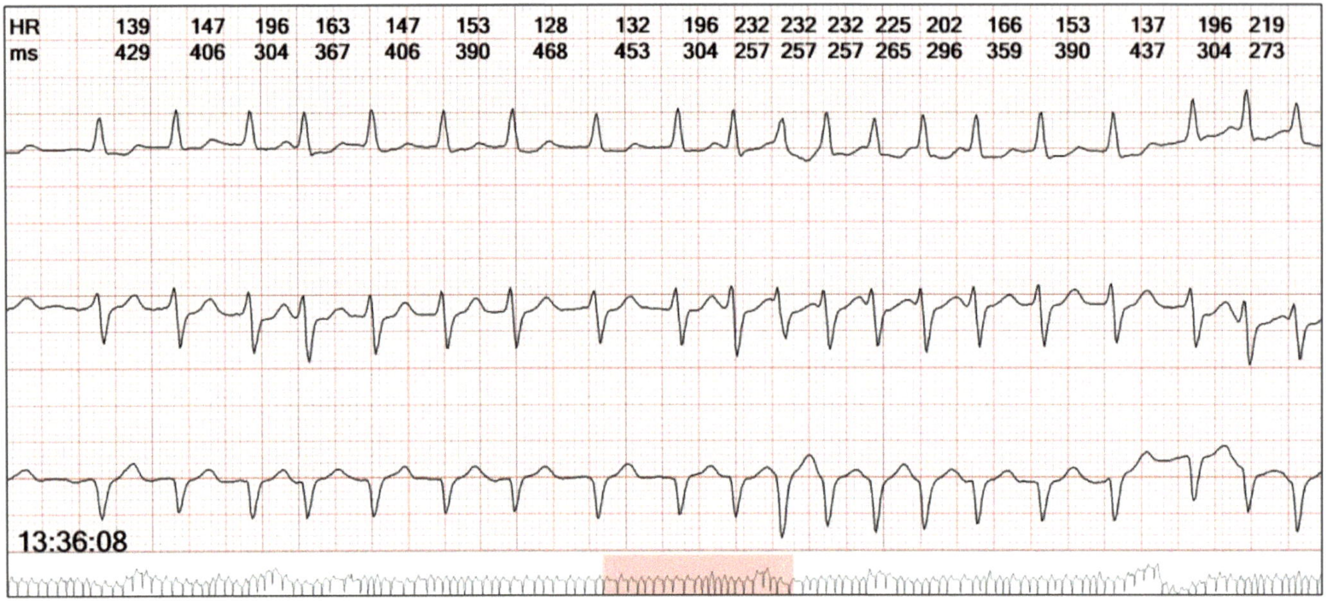

Abbildung 182: Tachyarrhythmie bei Vorhofflimmern

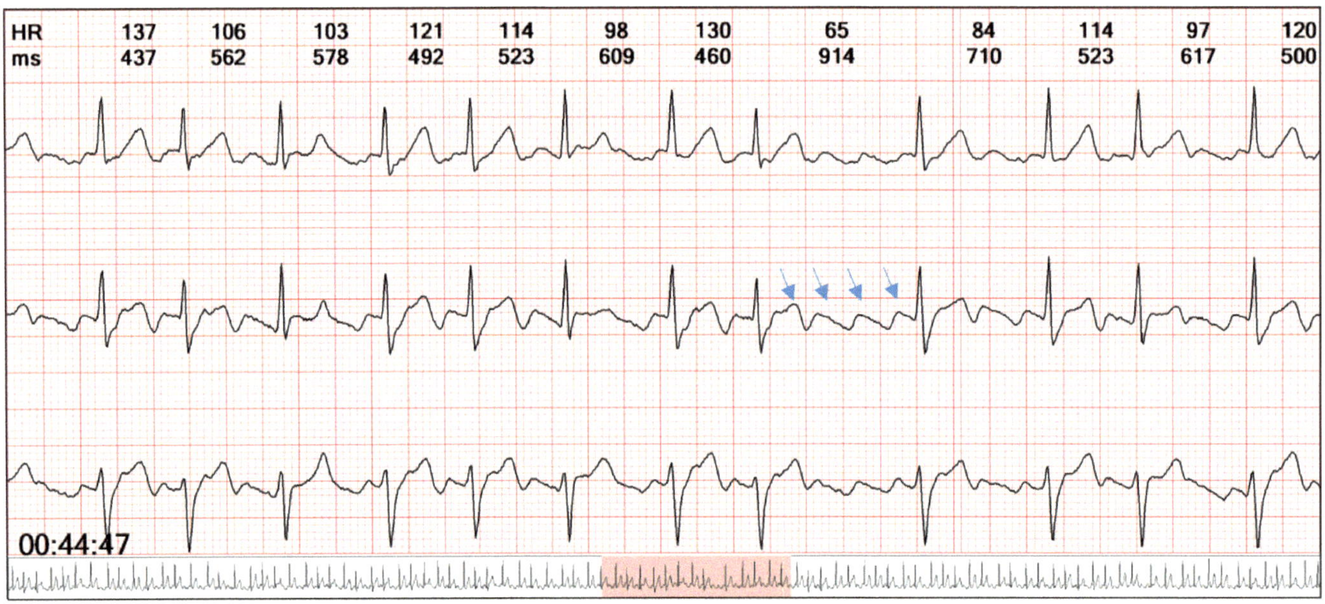

Abbildung 183: Tachyarrhythmie bei Vorhofflattern mit schneller AV-Überleitung (längere R-R-Abstände betrachten!)

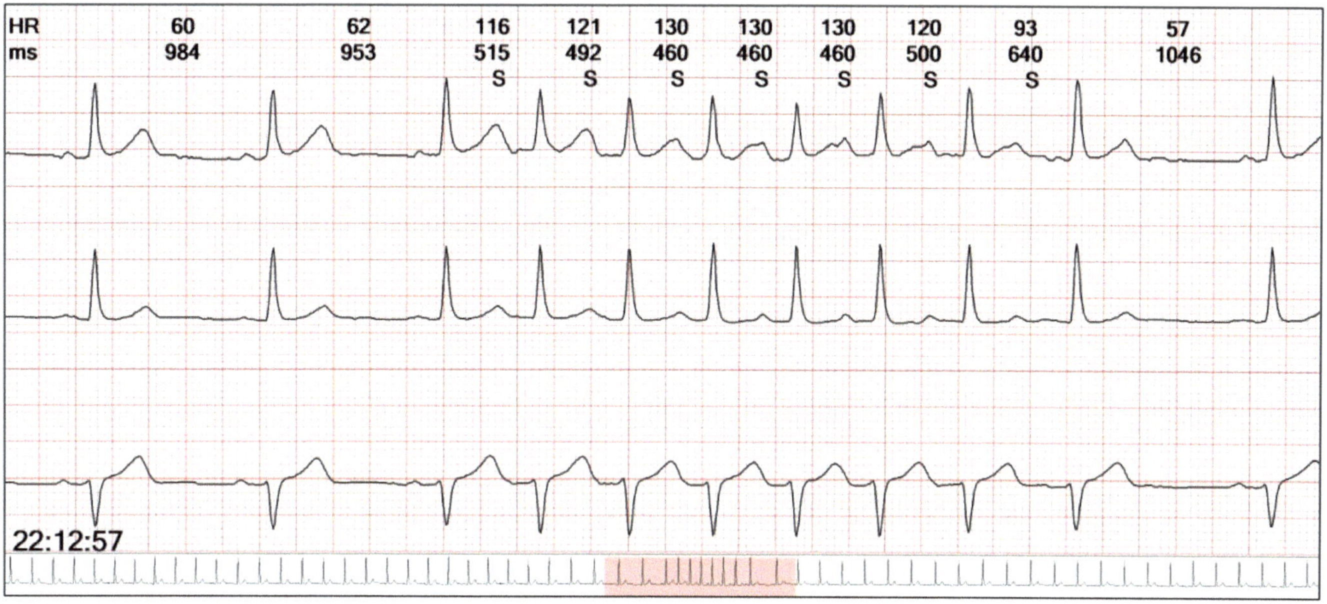

Abbildung 184: Kurze atriale Tachykardie mit „warming-up“ und „cooling down“

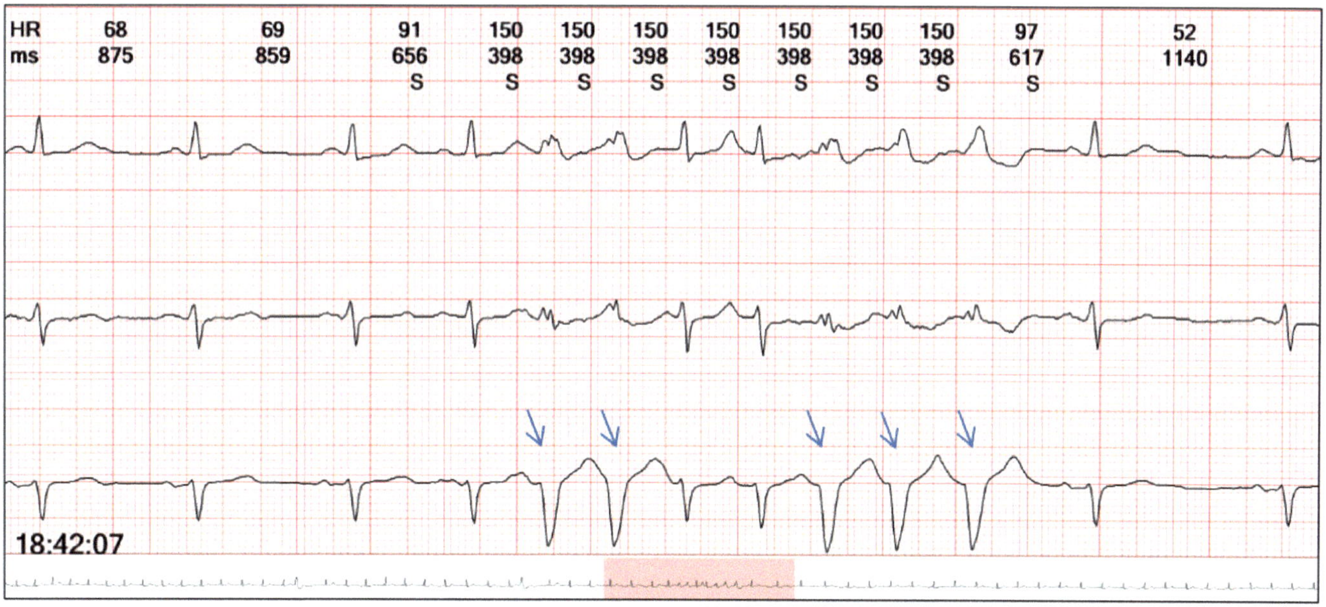

Abbildung 185: Kurze atriale Tachykardie, teilweise mit Aberranz

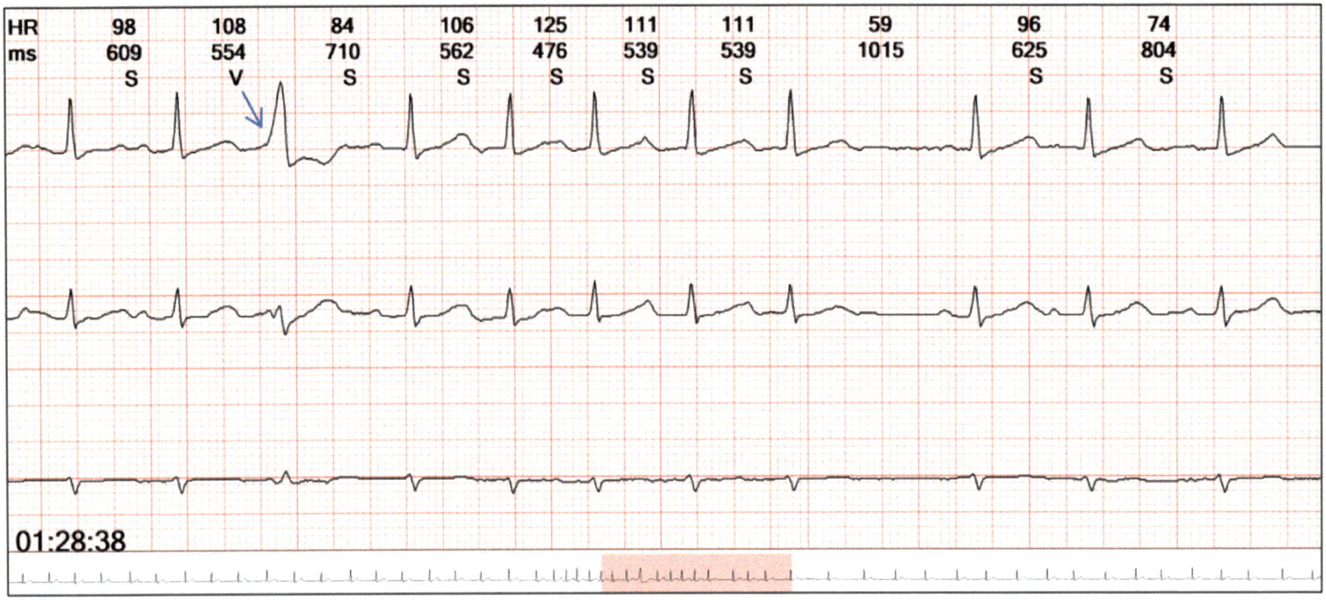

Abbildung 186: Atriale Tachykardie mit "integrierter"VES (vorzeitiger verbreiteter QRS-Komplex)

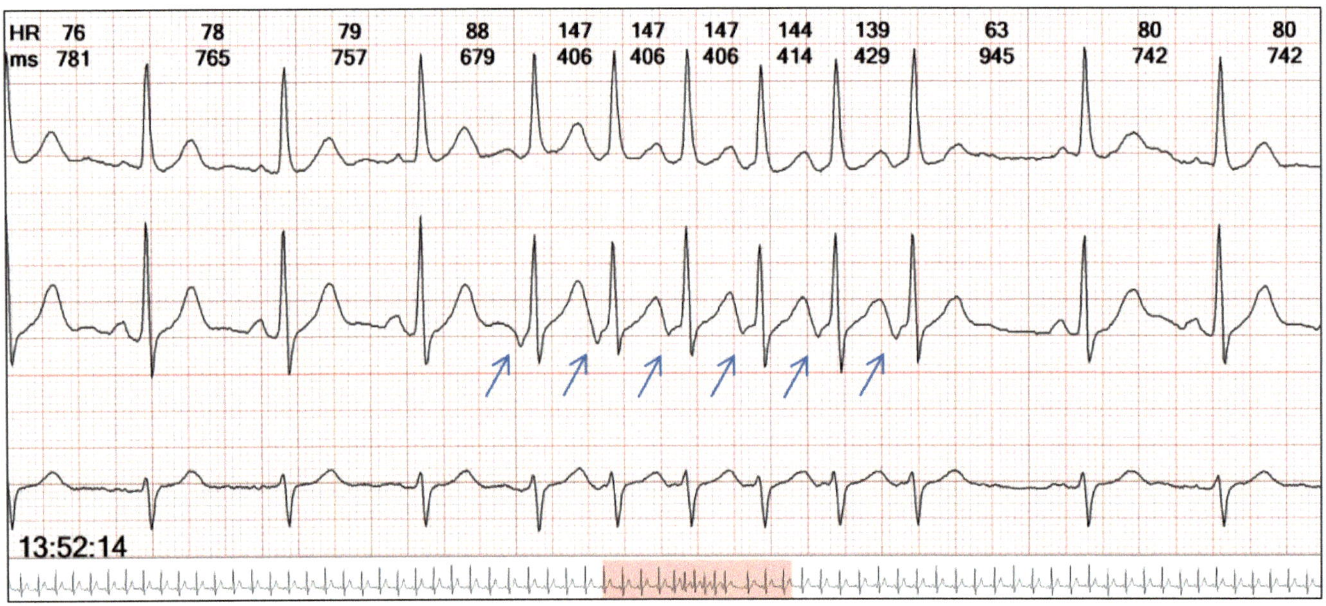

Abbildung 187: Ektope atriale Tachykardie mit negativen P-Wellen

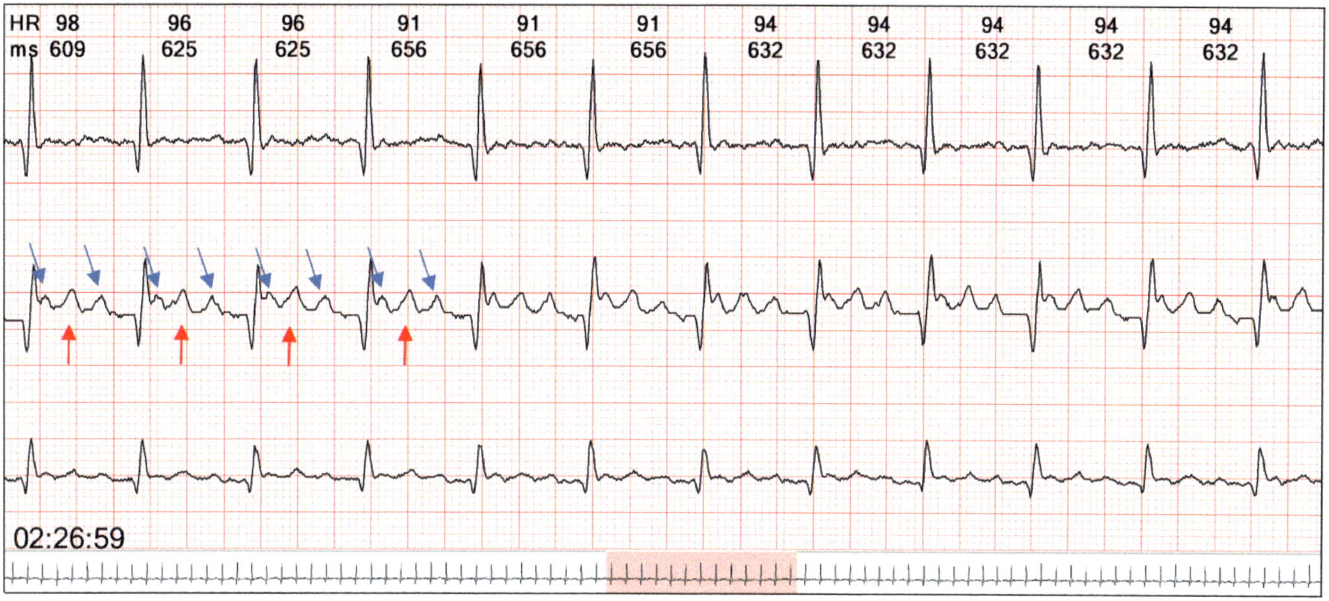

Abbildung 188: Fokale atriale Tachykardie mit 2:1 Überleitung (↘ P-Wellen; ↑T-Wellen)

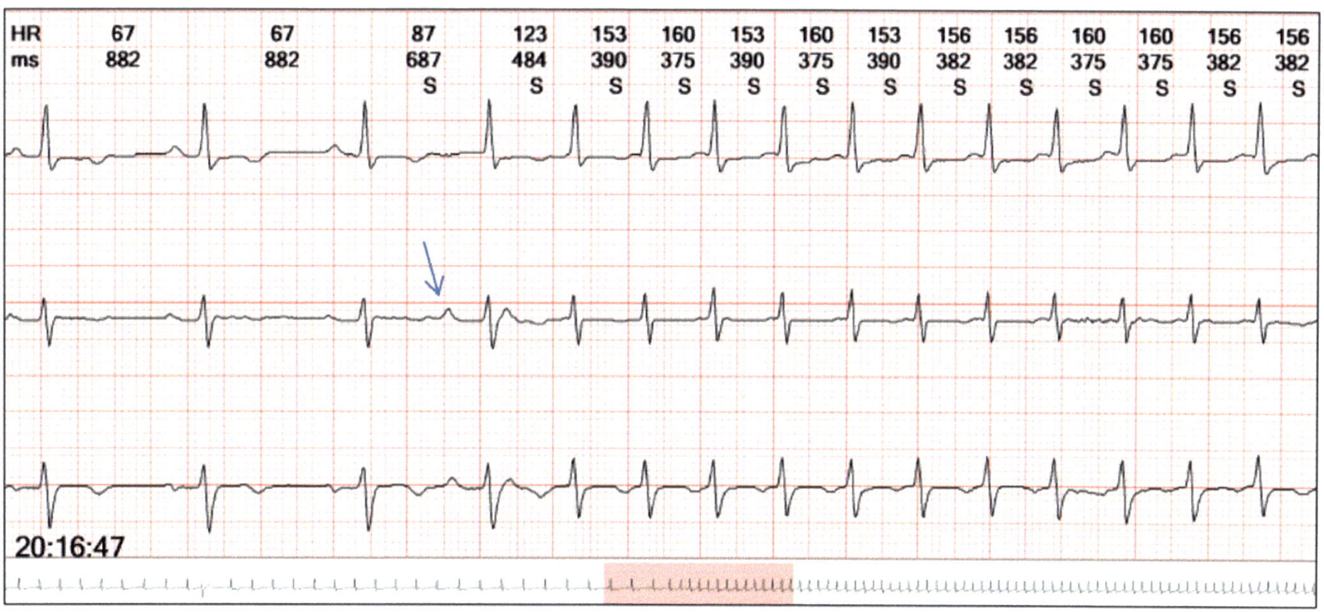

Abbildung 189: AVJRT beginnend mit einer SVES mit verlängerter PQ-Zeit

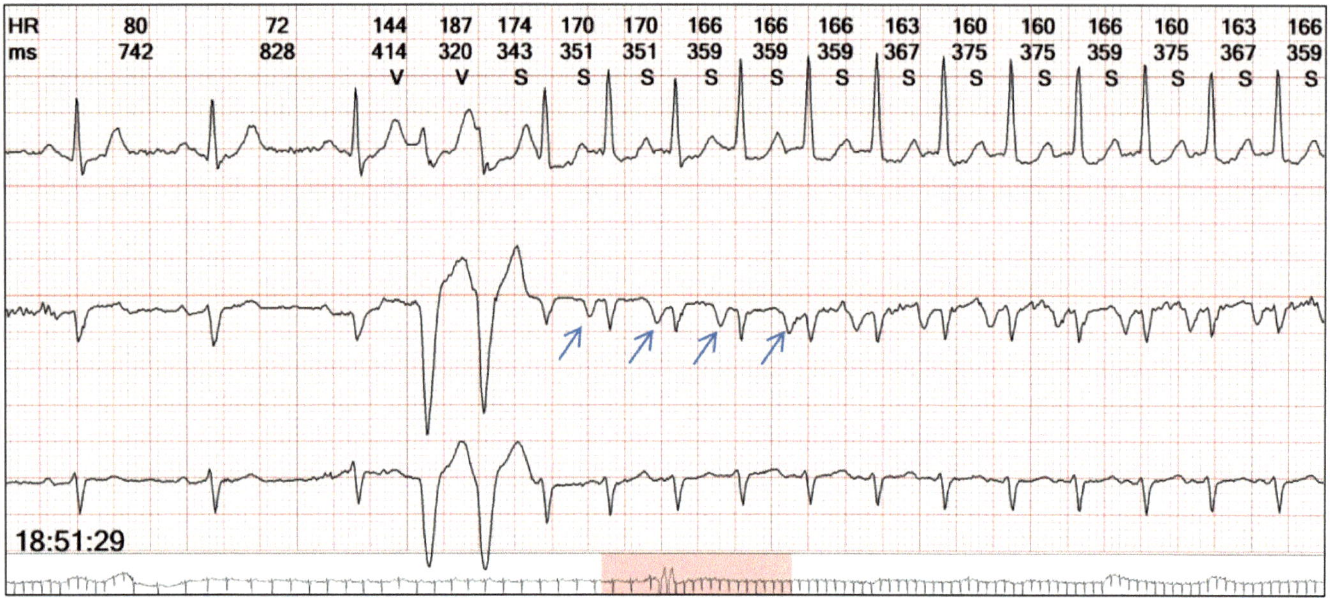

Abbildung 190: AVJRT, beginnend nach einem Couplet, mit negativen P-Wellen (R-P > P-R)

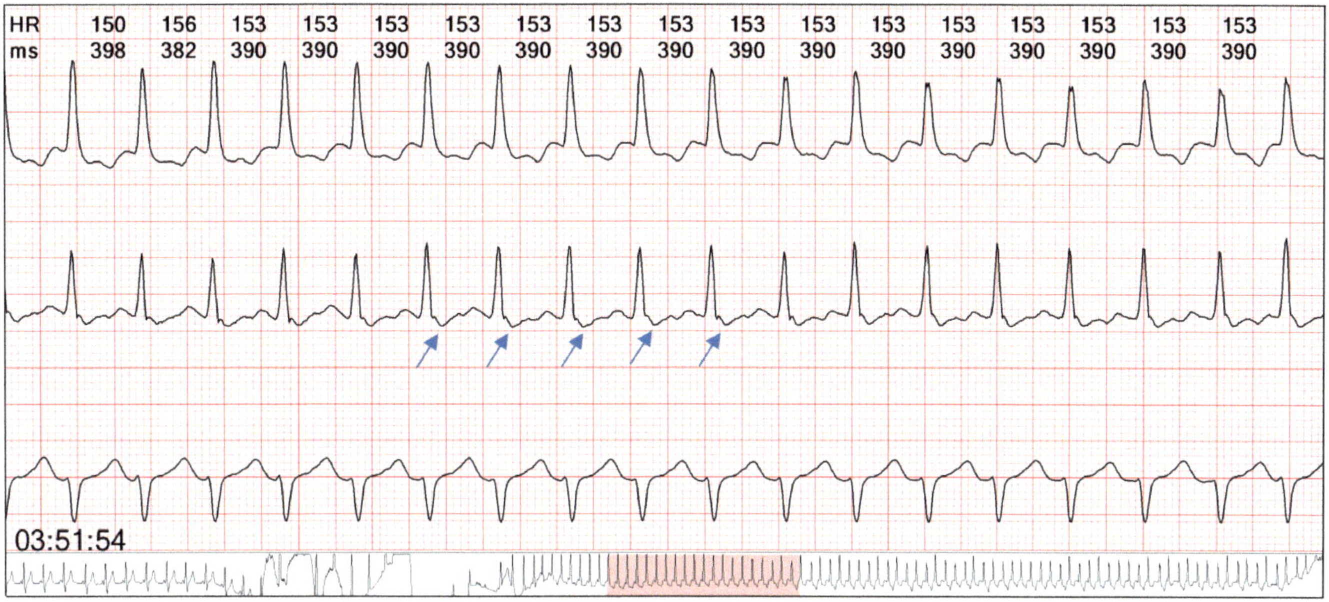

Abbildung 191: Orthodrome WPW-Reentry-Tachykardie (↘ retrograde P-Wellen: R-P < P-R)

Anmerkung: Als elektrischer Alternans wird die Schwankung von Höhe oder Richtung der QRS-Komplexe bezeichnet.

Man unterscheidet zwischen elektrischem Alternans und Pseudo-Alternans der QRS-Komplexe. Bei der ersten Form handelt es sich um eine Änderung der Amplitude der QRS-Komplexe von Schlag zu Schlag durch Änderung der QRS-Achse (tanzendes Herz/swimming heart). Beim Pseudo-Alternans, der im Rahmen einer Reentry- Tachykardie (AVJRT/AVRT – s. nächstes Beispiel) auftritt, soll dieses Phänomen durch abwechselnde Überleitungswege bedingt sein.

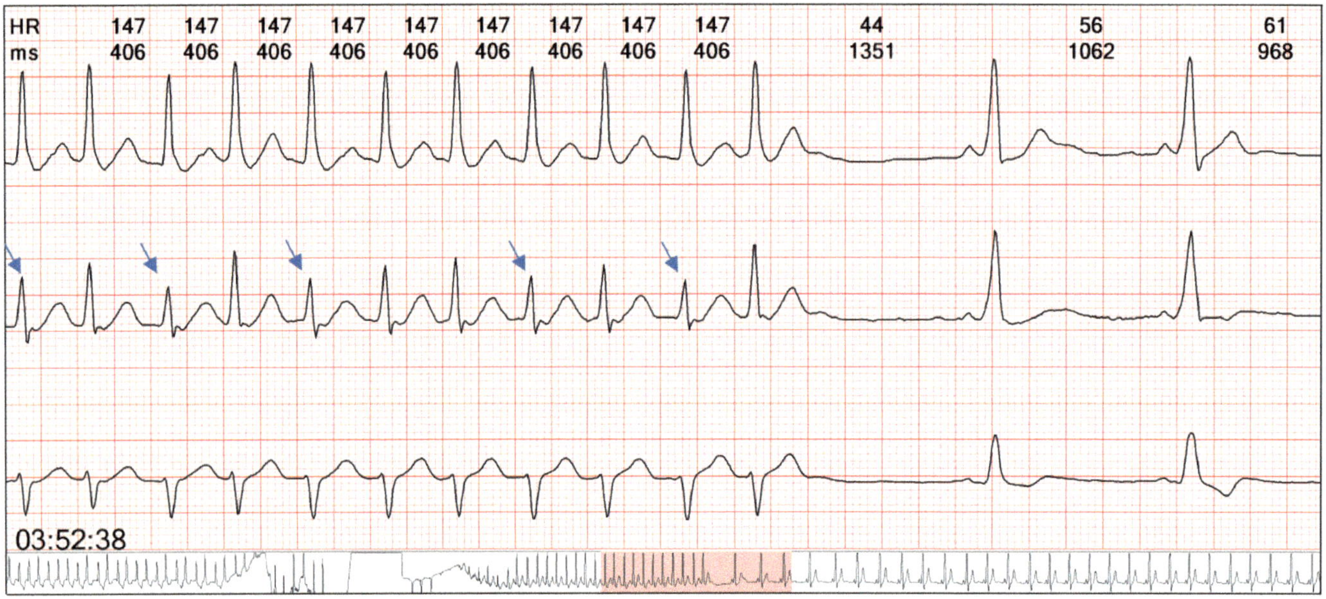

Abbildung 192: Orthodrome WPW-Reentry-Tachykardie mit Pseudo-Alternans

Zusammenfassung

Die Unterscheidung zwischen den verschiedenen Arten einer Schmalkomplex-Tachykardie erweist sich im Langzeit-EKG oftmals als schwierig, insbesondere bei Reentry-Tachykardien. Zur Beurteilung stehen die in der Tabelle 3 genannten Kriterien zur Verfügung. Nicht immer ist allerdings eine genaue Differenzierung im Langzeit-EKG möglich. So bleibt manchmal dem Auswerter in der Beurteilung die Formulierung: „Verdacht auf …" nicht erspart.

7.6 Breitkomplex-Tachykardien

Die Unterscheidung zwischen einer SVT mit breiten QRS-Komplexen und einer VT ist im Langzeit-EKG oft ziemlich knifflig. Sie ist aber sehr wichtig, da sich daraus sowohl therapeutische als auch prognostische Konsequenzen für den Patienten ergeben.

Die meisten Tachykardien mit breiten QRS-Komplexen sind ventrikulären Ursprungs. Differentialdiagnostisch muss aber auch an SVTs bei Schenkelblock, SVTs mit Aberranz, über einen Schrittmacher übergeleitete SVTs und antidrome WPW-Tachykardien gedacht werden.

Das Augenmerk des Auswerters sollte sich auf folgende Aspekte konzentrieren:

- Welcher Grundrhythmus liegt vor?
- Wie breit sind die QRS-Komplexe?
- Sind in der Registrierung zeitweise Delta-Wellen vorhanden?
- Liegt zu einem anderen Zeitpunkt der Registrierung ein intermittierender Schenkelblock vor?
- Gibt es teilweise in der Tachykardie schmale QRS-Komplexe?
- Sind die R-R-Abstände während der Tachykardie regelmäßig?
- Gibt es während der Tachykardie auch längere R-R-Abstände?
- Sind während der Tachykardie P-Wellen erkennbar?
- Sind Schrittmacher-Spikes erkennbar?
- Findet sich vor dem ersten verbreiterten Schlag eine P-Welle? Ggfs. wie ist die PQ-Zeit im Vergleich zum normalen Rhythmus?
- Wie endet die Tachykardie?

Tabelle 4: Differentialdiagnose der Breitkomplex-Tachykardien im Langzeit-EKG

Argumente für eine SVT:	Argumente für eine VT:
Bei längeren R-R-Abständen 2 P-Wellen oder mehr sichtbar (SVT mit z. T. 2:1 Überleitung)	Durchlaufende P-Wellen nachweisbar (allerdings leider selten gut sichtbar!)
QRS-Breite <140 ms	QRS-Breite >140 ms oder sogar >160 ms
R-R-Abstände sind unregelmäßig (spricht eher für Vorhofflimmern mit Schenkelblock oder WPW)	R-R-Abstände sind regelmäßig (auch bei Vorhofflimmern als Grundrhythmus), wobei der Abstand zwischen den beiden ersten verbreiterten Schlägen oft etwas länger ist
An anderen Stellen intermittierender Schenkelblock mit derselben QRS-Konfiguration nachweisbar (SVT mit Aberranz)	An anderen Stellen der Registrierung bei gleicher oder höherer HF keine QRS-Verbreiterung
Verbreiterte QRS-Komplexe und zeitweise in der Registrierung Delta-Wellen erkennbar (antidrome WPW-Tachykardie)	Mehrere Konfigurationen der verbreiterten QRS-Komplexe (polymorphe Breitkomplex-Tachykardie = Torsade de Pointes)
SVES vor dem ersten verbreiterten QRS-Komplex mit normaler oder sogar verlängerter PQ-Zeit	P-Welle vor dem ersten verbreiterten QRS-Komplex mit verkürzter PQ-Zeit oder keine P-Welle vor dem ersten verbreiterten QRS-Komplex
Eventuelle Pause am Ende der Tachykardie (posttachykarde Pause = Sinusknotenerholungszeit)	Fusionsschläge, Capture Beat (Einfangschlag)

Zusammenfassung:

Genau wie bei den Schmalkomplex-Tachykardien erweist sich im Langzeit-EKG die Differentialdiagnose einer Breitkomplex-Tachykardie oftmals als schwierig. Zur Beurteilung stehen die in der Tabelle 4 genannten Kriterien zur Verfügung. Nicht immer ist allerdings eine definitive Entscheidung möglich. So kommt der Auswerter manchmal in der Beurteilung nicht um die Formulierung: „Verdacht auf …“ herum.

Argumente für eine ventrikuläre Tachykardie:

„Capture Beat“ (Einfangschlag): Es handelt sich um einen QRS-Komplex mit derselben Konfiguration wie im Grundrhythmus, der leicht vorzeitig zwischen 2 breiten QRS-Komplexen der ventrikulären Tachykardie liegt. Eine einzelne Vorhofaktion führt „zufällig“ zur Erregung der Kammer.

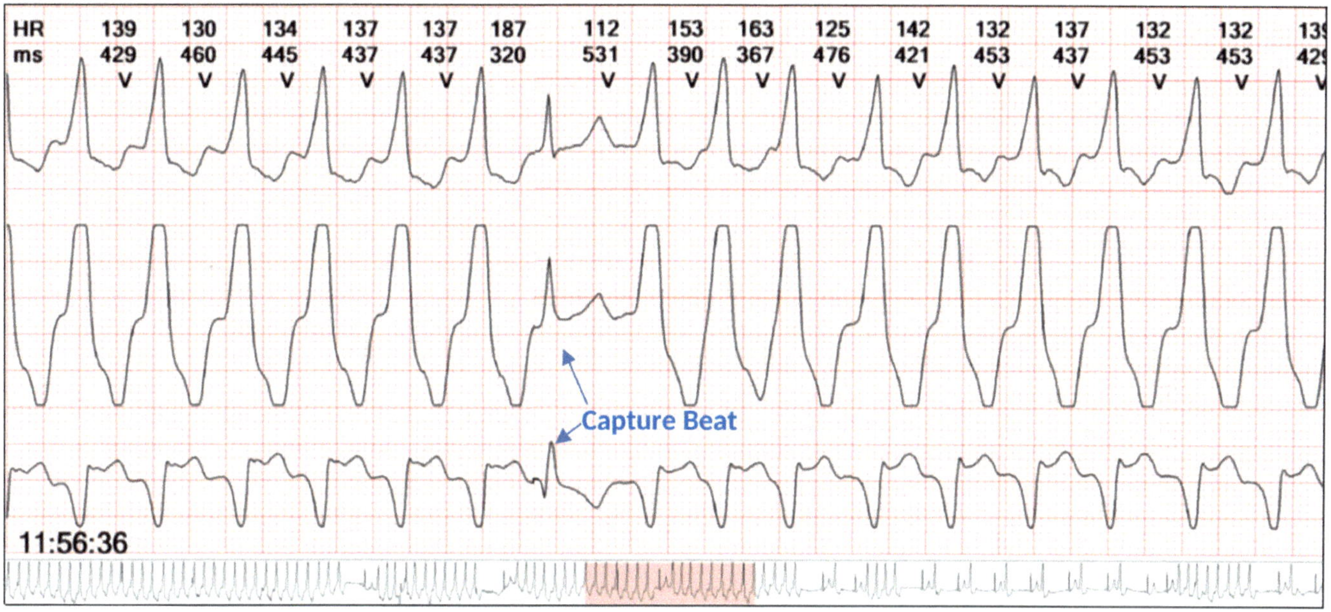

Abbildung 193: Ventrikuläre Tachykardie mit einem „Capture Beat“

Fusionsschlag: Es handelt sich um dasselbe Phänomen wie bei einem Capture Beat, nur mit dem Unterschied, dass die Kammer fast gleichzeitig durch die Vorhofaktion und den Fokus der ventrikulären Tachykardie erregt wird. Der QRS-Komplex ist daher deformiert.

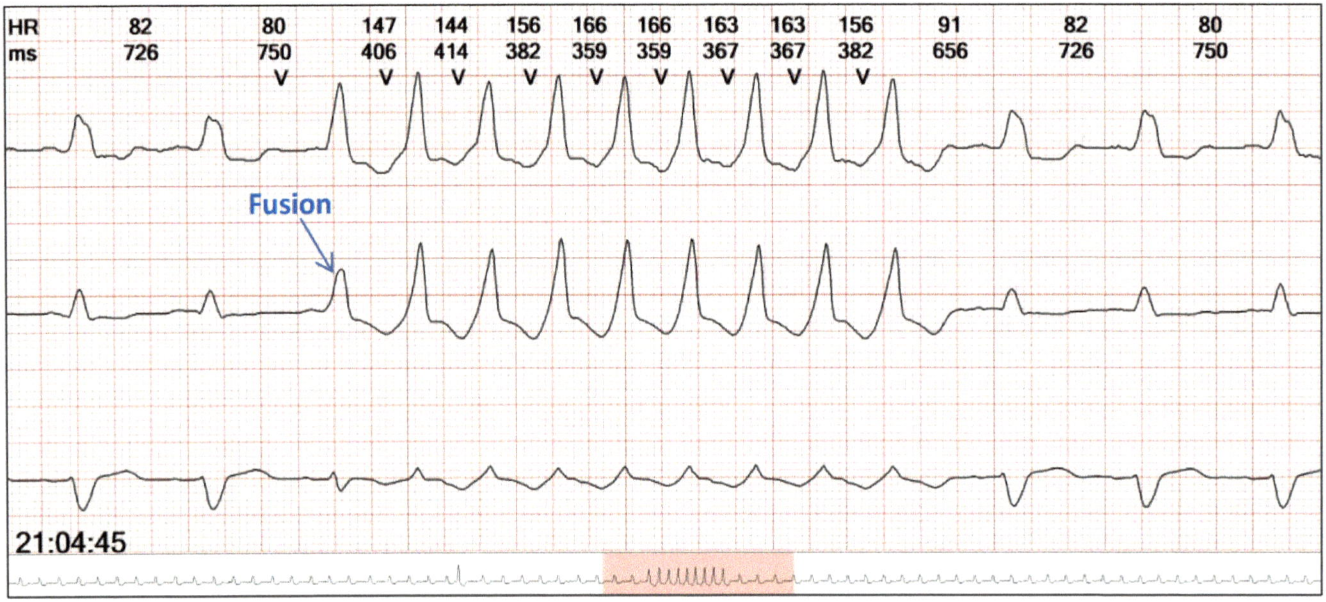

Abbildung 194: Ventrikuläre Tachykardie beginnend mit einem Fusionsschlag

Eine regelmäßige Breitkomplex-Tachykardie bei Vorhofflimmern im Grundrhythmus ist ein Argument für das Vorliegen einer ventrikulären Tachykardie, insbesondere dann, wenn in der übrigen Registrierung kein intermittierender Schenkelblock auftritt.

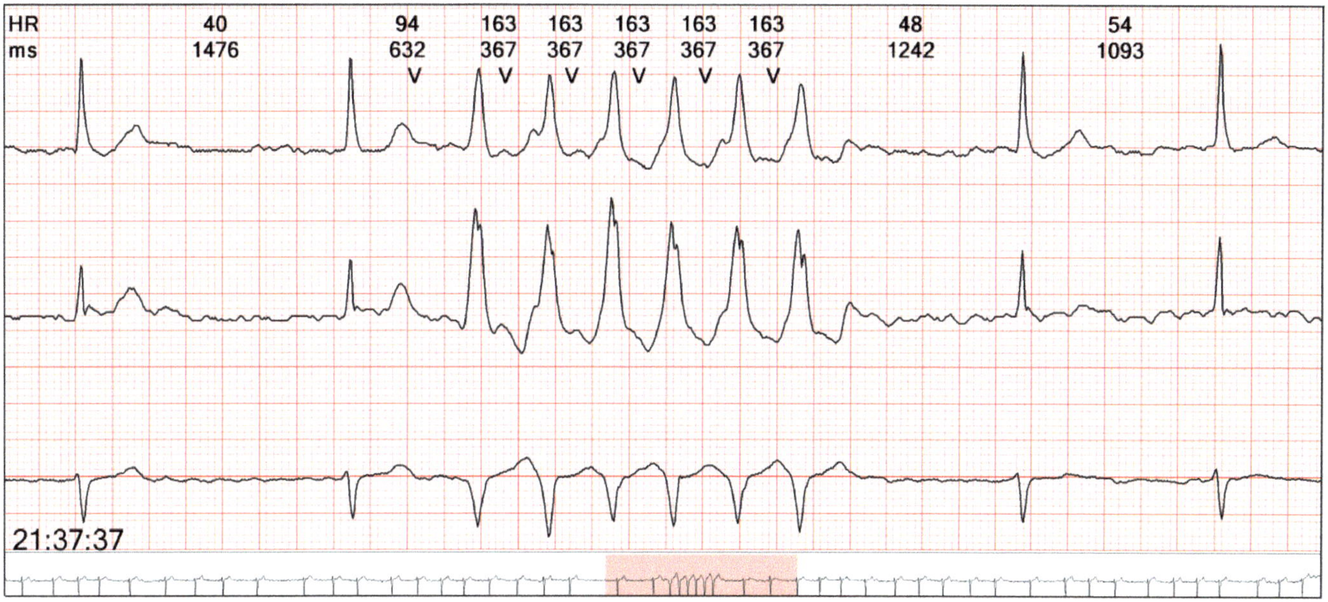

Abbildung 195: Regelmäßige Breitkomplex-Tachykardie bei Vorhofflimmern

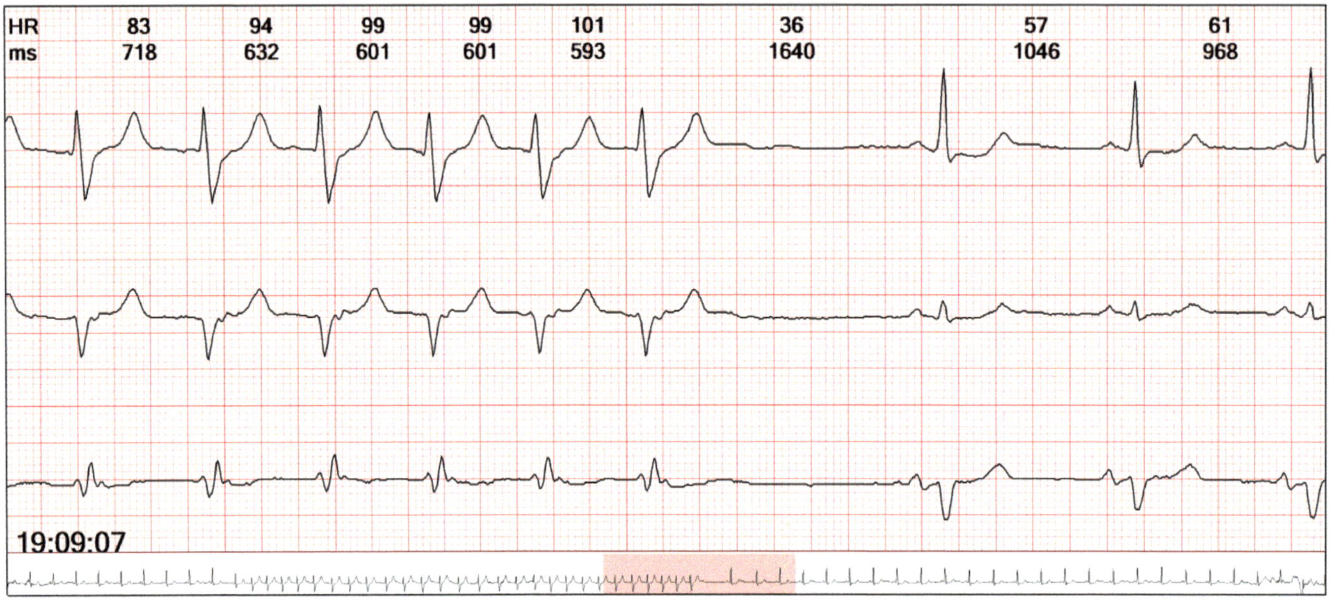

Abbildung 196: Ende einer Phase von akzeleriertem idioventrikulärem Rhythmus

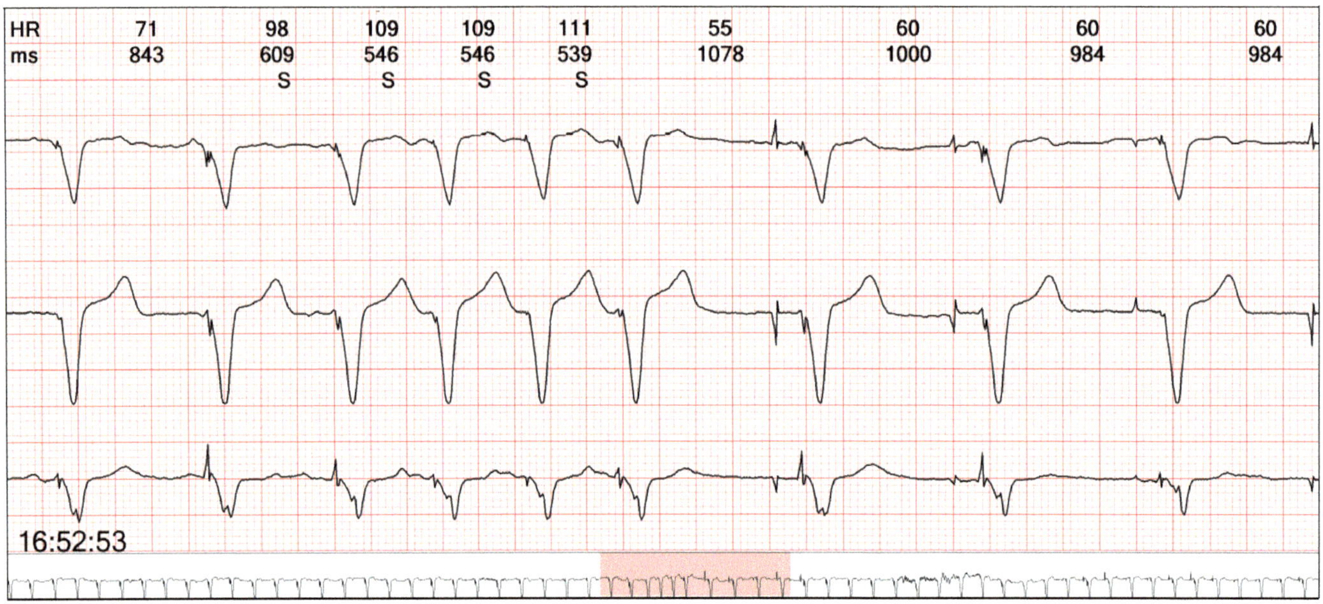

Abbildung 197: Kurze über den DDD-Schrittmacher übergeleitete supraventrikuläre Tachykardie

Bei einer **Spitzenumkehrtachykardie (Torsade de Pointes)** zeigt sich eine Änderung der Konfiguration der QRS-Komplexe während der Breitkomplex-Tachykardie (polymorphe ventrikuläre Tachykardie).

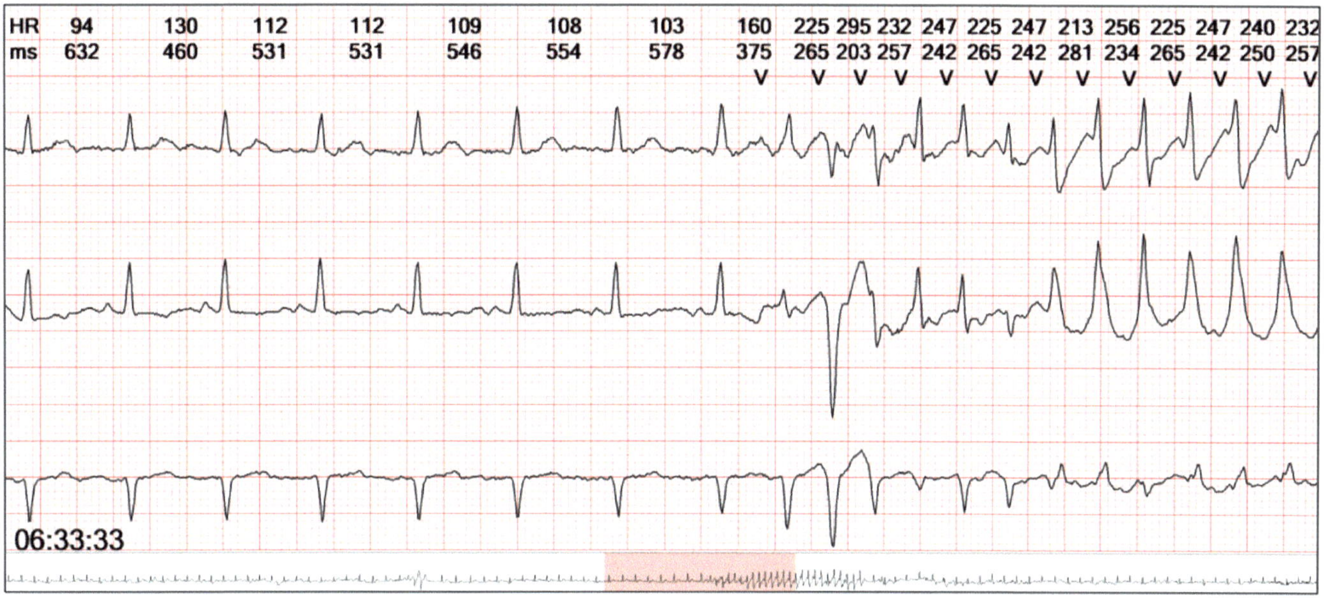

Abbildung 198: Polymorphe ventrikuläre Tachykardie vom Typ Torsade de Pointes

Durchlaufende P-Wellen während der Breitkomplex-Tachykardie beweisen, dass die Kammeraktionen nicht von den Vorhofaktionen ausgelöst worden sind. Leider ist dies sehr selten erkennbar!

Wenn **keine P-Welle** vor dem Beginn der Breitkomplex-Tachykardie abgrenzbar ist, hat man ein Argument für den ventrikulären Ursprung der Tachykardie:

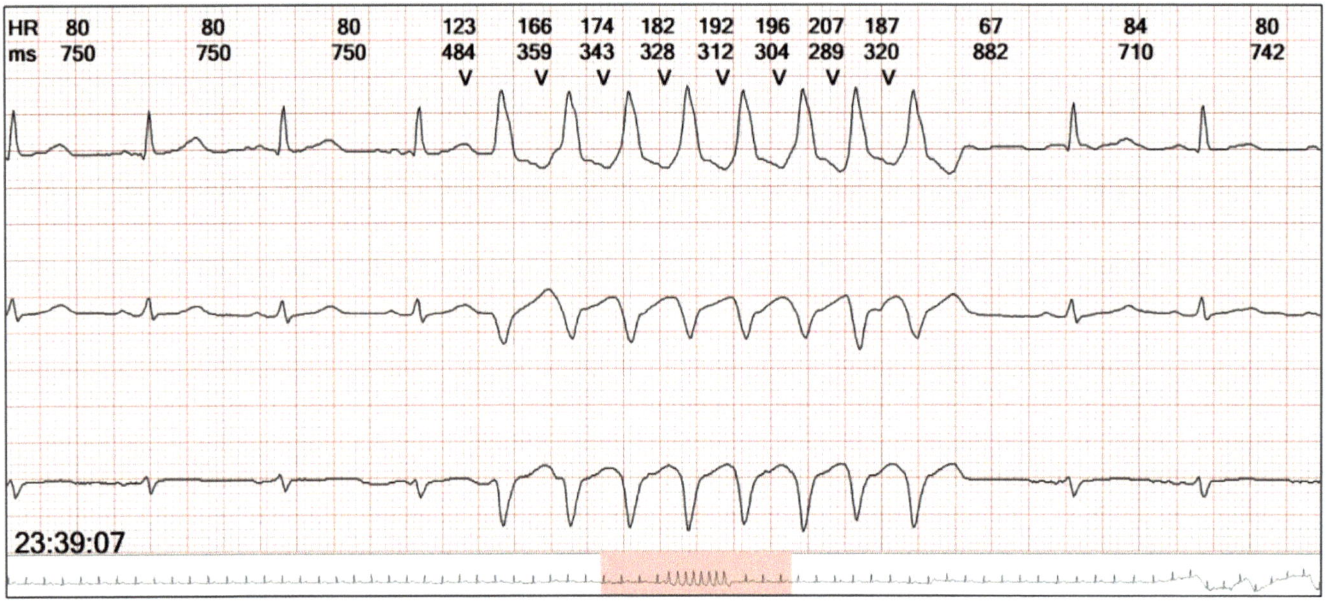

Abbildung 199: Ventrikuläre Tachykardie. Keine P-Welle vor dem 1. verbreiterten QRS-Komplex

Eine P-Welle mit verkürzter PQ-Zeit vor der Breitkomplex-Tachykardie spricht ebenfalls für einen ventrikulären Ursprung der Tachykardie:

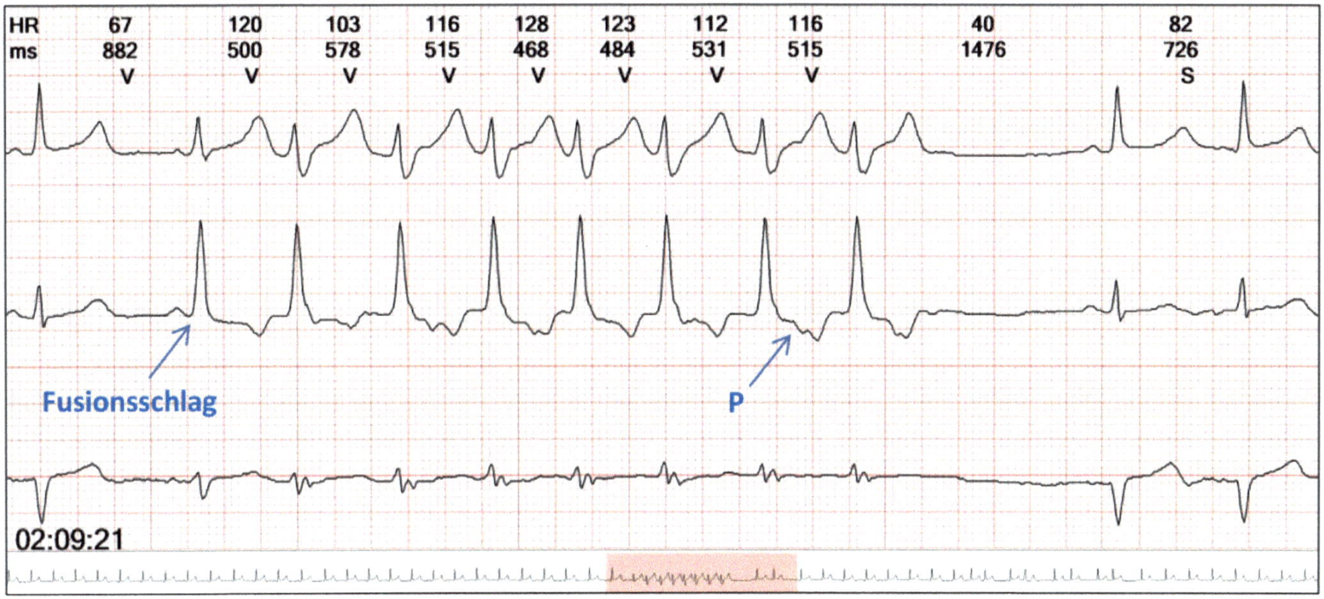

Abbildung 200: Langsame VT beginnend mit einem Fusionsschlag und anschließend mit retrograden P-Wellen

Manchmal kommt es sogar zu einer Fusion der P-Welle mit dem ersten QRS-Komplex der ventrikulären Tachykardie:

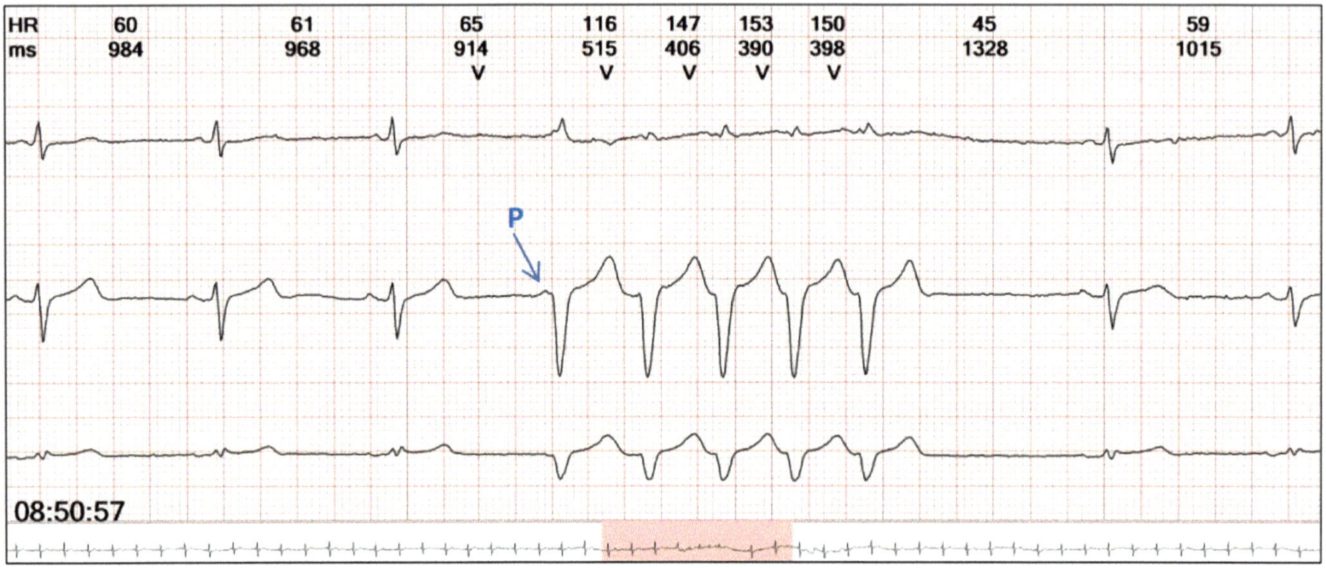

Abbildung 201: Spät einfallende kurze VT, Teil einer P-Welle vor dem 1. verbreiterten QRS-Komplex sichtbar

Argumente für eine supraventrikuläre Tachykardie:

Wenn ein **Schenkelblock im Grundrhythmus** vorliegt und die QRS-Komplexe der Breitkomplex-Tachykardie genau dieselbe Konfiguration aufweisen, handelt es sich mit sehr hoher Wahrscheinlichkeit um eine supraventrikuläre Tachykardie.

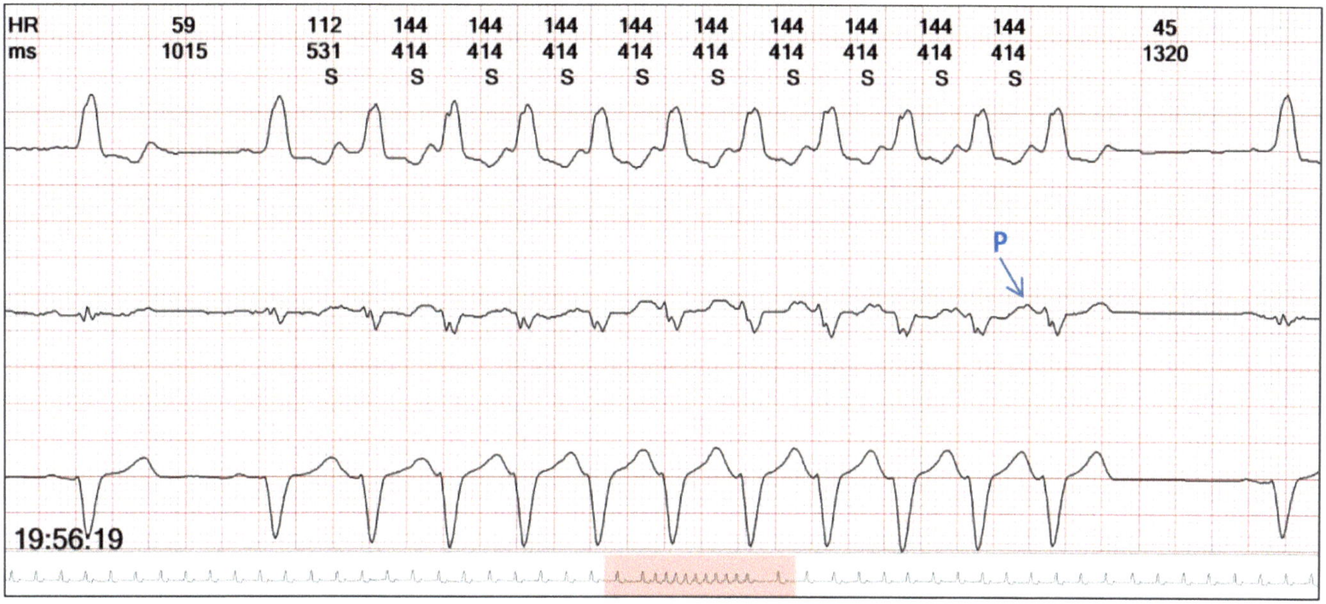

Abbildung 202: Supraventrikuläre Tachykardie bei Schenkelblock (P-Wellen erkennbar)

Eine **frequenzabhängige Aberranz** zu einem anderen Zeitpunkt der Registrierung mit derselben QRS-Konfiguration wie in der Breitkomplex-Tachykardie ist ein Argument für einen supraventrikulären Ursprung.

2 P-Wellen in den längeren R-R-Abständen einer Breitkomplex-Tachykardie sprechen für eine Überleitung über den AV-junktionalen Bereich und somit für einen supraventrikulären Ursprung der Tachykardie.

Unregelmäßige R-R-Abstände der Breitkomplex-Tachykardie bei Vorhofflimmern als Grundrhythmus sprechen eher für eine intermittierende aberrante Überleitung bei Tachyarrhythmie.

Eine P-Welle mit gleicher PQ-Dauer (wie im Grundrhythmus) vor dem ersten verbreiterten QRS-Komplex der Breitkomplex-Tachykardie ist ein Argument für einen supraventrikulären Ursprung.

Im folgenden Beispiel hat es der Auswerter leichter die Aberranz zu erkennen, da sie während der Tachykardie nicht permanent vorhanden ist:

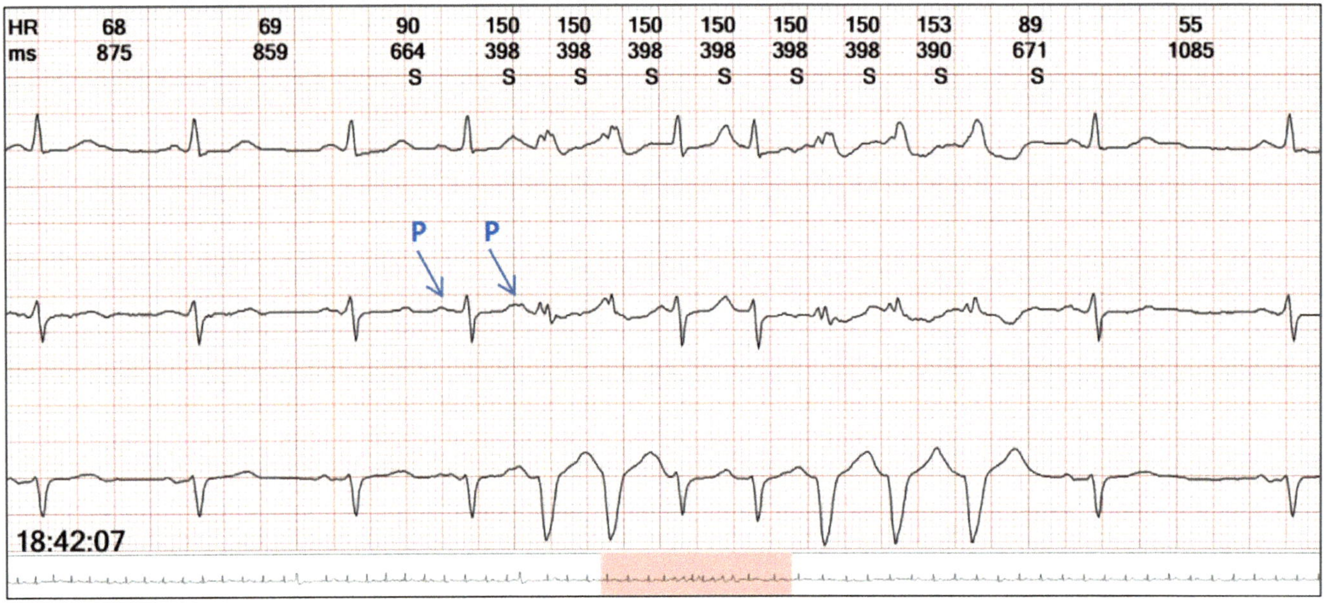

Abbildung 203: Intermittierende Aberranz in einer SVT. Vor dem 1. verbreiterten QRS-Komplex P-Welle am Ende der T-Welle erkennbar

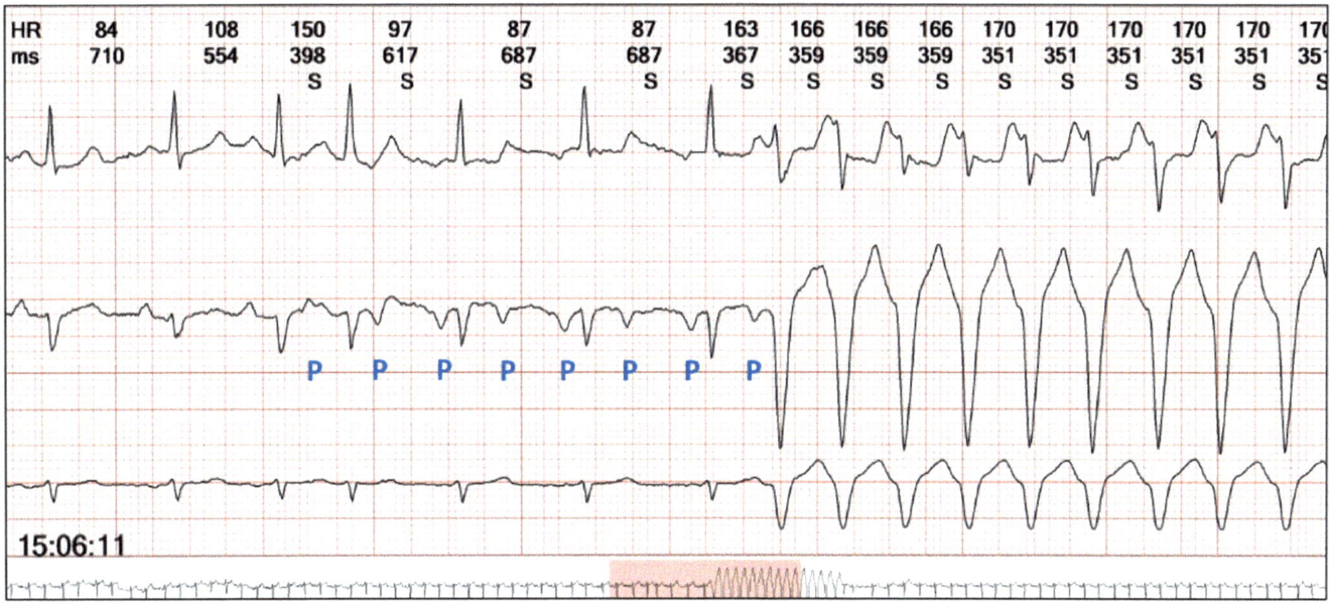

Abbildung 204: Fokale atriale Tachykardie teils mit 2:1 Überleitung, teils mit Aberranz (s. Abbildung 205)

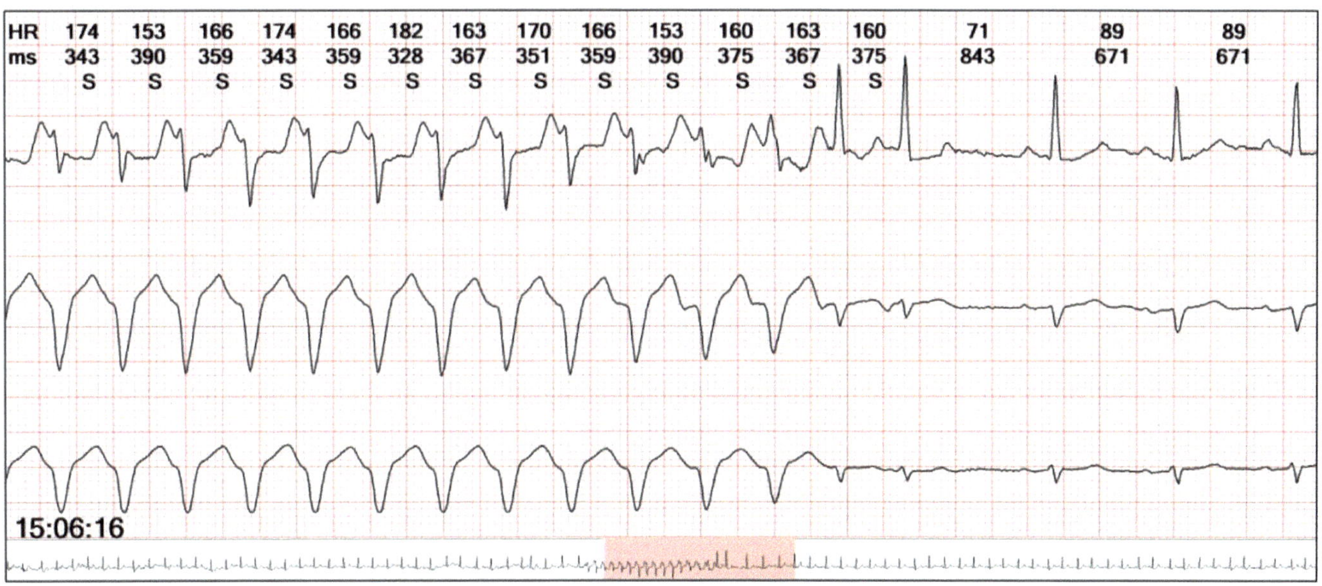

Abbildung 205: Fokale atriale Tachykardie, vorwiegend mit Aberranz, da am Ende schmale QRS-Komplexe

Eine Breitkomplex-Tachykardie durch eine **antidrome WPW-Reentry-Tachykardie** ist im Langzeit-EKG schwierig nachzuweisen. Die typischen Kriterien vom 12-Kanal-EKG sind leider nicht übertragbar, da die Ableitungen des Langzeit-EKGs nicht standardisiert sind. Die Deformierung der QRS-Komplexe, wie im nächsten Beispiel, und der Nachweis von Delta-Wellen in anderen Phasen der Registrierung sind Argumente für eine antidrome Tachykardie.

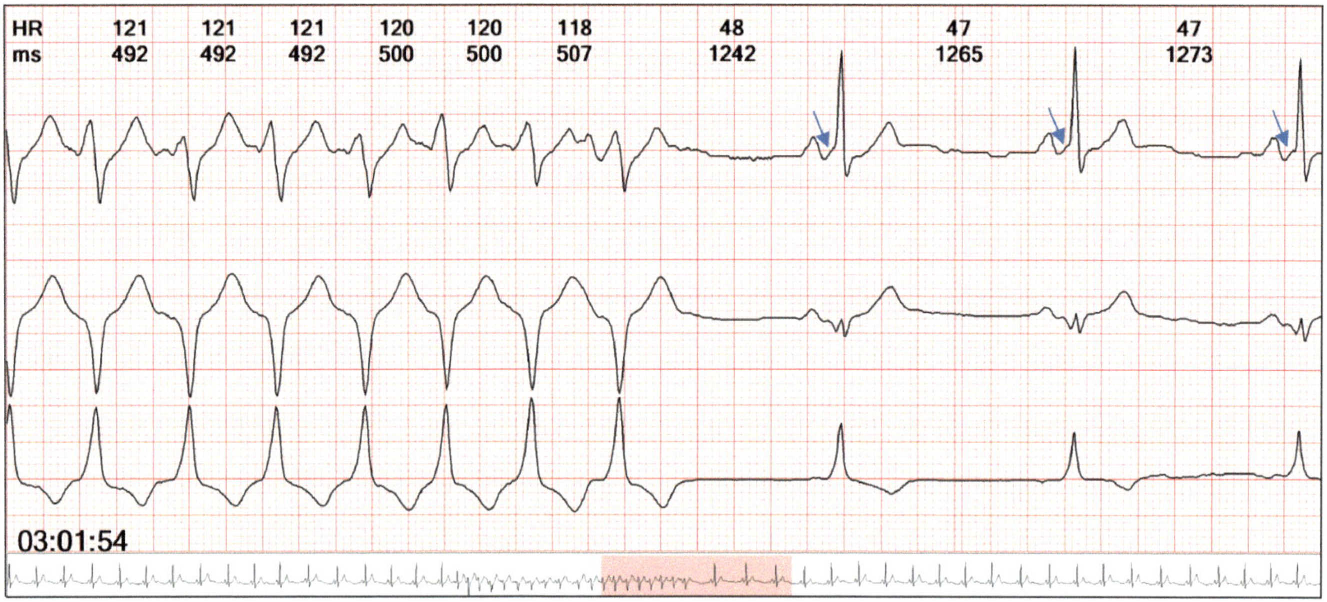

Abbildung 206: Ende einer antidromen WPW-Tachykardie (↘ Delta-Welle)

7.7 EKG-Streifen mit Spikes (Herzschrittmacher)

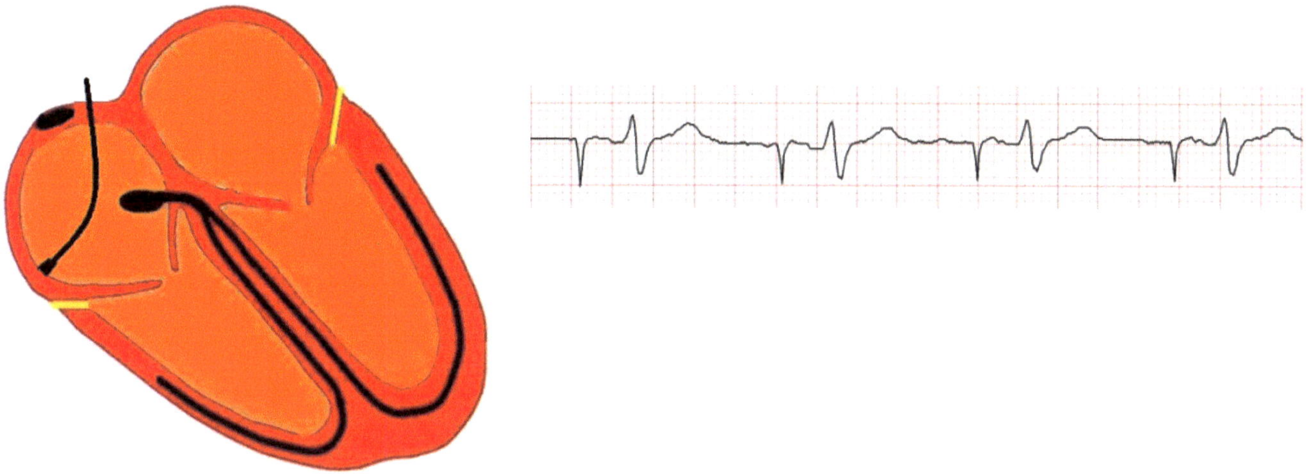

Abbildung 207: Einkammer-Schrittmachersystem mit Sonde im rechten Vorhof (AAI-Schrittmacher)

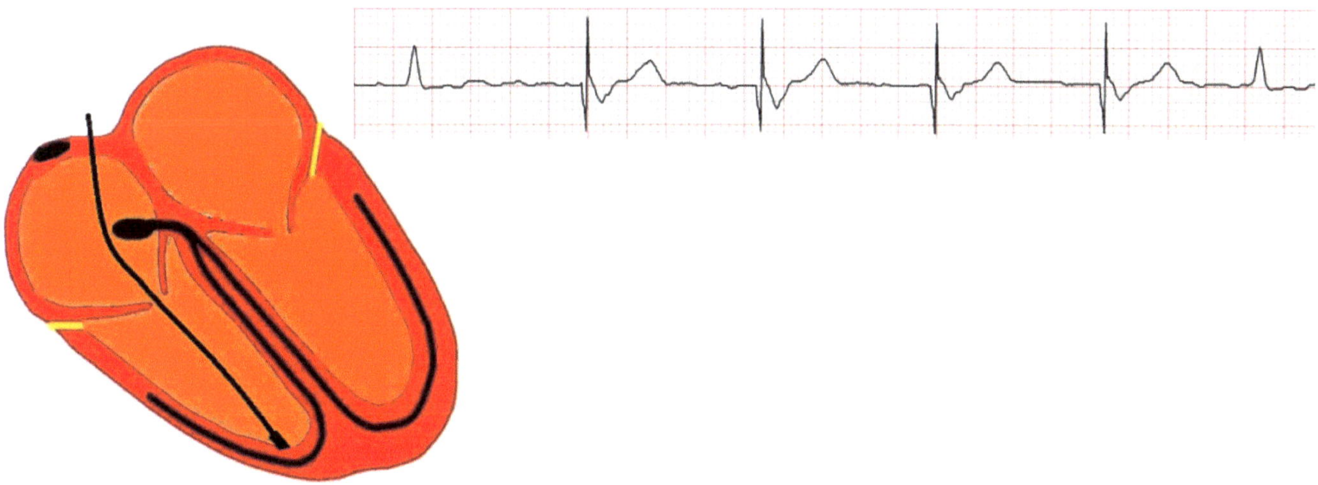

Abbildung 208: Einkammer-Schrittmachersystem mit Sonde im rechten Ventrikel (VVI-Schrittmacher)

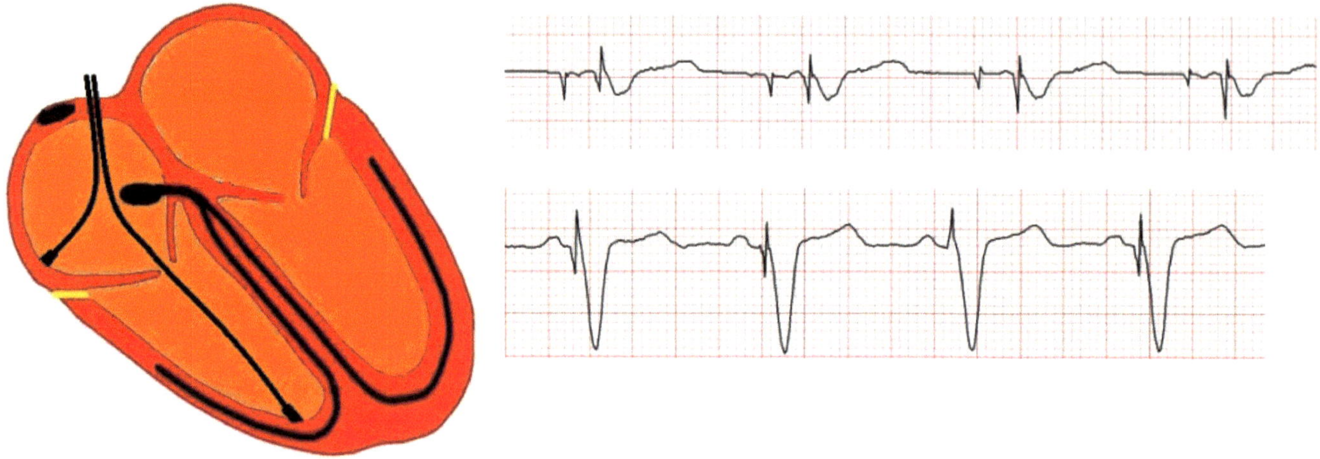

Abbildung 209: Zweikammer-Schrittmachersystem mit jeweils einer Sonde im rechten Vorhof und einer im rechten Ventrikel (EKG-Streifen: oben DDD-Stimulation, unten VAT-Stimulation)

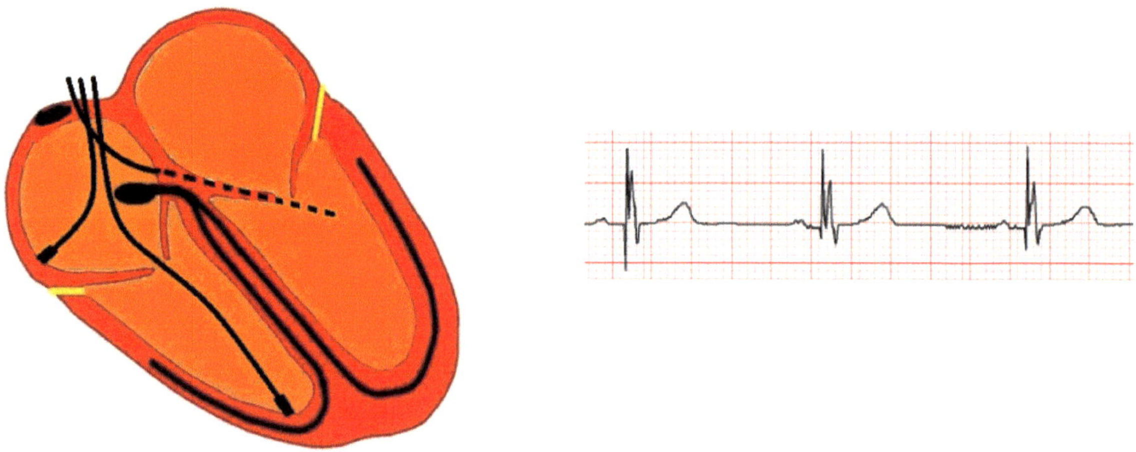

Abbildung 210: Dreikammer-Schrittmachersystem (CRT) mit Sonden im rechten Vorhof, rechten Ventrikel und im Sinus coronarius zur Stimulation des linken Ventrikels, simultan zum rechten Ventrikel

Herzschrittmacher unterscheiden sich nach Anzahl der Sonden, Art der Stimulation und Zusatzoptionen.

Die Betriebsart des Schrittmachers wird mit einem Code gekennzeichnet; dabei bedeutet **A** = Atrium (Vorhof), **V** = Ventrikel (Kammer), **D** = Atrium und Ventrikel.

Der erste Buchstabe gibt den Stimulationsort an, der zweite den Ort, in dem eine eigene Aktion erkannt wird (Wahrnehmung) und der dritte, ob inhibiert (I) oder getriggert (T) wird.

- **I** = Der Schrittmacher wird bei Eigenaktionen des Herzens in seiner Impulsabgabe gehemmt (Inhibition).
- **T** = Der Schrittmacher empfängt eine Eigenaktion im Vorhof und gibt den Impuls an den Ventrikel weiter (Triggerung).
- **CRT** = cardiac Resynchronization Therapy = biventrikuläre Stimulation.

Tabelle 5: Die häufigsten Betriebsarten von Schrittmachern

Betriebsart	**Stimulation**	**Wahrnehmung**	**Inhibition/Triggerung**
AAI	Atrium	Atrium	inhibiert
VVI	Ventrikel	Ventrikel	inhibiert
VAT	Ventrikel	Atrium	getriggert
DDD	Atrium + Ventrikel	Atrium + Ventrikel	inhibiert/getriggert
CRT	Atrium + 2 Ventrikel	Atrium + 2 Ventrikel	inhibiert/getriggert

7.7.1 Die häufigsten Betriebsarten eines Schrittmachers

AAI: Eine Sonde liegt im rechten Vorhof; der Vorhof (A) wird stimuliert. Eigenaktionen im Vorhof (A) werden erkannt („gesenst“) und der Schrittmacher inhibiert (I).

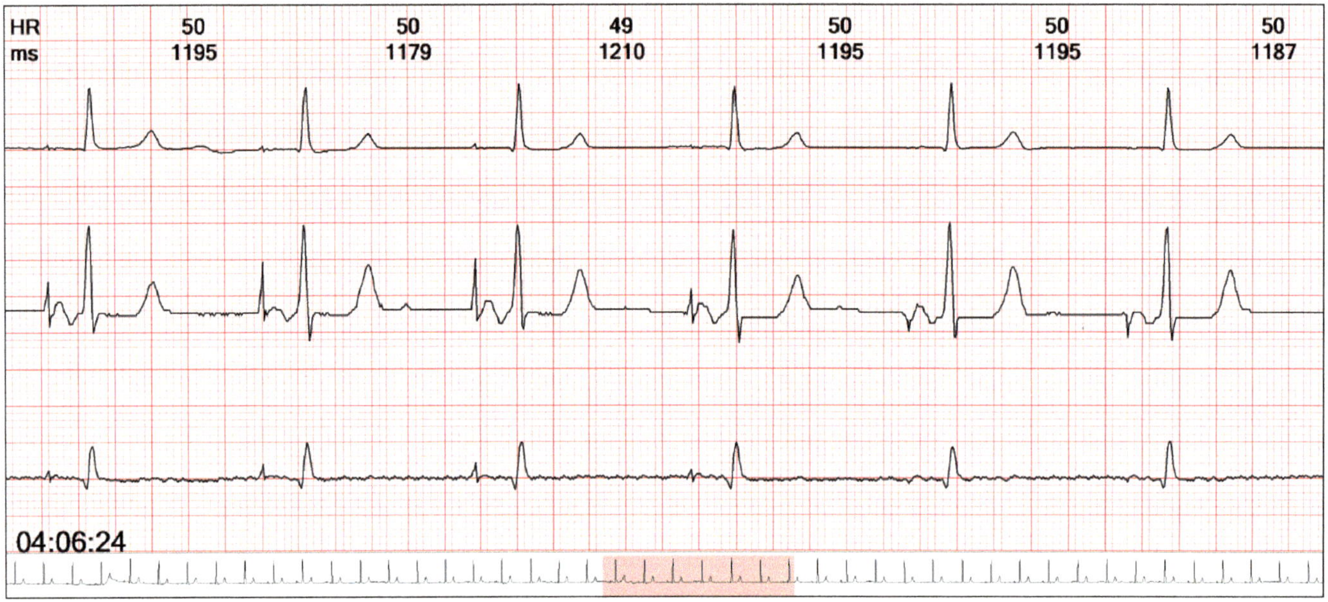

Abbildung 211: AAI-Stimulation

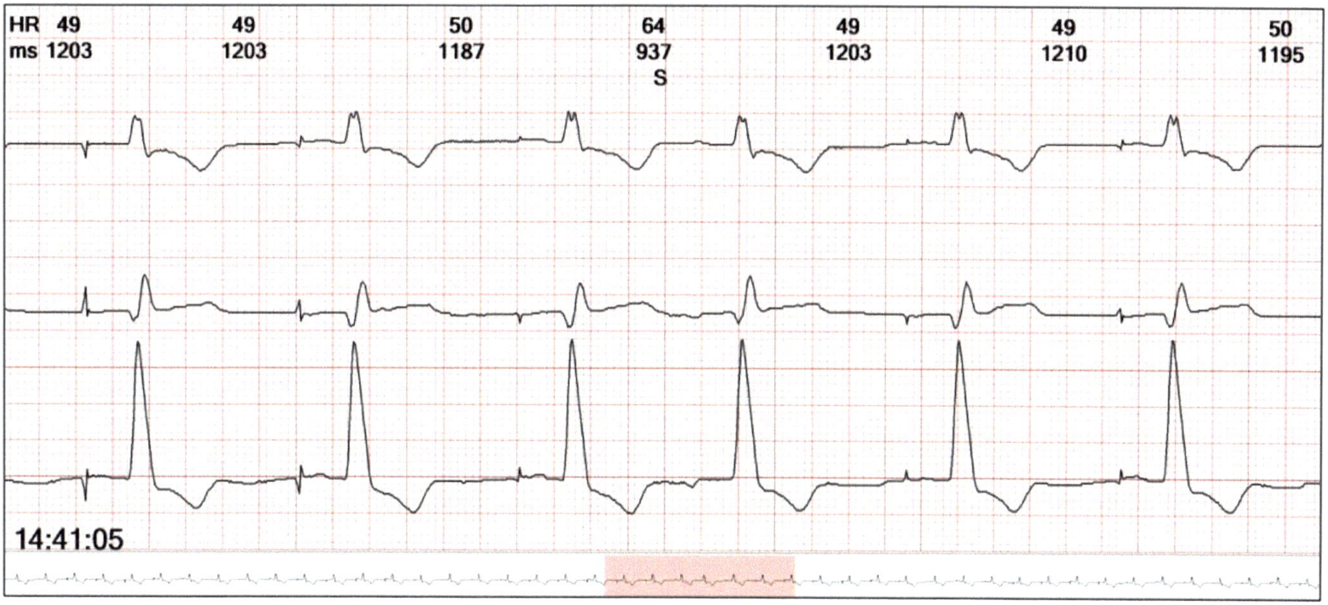

Abbildung 212: AAI-Stimulation bei Schenkelblock mit regelrechtem Sensing einer SVES

VVI: Eine Sonde liegt im rechten Ventrikel; der Ventrikel (V) wird stimuliert. Eigenaktionen im Ventrikel (V) werden erkannt („gesenst") und der Schrittmacher inhibiert (I).

Durch die Stimulation im rechten Ventrikel ergibt sich eine linksschenkelblockähnliche QRS-Konfiguration. Zunächst wird der rechte Ventrikel und dann verzögert der linke erregt.

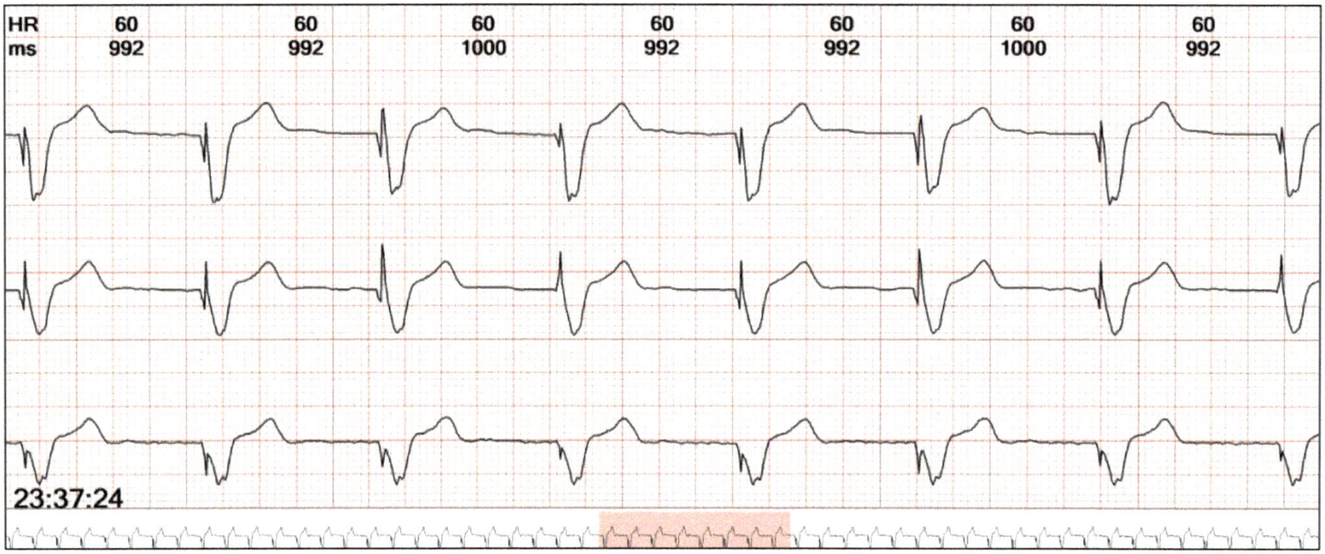

Abbildung 213: VVI-Stimulation

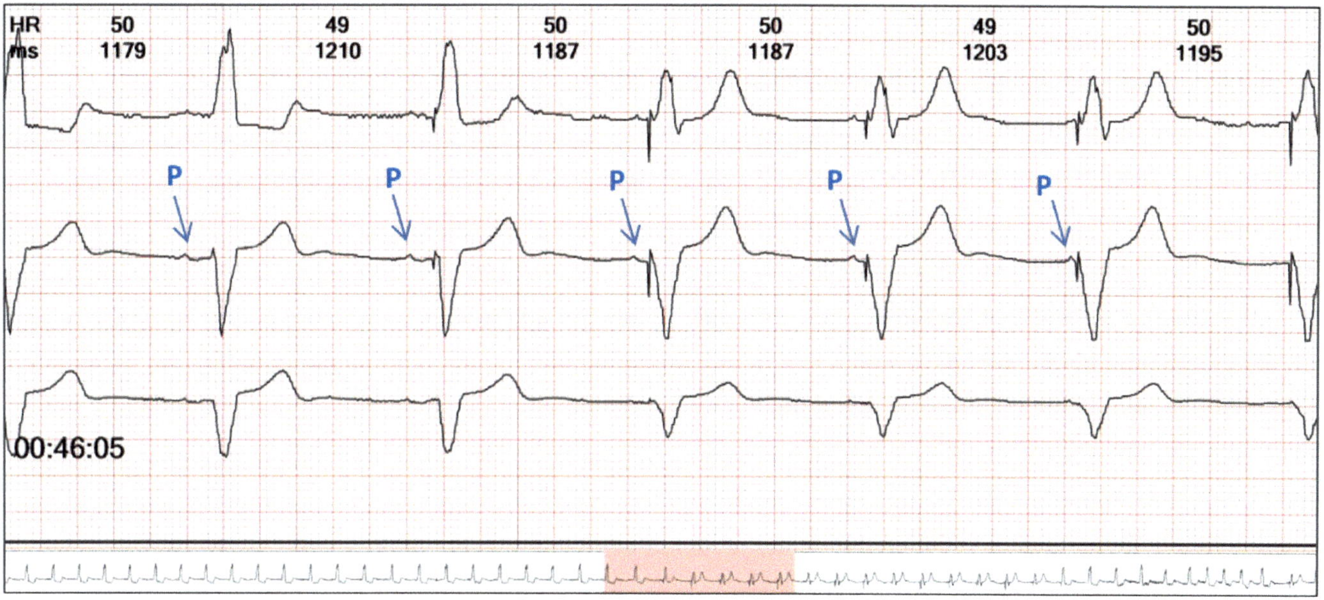

Abbildung 214: VVI-Stimulation bei Sinusrhythmus mit durchlaufenden P-Wellen

VAT: Eine Sonde liegt im rechten Vorhof und eine zweite im rechten Ventrikel; der Ventrikel (V) wird erst stimuliert, nachdem der Schrittmacher eine Eigenaktion im Vorhof (A) erkennt und durch Triggerung (T) einen Impuls (gemäß eingestellter AV-Überleitungszeit) im rechten Ventrikel abgibt.

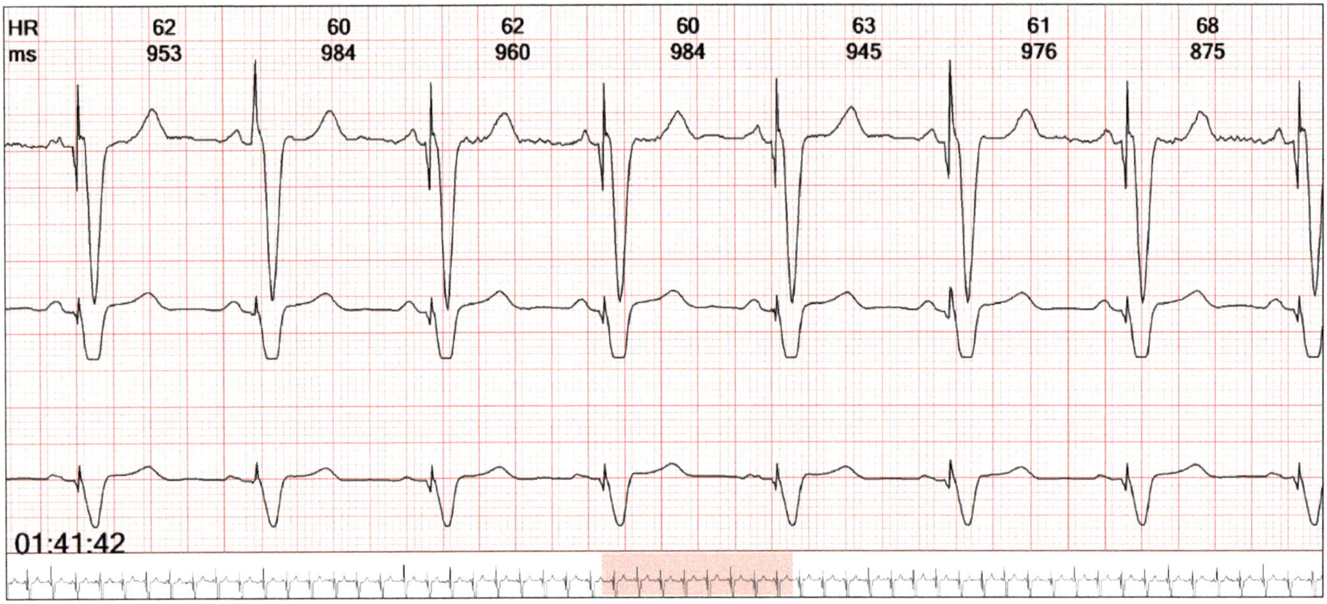

Abbildung 215: VAT-Stimulation

DDD: Eine Sonde liegt im rechten Vorhof und eine zweite im rechten Ventrikel; im DDD-Betrieb werden Vorhof und Kammer stimuliert. Je nach Bedarf kann ein DDD-Schrittmacher aber auch andere Betriebsarten (wie z. B. AAI und VAT) ausführen.

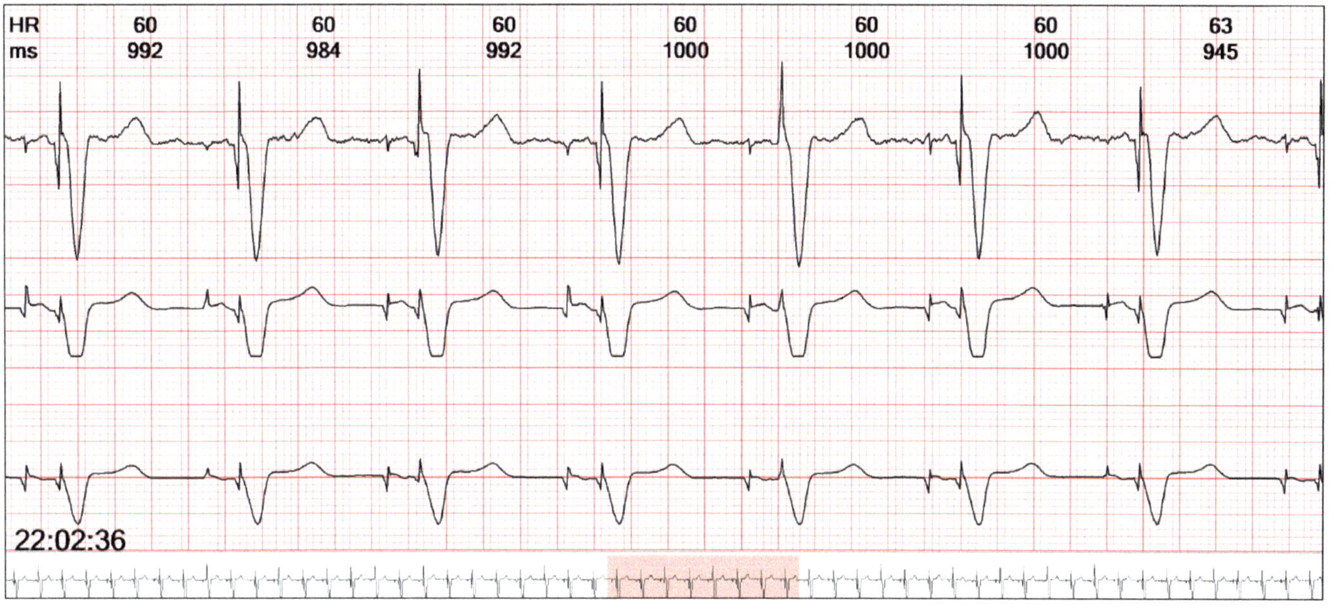

Abbildung 216: DDD-Stimulation

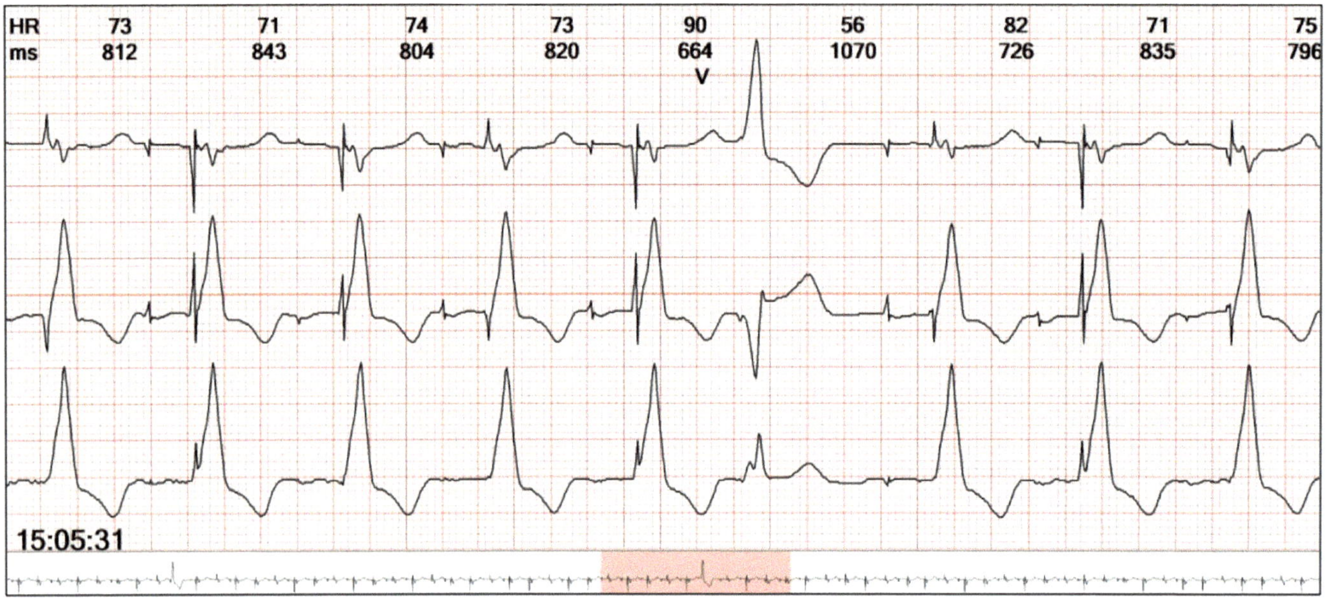

Abbildung 217: DDD-Stimulation mit regelrechtem Sensing der VES

CRT (Cardiac Resynchronization Therapy): Eine Sonde liegt im rechten Vorhof, eine zweite im rechten Ventrikel und eine dritte im Sinus coronarius zur Stimulation des linken Ventrikels; durch eine biventrikuläre Stimulation wird bei Patienten mit Herzschwäche und Linksschenkelblock eine simultane Erregung beider Ventrikel ausgelöst, was zu einer Besserung der Pumpenfunktion des Herzens führt. Die stimulierten Kammerkomplexe sind nicht mehr schenkelblockartig konfiguriert, sondern schlank.

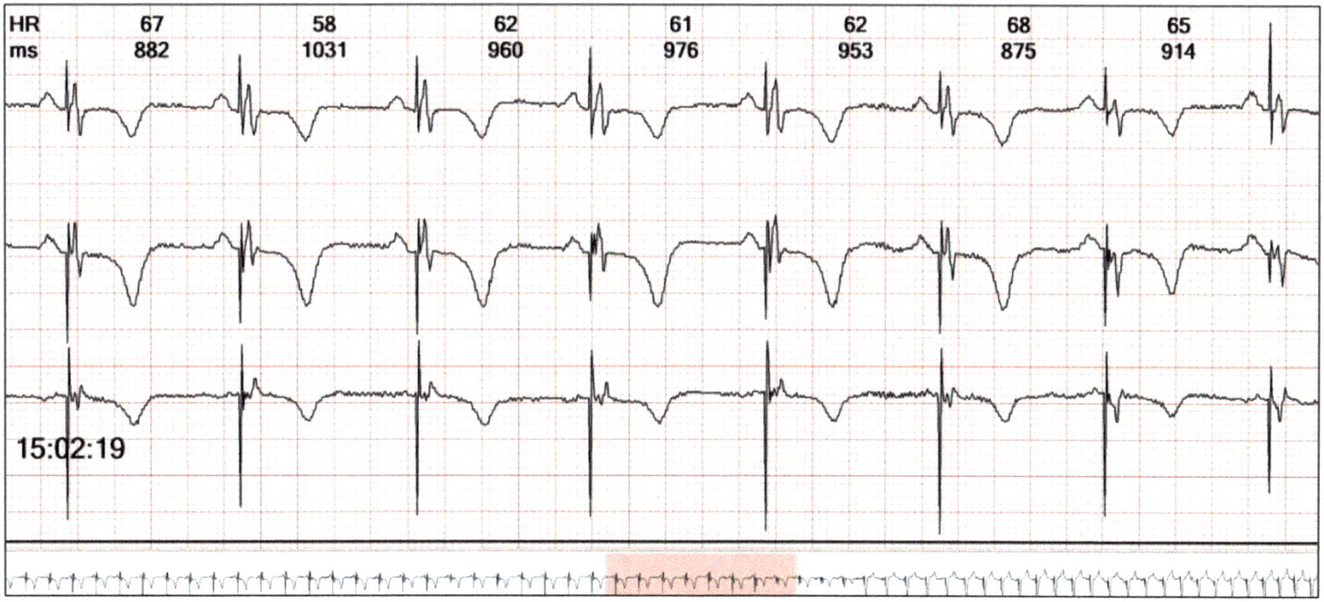

Abbildung 218: CRT (cardiac Resynchronization Therapy) mit synchronisierter Stimulation beider Ventrikel

Anmerkung:

Häufig fehlen uns bei der Auswertung des Langzeit-EKGs wichtige Informationen über die Art des Schrittmachers, seine Einstellungen bzw. über eingeschaltete Zusatz-Optionen. Insofern ist oft eine genauere Beurteilung der Schrittmacherfunktion bei der Auswertung des Langzeit-EKGs nicht möglich. Auffälligkeiten werden dokumentiert und im Befund erwähnt. Ggfs. wird auch eine Überprüfung des Schrittmachers unter Berücksichtigung des Langzeit-EKG-Berichts empfohlen.

7.7.2 Fusionsschläge

Wenn die Stimulation des Vorhofes oder der Kammer gleichzeitig mit der Eigenaktion auftritt, entstehen sogenannte Fusionsschläge. Eigentlich wäre die vom Schrittmacher abgegebene Energie nicht nötig gewesen.

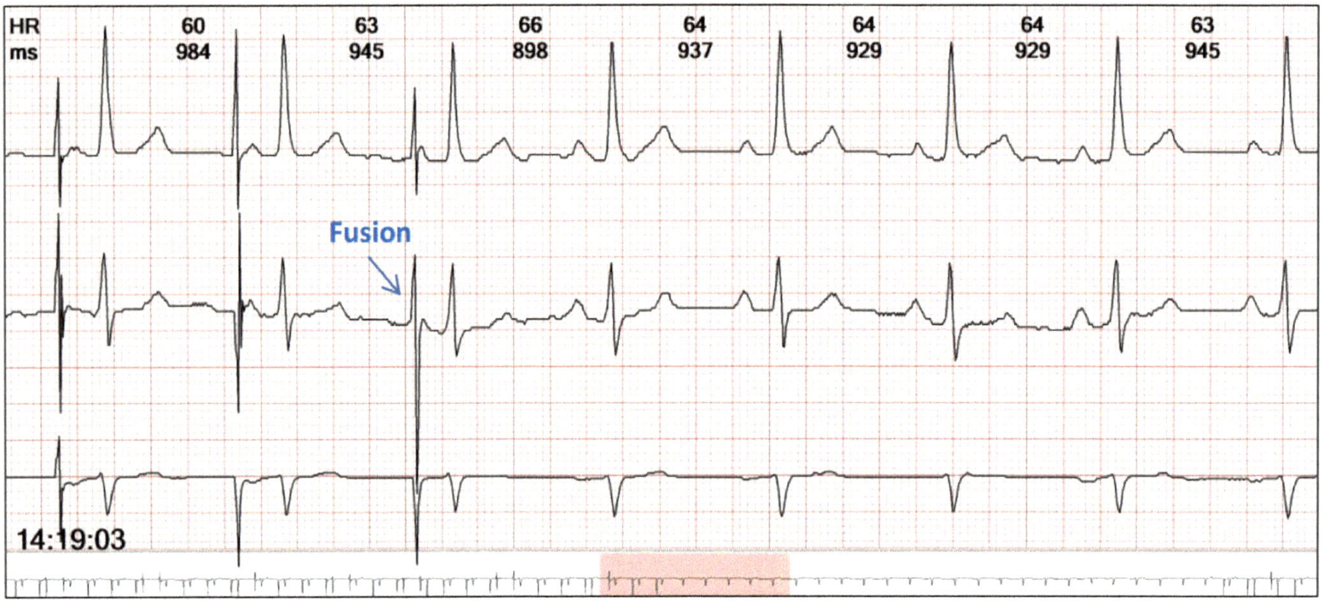

Abbildung 219: AAI-Schrittmacher; bei der 3. P-Welle handelt es sich um eine Fusion: P-Welle und Vorhofstimulation

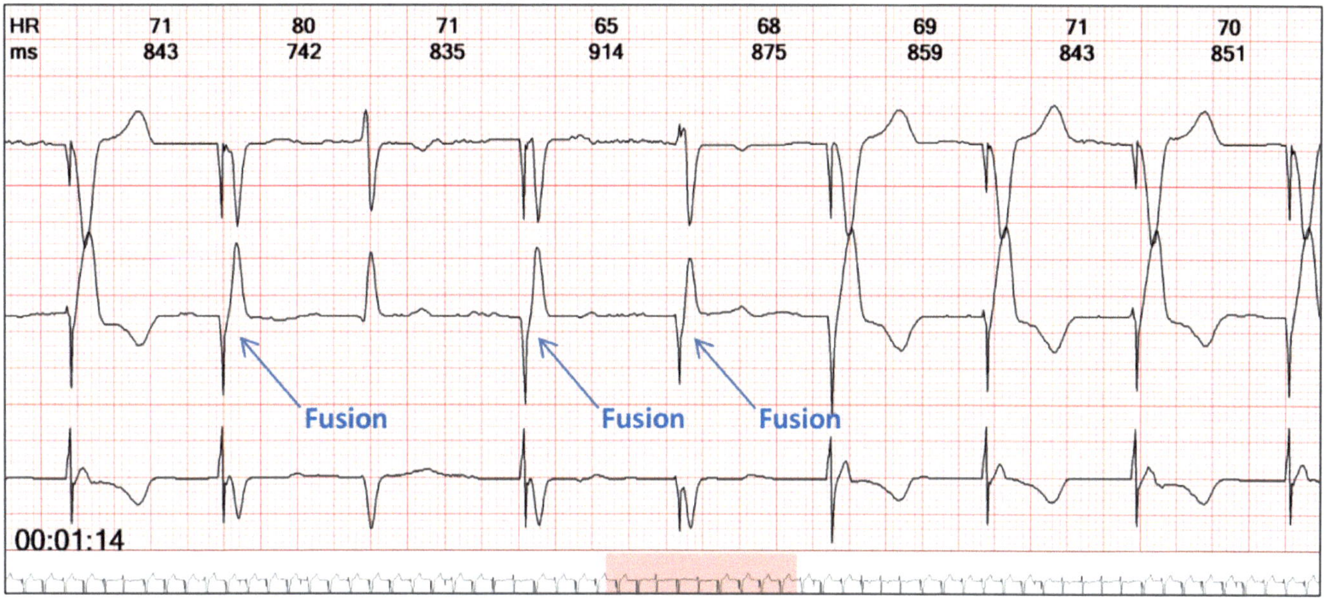

Abbildung 220: VVI-Schrittmacher mit mehreren Fusionen: Eigenkammeraktion und Kammerstimulation

7.7.3 Zusatz-Optionen

Frequenzadaptation:

Wenn ein Schrittmacher die abgegebene Impulsfrequenz an die körperlichen Tätigkeiten des Patienten anpassen kann, wird dies zusätzlich durch ein **„–R“** nach dem 3. Buchstaben angegeben (z. B. **AAI-R, VVI-R, DDD-R**).

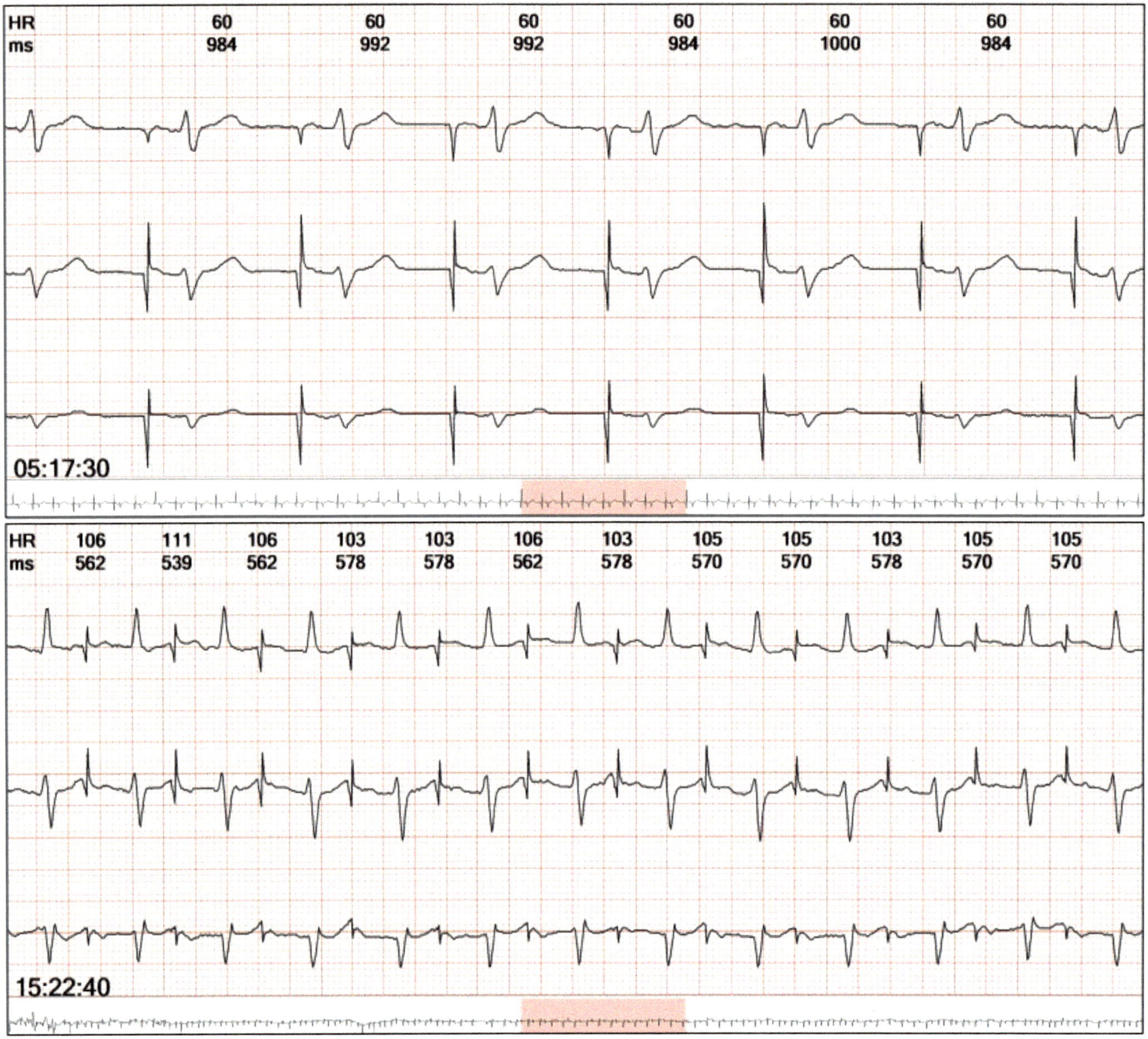

Abbildung 221: AAI-R Stimulation (AAI mit Frequenzadaptation, EKG-Streifen zu 2 verschiedenen Uhrzeiten)

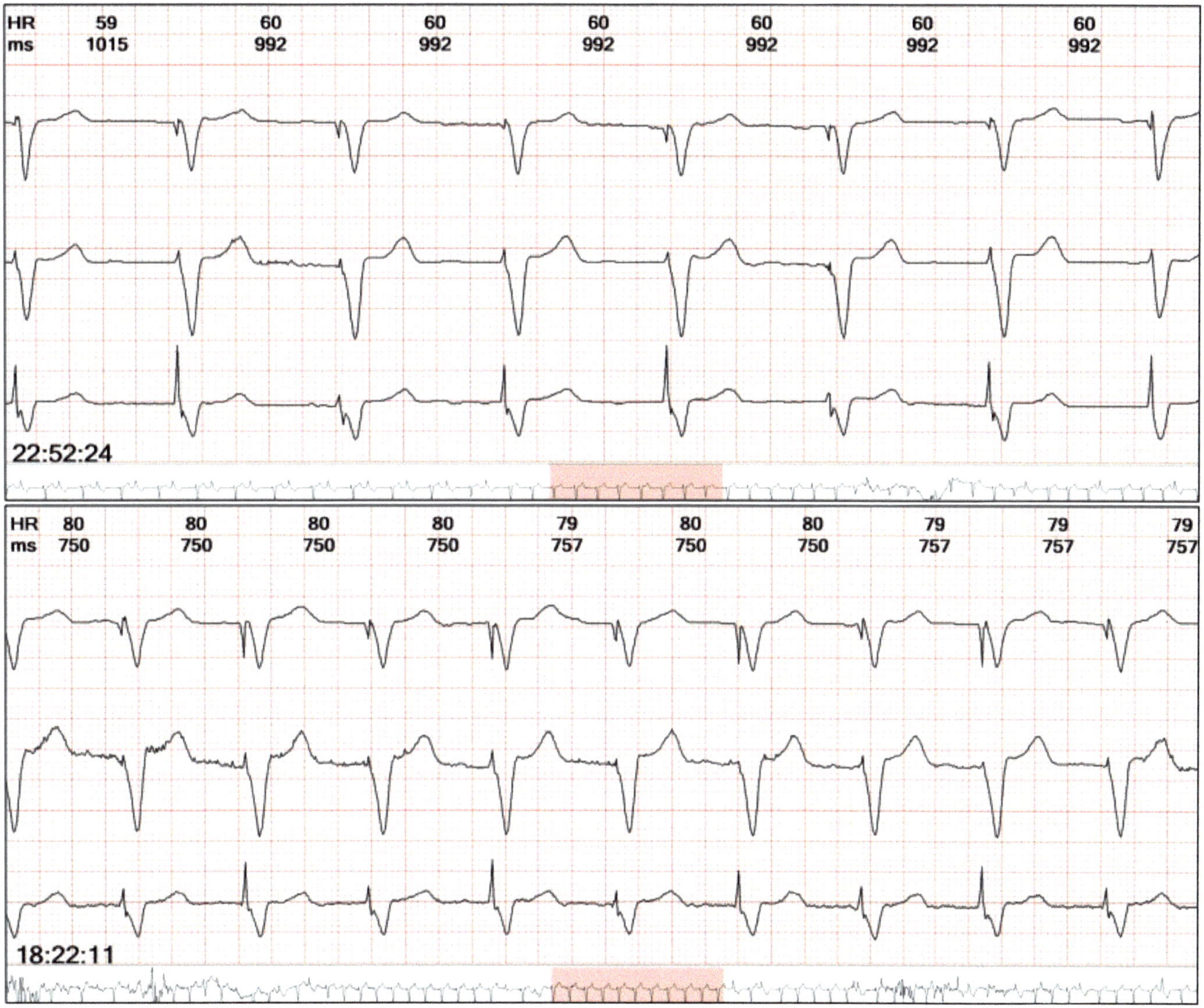

Abbildung 222: VVI-R Stimulation (VVI mit Frequenzadaptation, EKG-Streifen zu 2 verschiedenen Uhrzeiten)

Hysterese:

Um Strom zu sparen, kann eine sogenannte Hysterese eingestellt werden. Dies führt dazu, dass eine niedrigere Eigenfrequenz als die eingestellte Stimulationsfrequenz vom Schrittmacher toleriert wird. So würde z. B. ein Schrittmacher mit einer Hysterese von 45 Schl./Min. und einer Stimulationsfrequenz von 60/Min. erst bei einer Eigenfrequenz ≤ 45 Schl./Min. in Betrieb gehen, allerdings dann mit einer Stimulationsfrequenz von 60/Min..

Im folgenden Beispiel mit VVI-Schrittmacher bei Vorhofflimmern wurden eine Hysterese von 55 Schl./Min. und eine Stimulationsfrequenz von 60/Min. einprogrammiert:

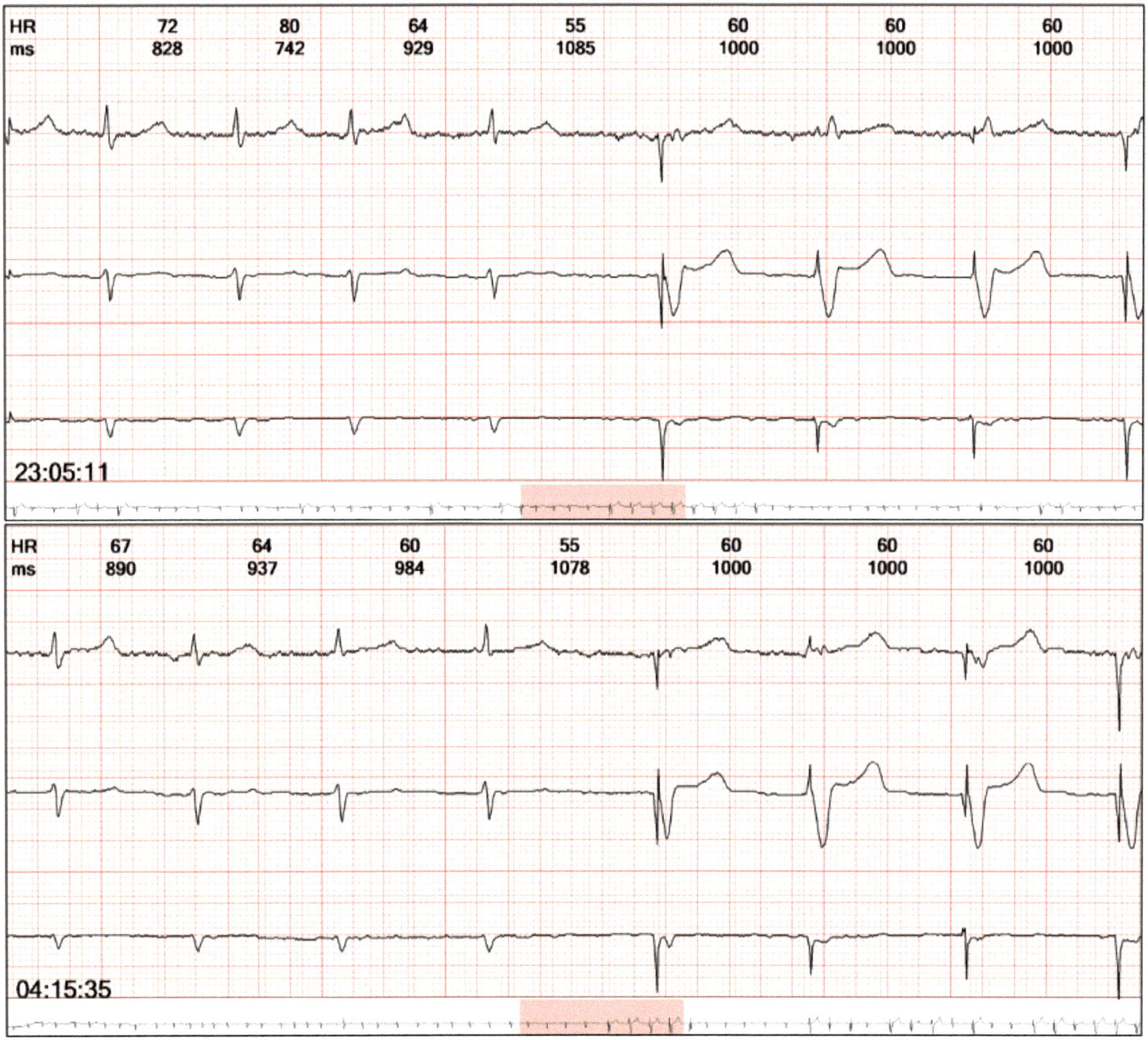

Abbildung 223: VVI-Stimulation bei Vorhofflimmern mit einer Hysterese (Hysteresefrequenz von 55 Schl./Min. und Stimulationsfrequenz von 60/Min.)

Mode-Switch:

Bei aktiviertem Mode-Switch schaltet sich der Schrittmacher für die Zeit einer tachykarden Vorhofrhythmusstörung, insbesondere Vorhofflimmern und Vorhofflattern, automatisch auf den VVI-Betrieb um. Somit wird eine schnelle Überleitung der Vorhofrhythmusstörung über den Schrittmacher auf die Kammern verhindert. Im folgenden Beispiel zeigt sich zunächst ein AAI-Betrieb des Schrittmachers. Beim Auftreten eines Vorhofflatterns wechselt der Schrittmacher mit aktivierter Switch-Funktion automatisch auf VVI-Betrieb:

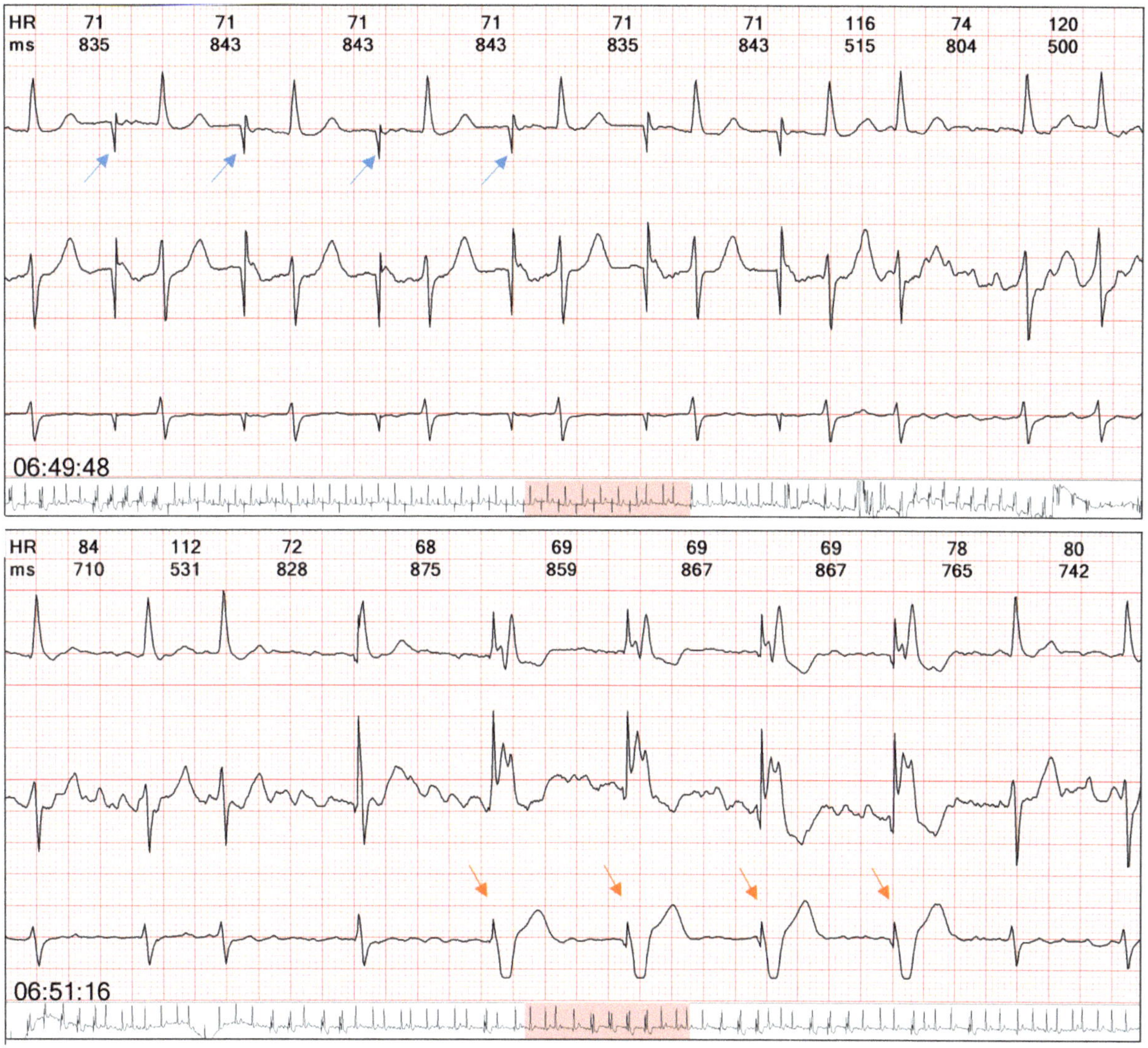

Abbildung 224: Switch-Funktion des Schrittmachers (↗ AAI, ↘ VVI)

Die meisten Schrittmacher sind in der Lage, einige Einstellungen, wie z. B. die AV-Überleitungszeit und die Stimulationsamplitude, automatisch durch sogenannte Algorithmen vorzunehmen, um Energie zu sparen.

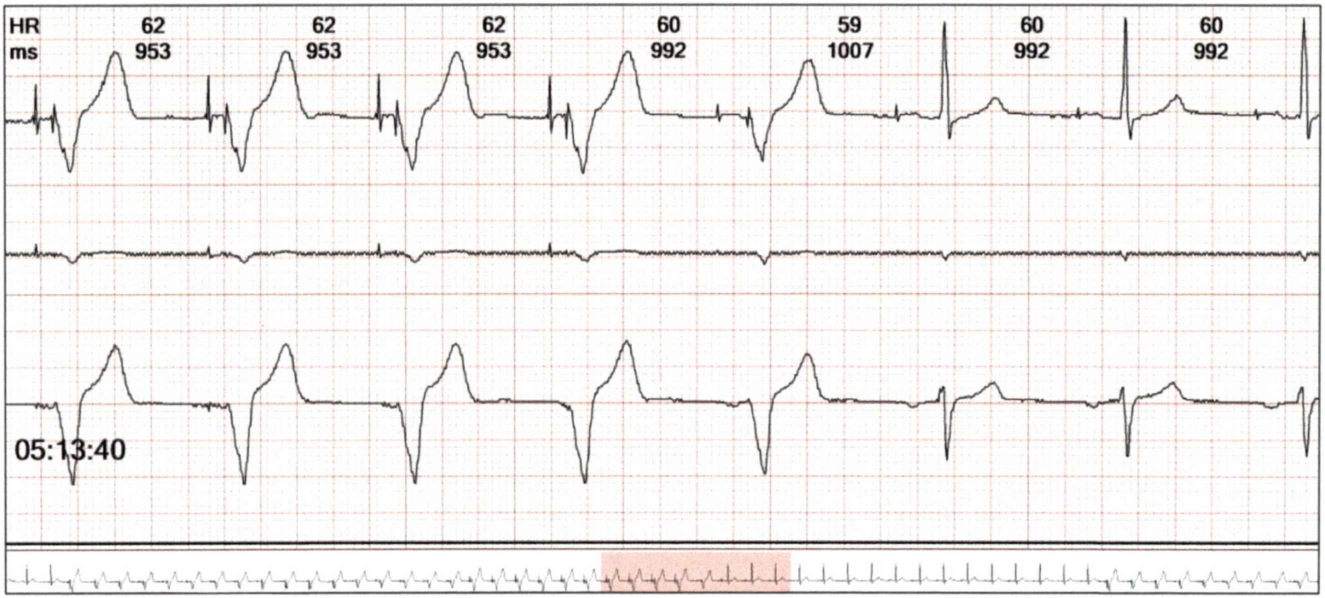

Abbildung 225: Automatische Einstellung des AV-Intervalls, um unnötige Stimulationen des Ventrikels zu vermeiden

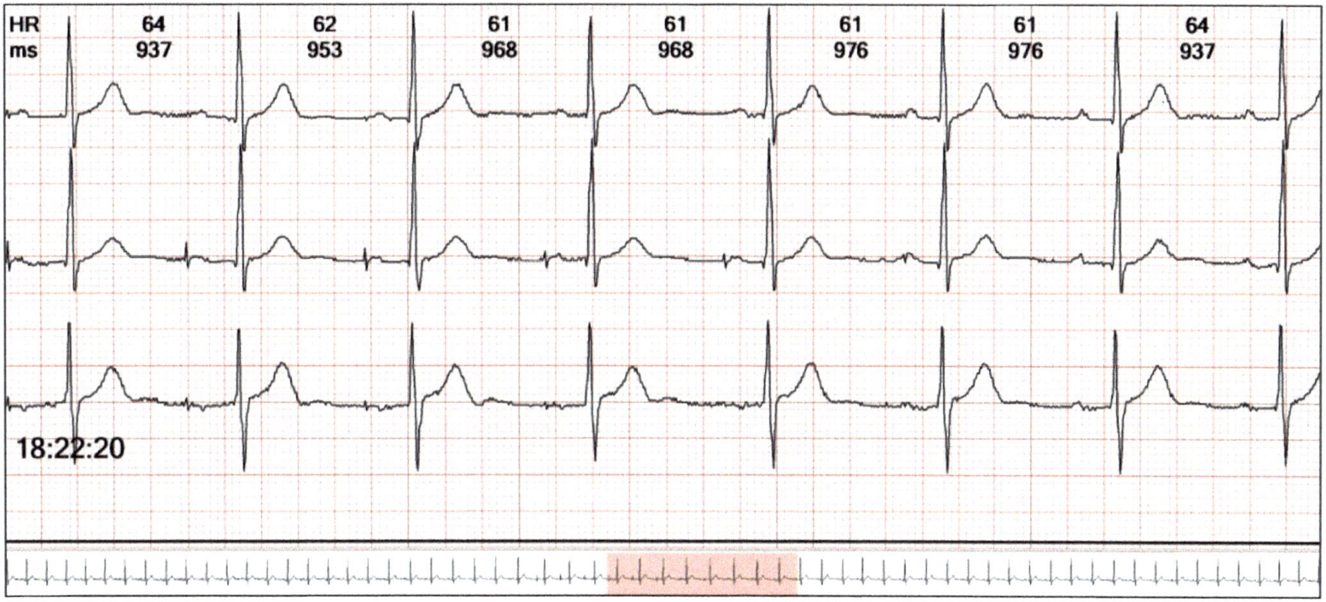

Abbildung 226: Automatische Einstellung der Impulsamplitude, um den Stromverbrauch zu reduzieren

7.7.4 Schrittmacherdysfunktionen

Sensing-Defekt (Wahrnehmungsdefekt):

Undersensing: Die Eigenaktionen werden vom Schrittmacher nicht immer erkannt. Er gibt trotz Eigenrhythmus einen Impuls ab. Dieses Problem kann selten zu schwerwiegenden, ventrikulären Herzrhythmusstörungen führen. Durch Umprogrammierung des Schrittmachers lässt sich die Fehlfunktion oft korrigieren.

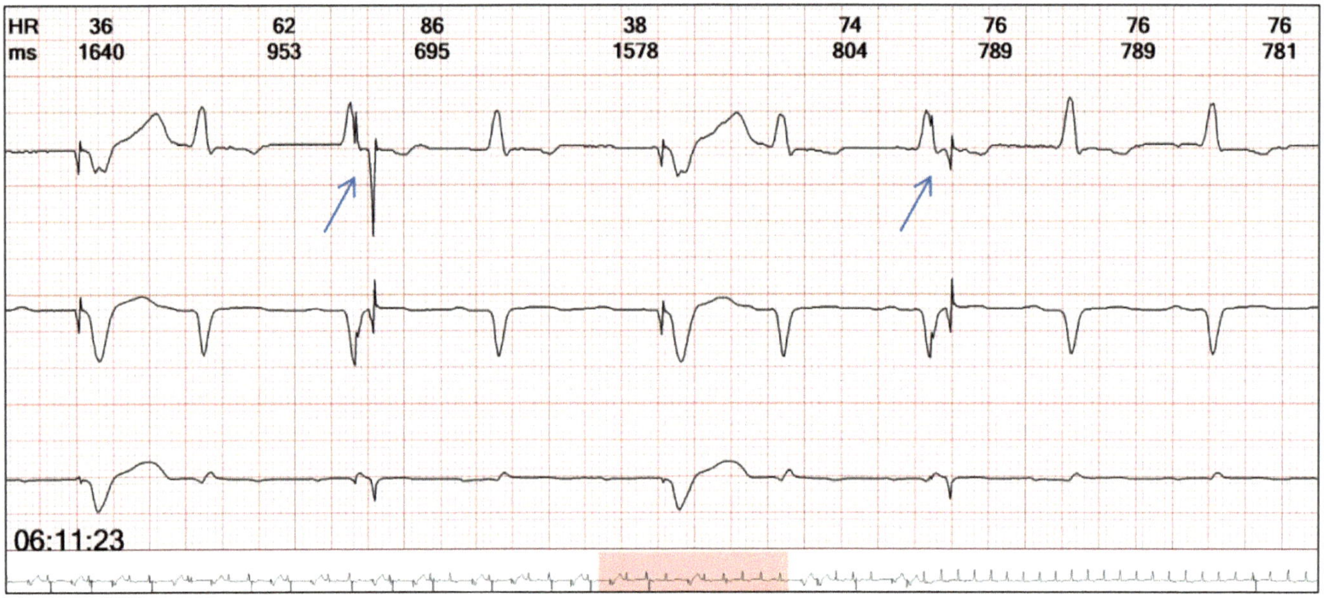

Abbildung 227: Undersensing des Schrittmachers

Oversensing: Herz externe Strompotentiale, z. B. durch Muskelkontraktionen oder Elektrogeräte, werden vom Schrittmacher fälschlicherweise als Eigenaktionen erkannt, sodass er keine Impulse abgibt. Es entsteht dann eine Pause. Auch dieses Problem kann oft durch Umprogrammierung des Schrittmachers korrigiert werden.

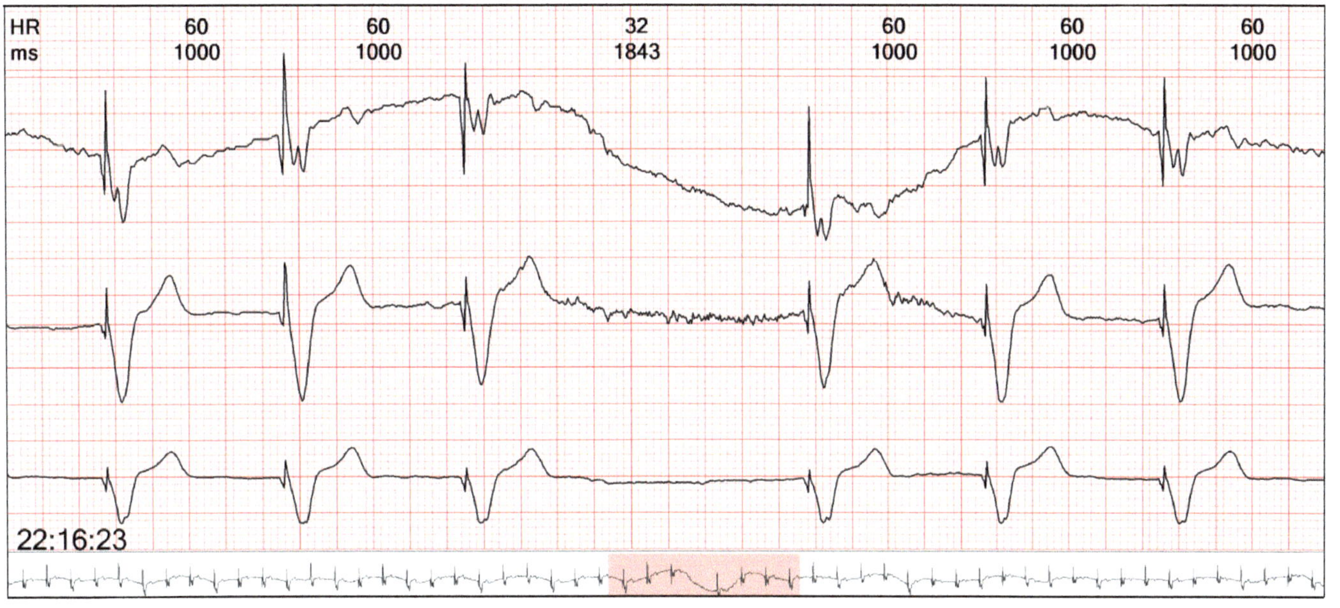

Abbildung 228: Oversensing des Schrittmachers mit Pause

Exit-Block (Stimulationsdefekt):

Defektes oder erschöpftes Aggregat: Der Schrittmacher gibt keine Impulse mehr ab. Bradykarde Phasen oder Pausen führen nicht mehr zu einem Einsetzen des Schrittmachers.

Fehlfunktion der Sonde: Die Schrittmacher-Impulse führen zu keinen Kammeraktionen mehr. Es entsteht eine Pause, in der nicht beantwortete Spikes zu erkennen sind.
Ursachen können eine Narbenbildung des Herzmuskels an der Spitze der Schrittmachersonde oder ein Defekt bzw. eine Dislokation/Instabilität der Sonde sein.
Falls die Sonde nicht defekt bzw. disloziert oder instabil ist, kann das Problem oft durch Änderung der Einstellungen (Impulsamplitude und -breite) gelöst werden.

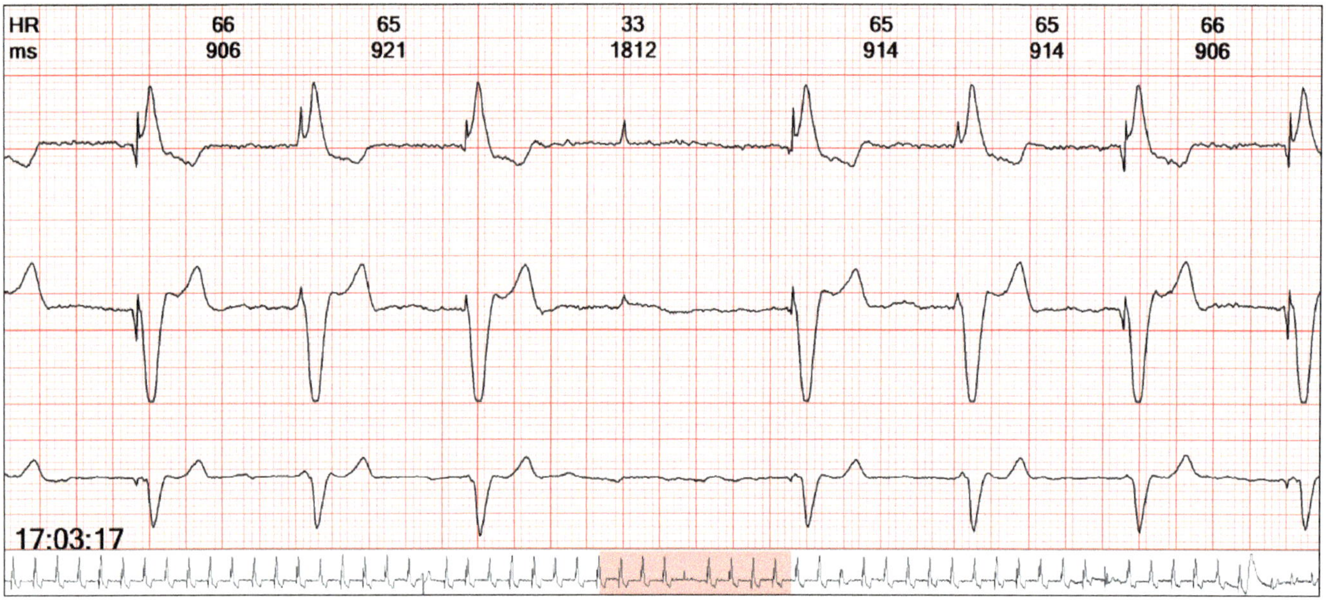

Abbildung 229: Exit-Block des Schrittmachers durch defekte Sonde

Zusammenfassung:

Bei der Auswertung eines Langzeit-EKGs von einem Schrittmacherträger sollte das Augenmerk des Auswerters unbedingt *auch* auf dem Erkennen von eventuellen Dysfunktionen des Schrittmachers liegen. Phasen von Undersensing wie auch Pausen infolge von Oversensing oder Exit-Block sind ausdrücklich im Befund zwecks weiterer Abklärung zu erwähnen. Oft können diese Probleme durch Umprogrammierung des Schrittmachers beseitigt werden.

Artefakte:

Aber Achtung vor einer verfrühten Beurteilung: Es muss zunächst gesichert sein, dass der zu der Langzeit-EKG-Registrierung gehörende Patient auch wirklich Schrittmacherträger ist.

Im folgenden Beispiel hätten die Langzeit-EKG-Streifen im Sinne einer Schrittmacher-Dysfunktion interpretiert werden können. Allerdings war der Patient gar kein Schrittmacherträger!
Das Gerät wurde daraufhin mehrfach an einen EKG-Simulator angeschlossen. Die spikeähnlichen Artefakte mit einer Frequenz von 45/Min. waren auch bei der EKG-Simulation nachweisbar. Die Ursache war eine **defekte Platine des Rekorders**.

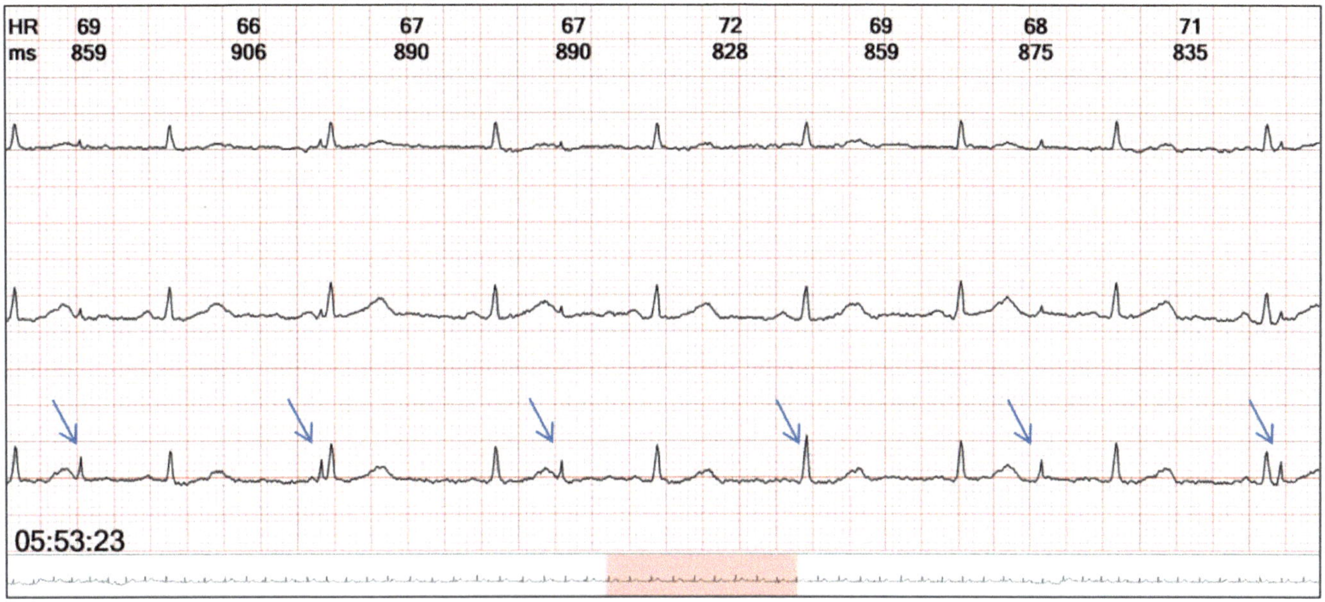

Abbildung 230: Defekter Langzeit-EKG-Digitalrekorder

7.8 ST-Strecken-Veränderungen

Wie bereits weiter vorne erwähnt, gibt es keine Standardisierung beim Anlegen eines üblichen Langzeit-EKG-Rekorders, sodass keine Standard-Ableitungen registriert werden. Allerdings gibt es auch 10-kanälige Rekorder, die wie ein normales Ruhe-EKG angelegt werden.

Veränderungen der ST-Strecken kommen häufig bei der Auswertung von Langzeit-EKGs vor. Sie können z. B. lagebedingt sein oder durch Veränderung der Herzfrequenz verursacht werden. Die Interpretation ist ohne klinische Angaben oft schwierig. Ausgeprägte und v. a. intermittierend auftretende Veränderungen werden im Befund beschrieben; deren Interpretation bleibt in der Hand des behandelnden Arztes.

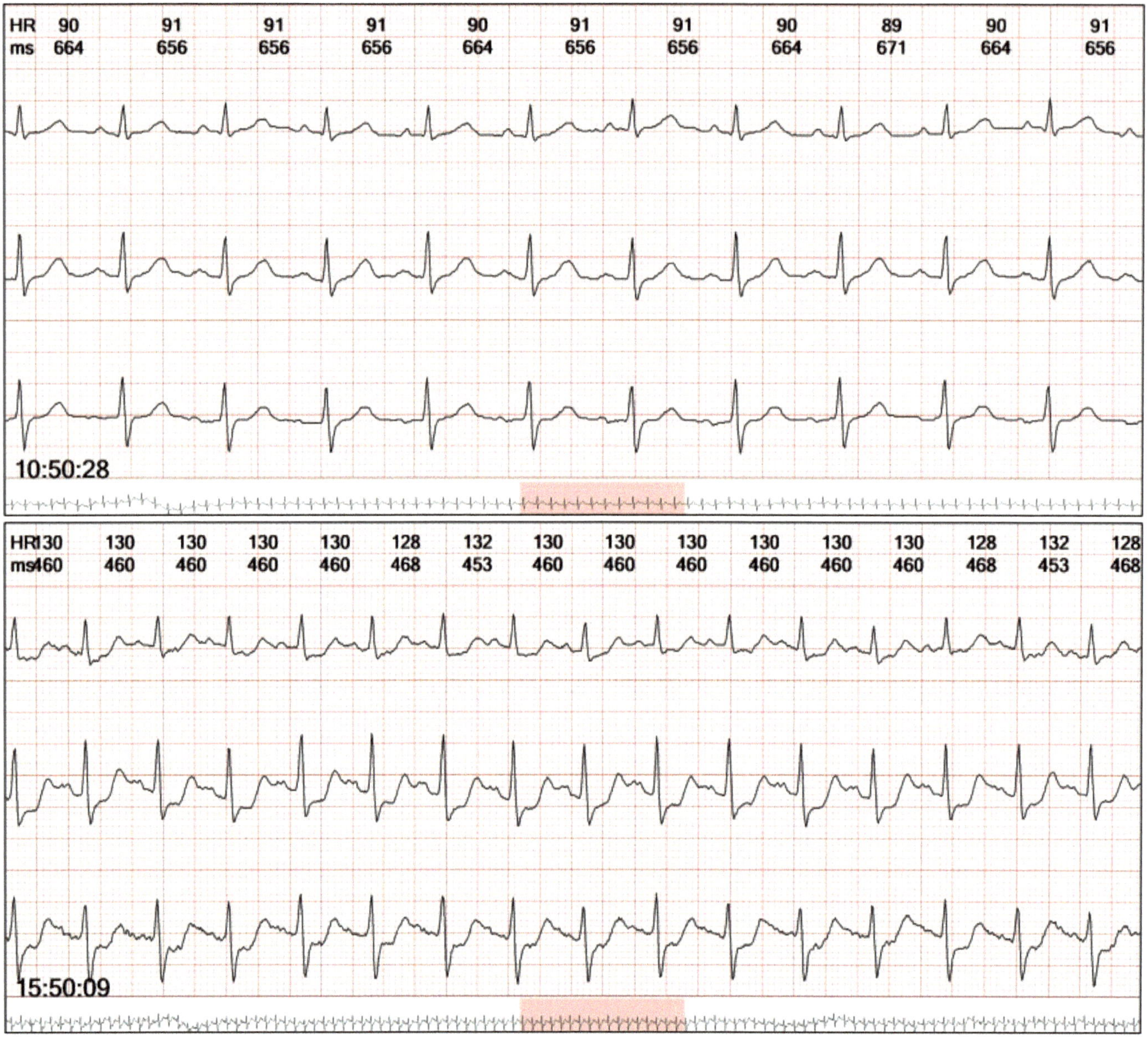

Abbildung 231: Aszendierende ST-Senkungen bei höherer Herzfrequenz bei einem Patienten ohne bekannte KHK

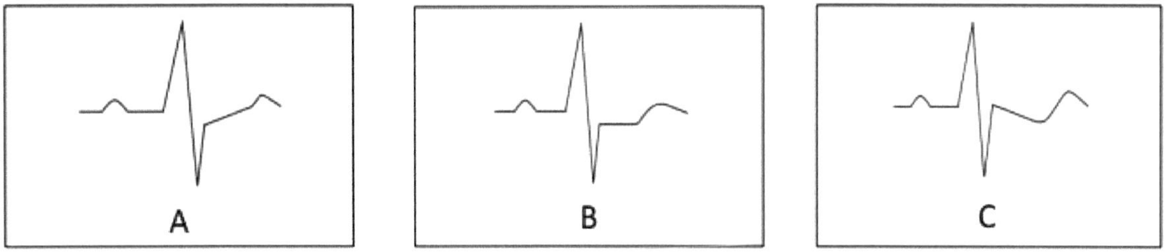

Abbildung 232: Aszendierende (A), horizontale (B) und deszendierende (C) ST-Senkungen

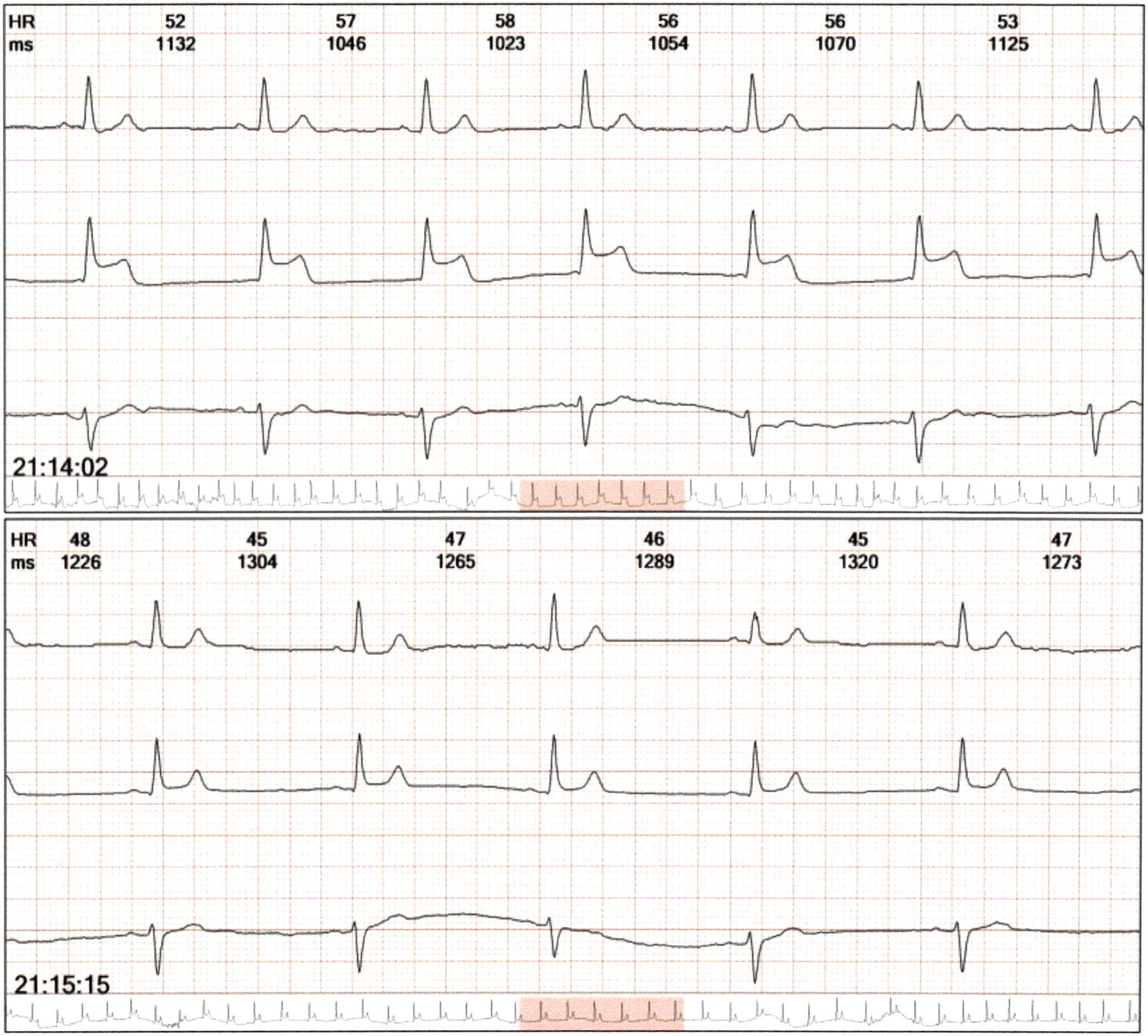

Abbildung 233: ST-Hebungen im 2. Kanal bei einem KHK-Patienten während eines Angina pectoris Anfalls und Normalisierung nach Nitrospray-Einnahme

8 Quiz

In diesem Teil des Buches möchten wir Ihnen die Gelegenheit geben, Ihren Kenntnisstand anhand von z. T. kniffligen und z. T. auch eher einfachen Beispielen aus unserer täglichen Praxis zu überprüfen. Quiz-Ergebnisse und Erklärungen finden Sie dann im Kapitel 9.

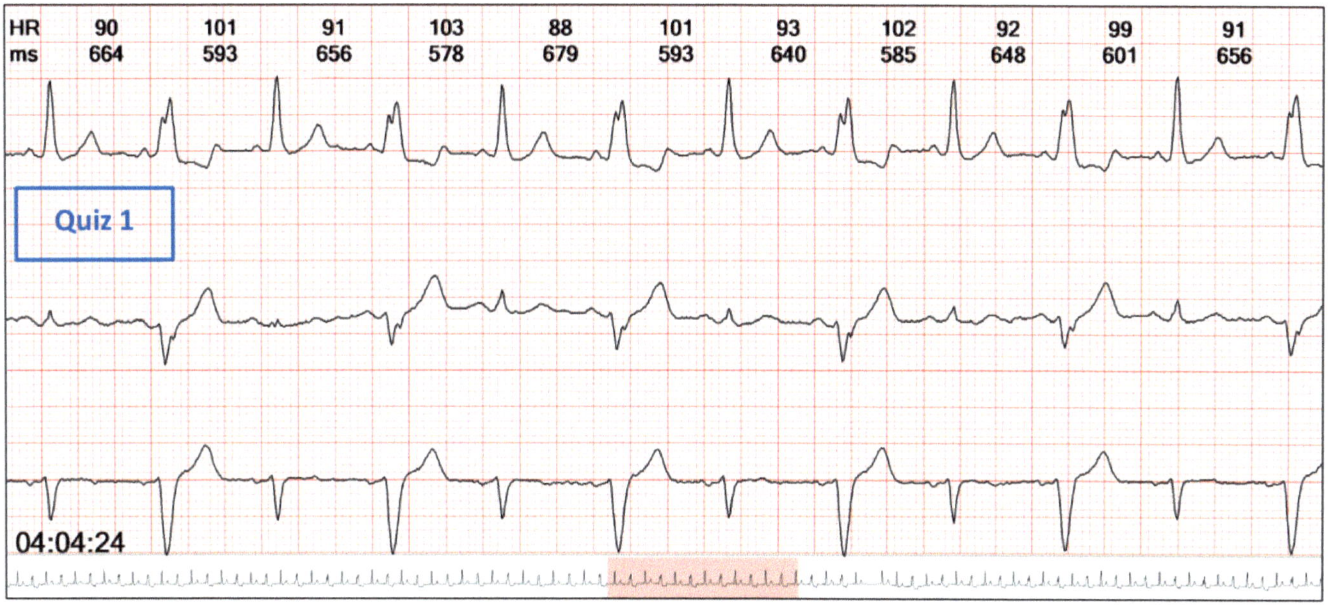

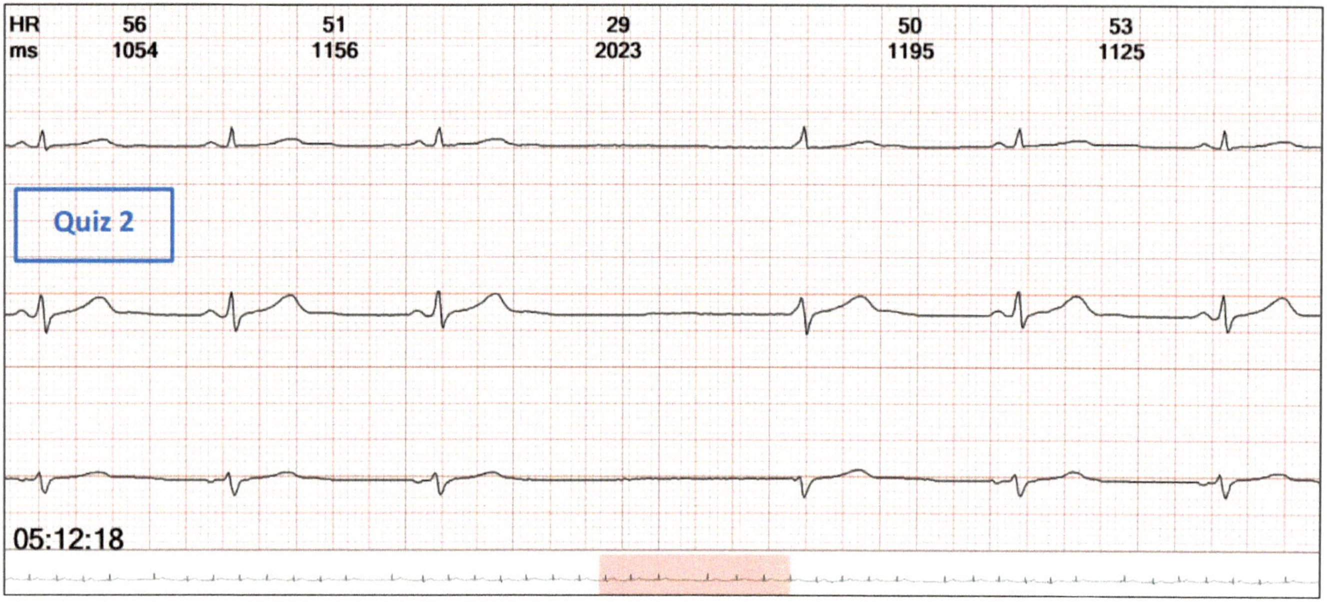
HR 56 51 29 50 53
ms 1054 1156 2023 1195 1125
Quiz 2
05:12:18

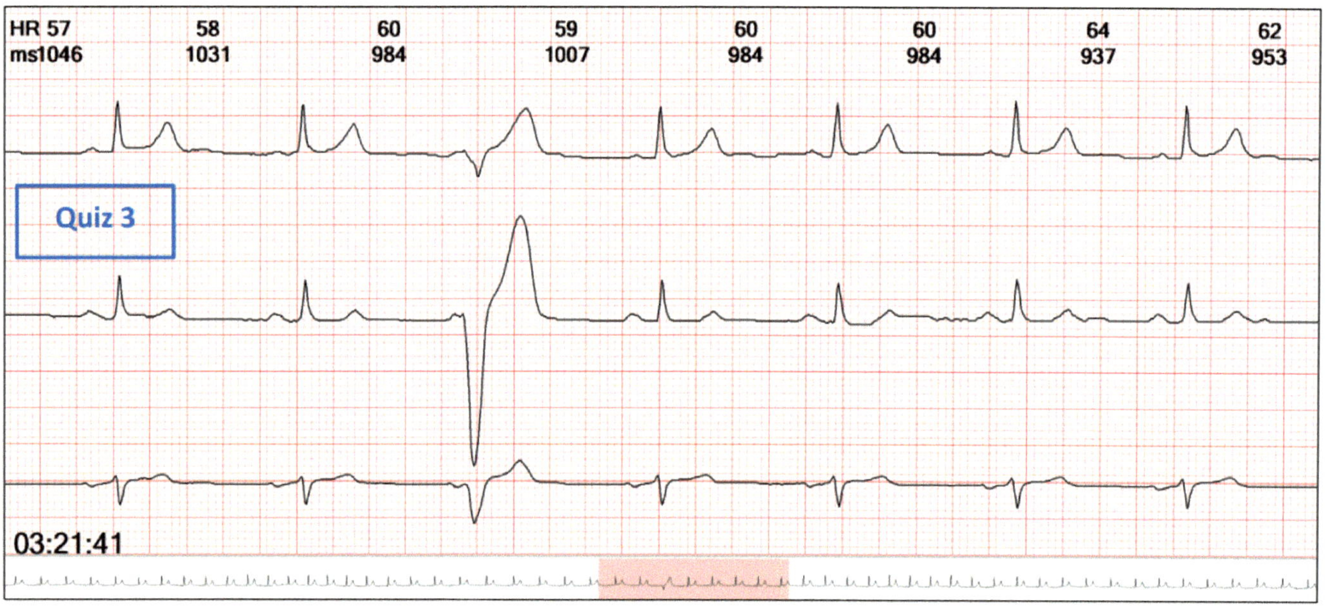
HR 57 58 60 59 60 60 64 62
ms1046 1031 984 1007 984 984 937 953
Quiz 3
03:21:41

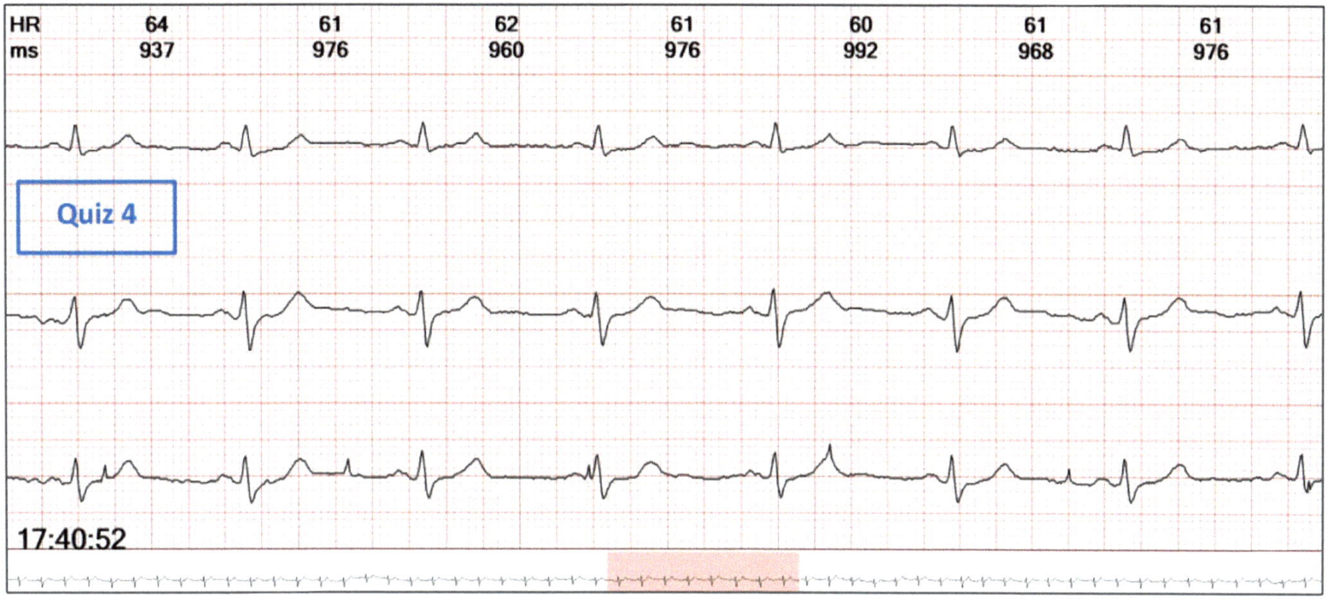
HR 64 61 62 61 60 61 61
ms 937 976 960 976 992 968 976
Quiz 4
17:40:52

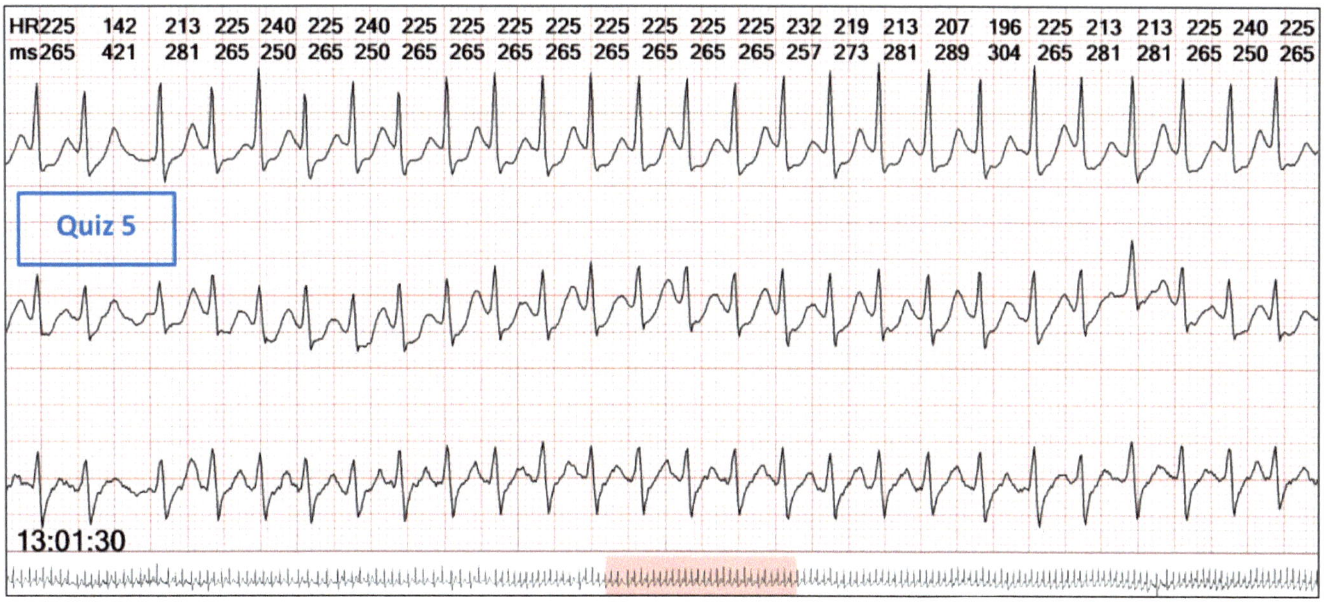
HR225 142 213 225 240 225 240 225 225 225 225 225 225 225 225 232 219 213 207 196 225 213 213 225 240 225
ms265 421 281 265 250 265 250 265 265 265 265 265 265 265 265 257 273 281 289 304 265 281 281 265 250 265
Quiz 5
13:01:30

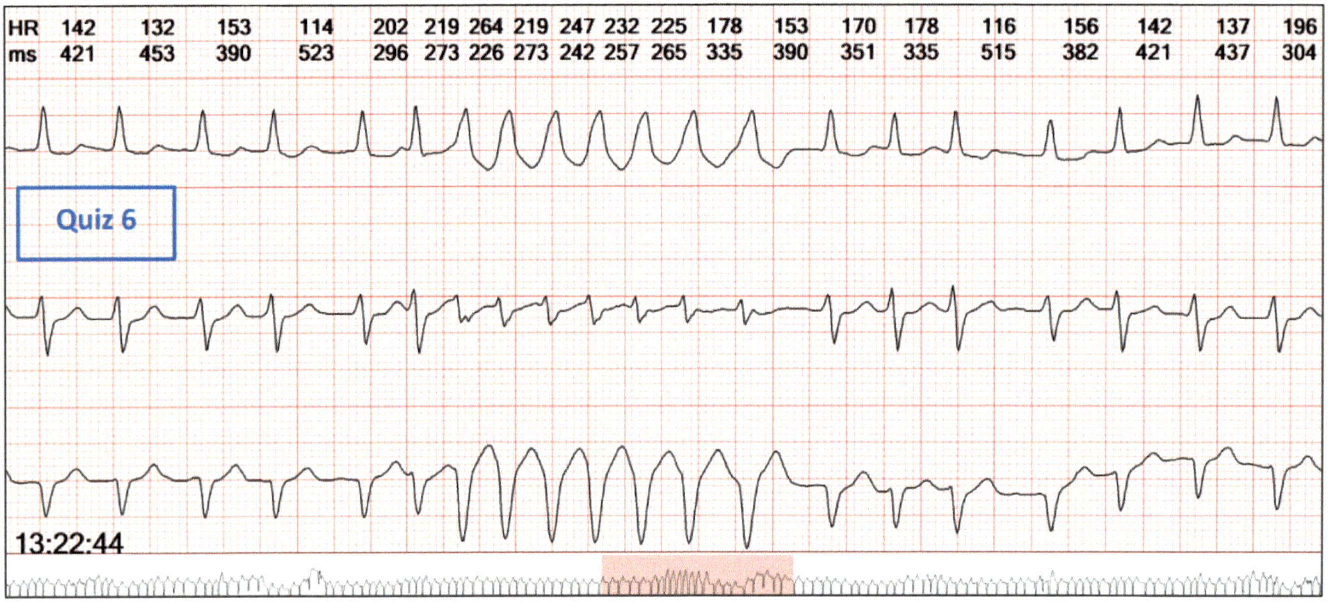
HR 142 132 153 114 202 219 264 219 247 232 225 178 153 170 178 116 156 142 137 196
ms 421 453 390 523 296 273 226 273 242 257 265 335 390 351 335 515 382 421 437 304
Quiz 6
13:22:44

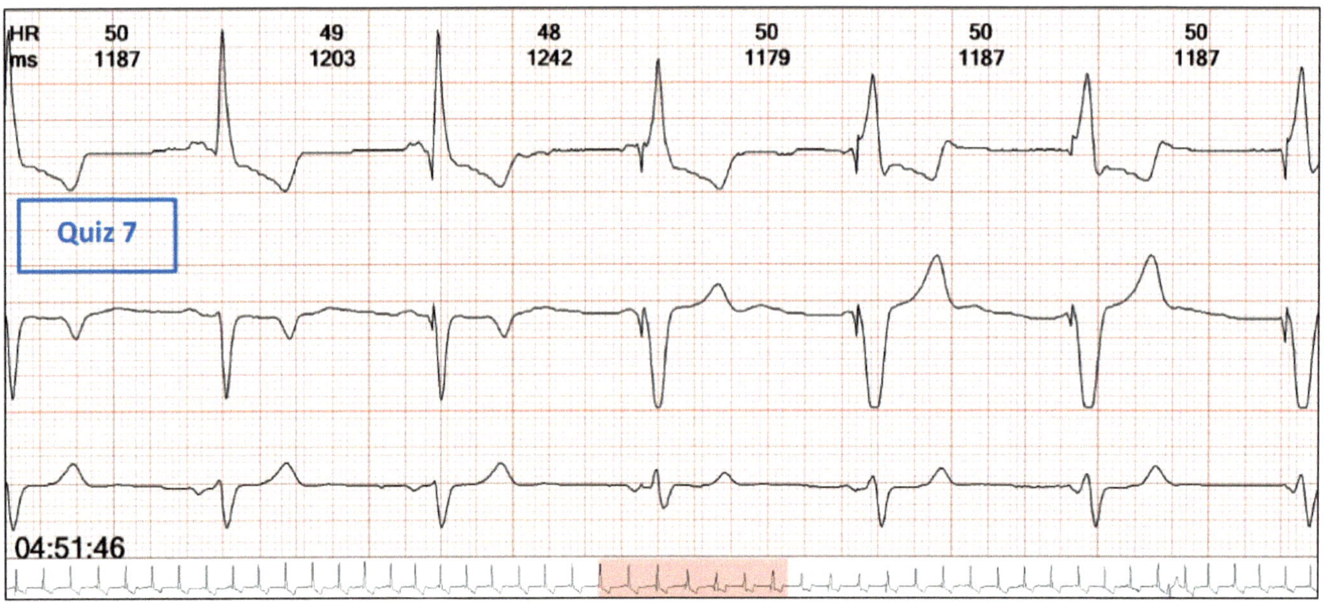
HR 50 49 48 50 50 50
ms 1187 1203 1242 1179 1187 1187
Quiz 7
04:51:46

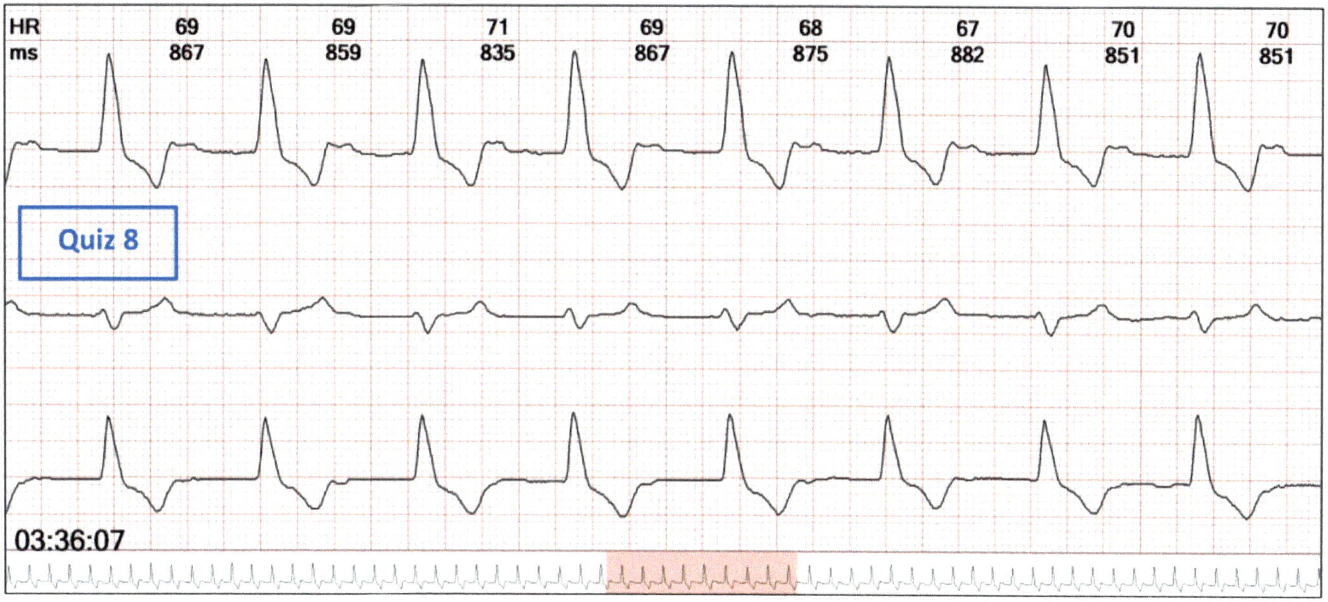
HR
ms
69 867
69 859
71 835
69 867
68 875
67 882
70 851
70 851
Quiz 8
03:36:07

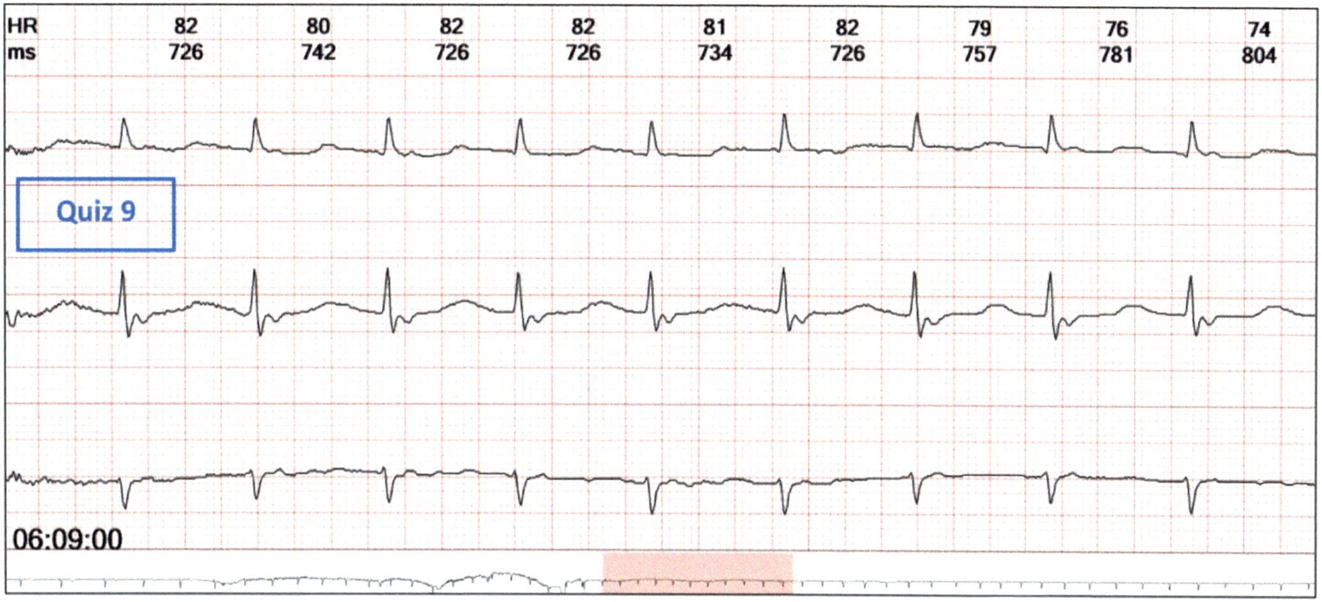
HR
ms
82 726
80 742
82 726
82 726
81 734
82 726
79 757
76 781
74 804
Quiz 9
06:09:00

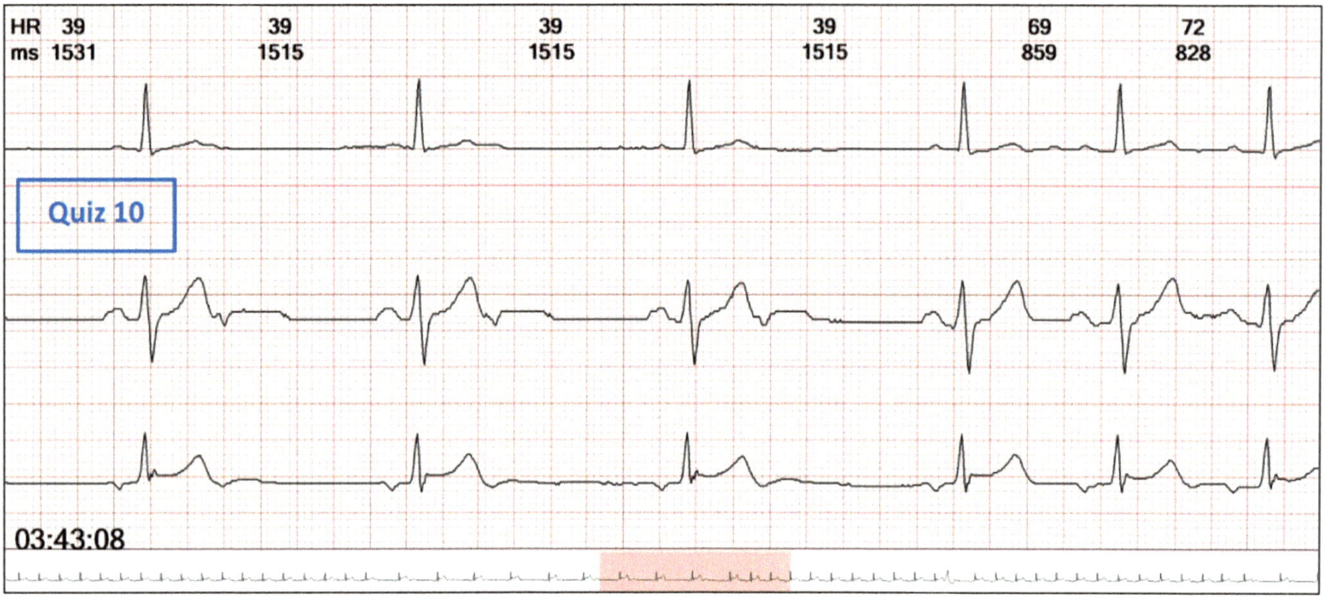
HR 39 39 39 39 69 72
ms 1531 1515 1515 1515 859 828
Quiz 10
03:43:08

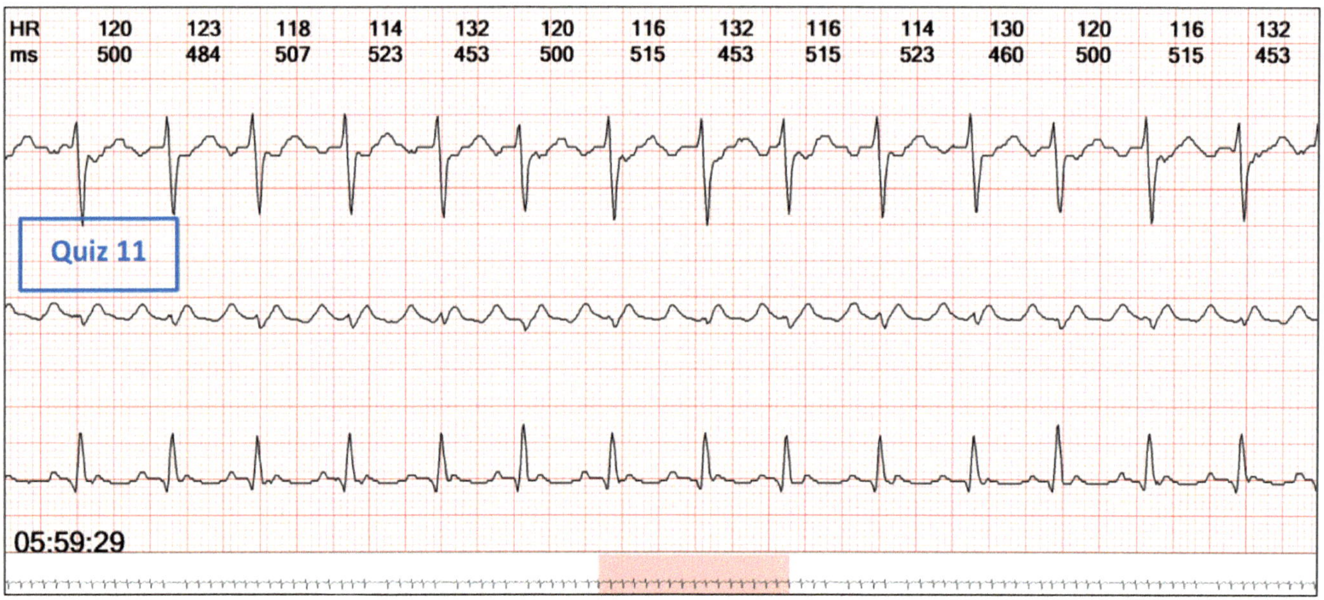
HR 120 123 118 114 132 120 116 132 116 114 130 120 116 132
ms 500 484 507 523 453 500 515 453 515 523 460 500 515 453
Quiz 11
05:59:29

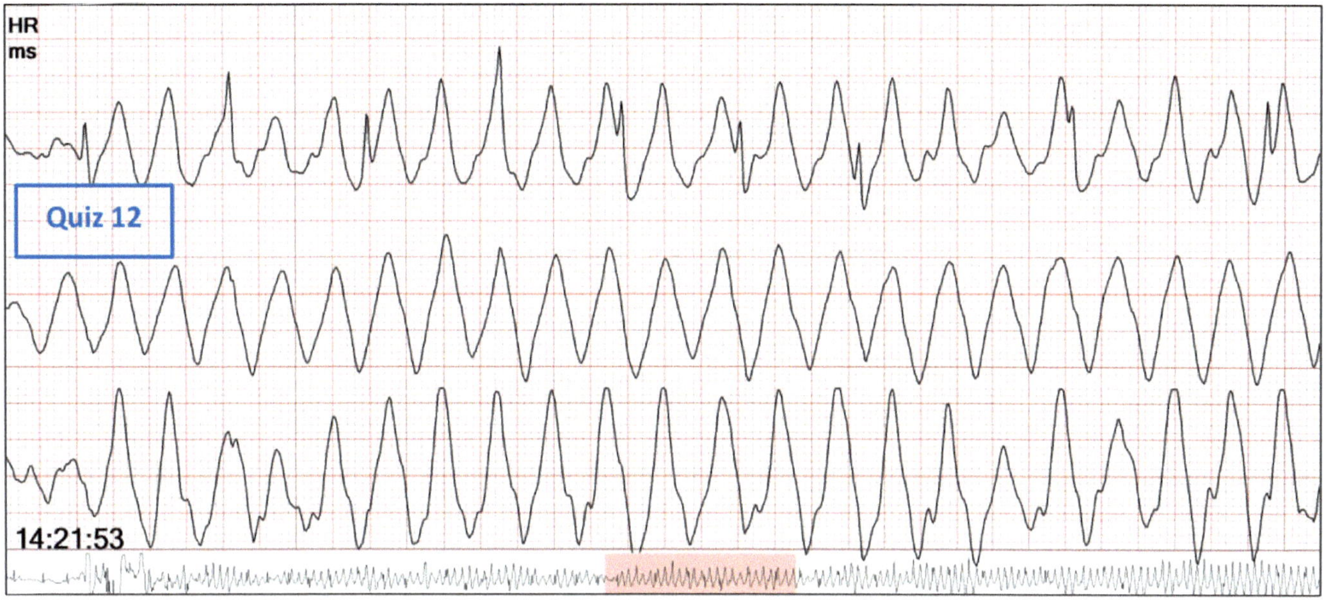
HR
ms
Quiz 12
14:21:53

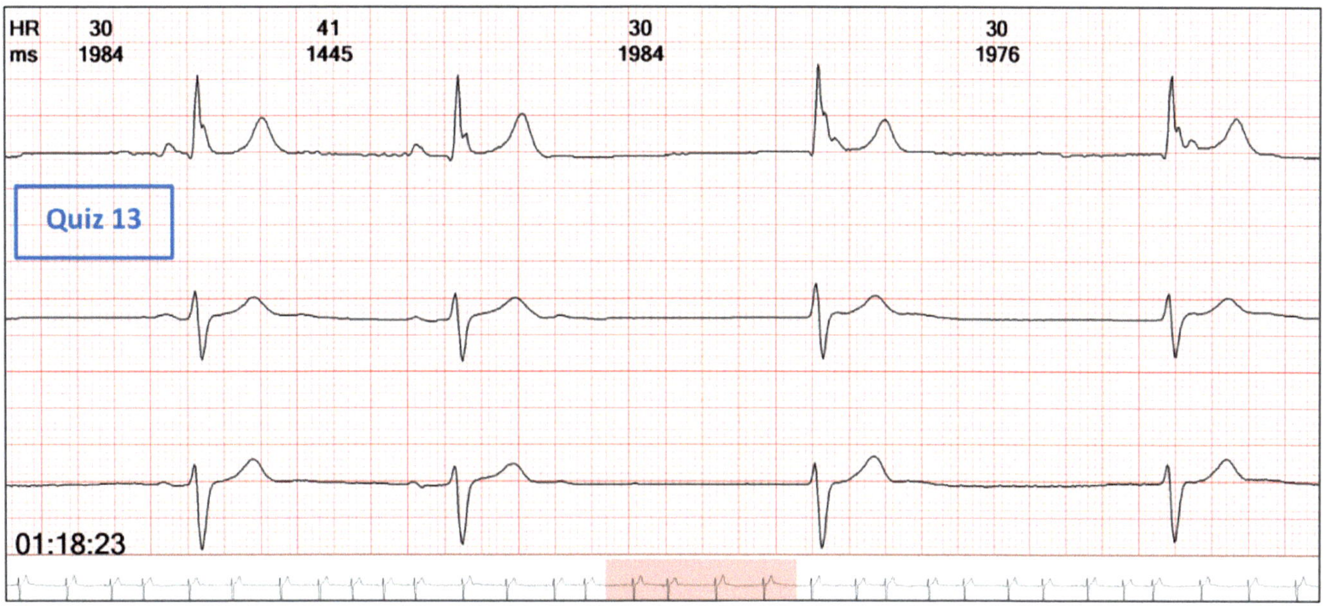
HR
ms
30
1984
41
1445
30
1984
30
1976
Quiz 13
01:18:23

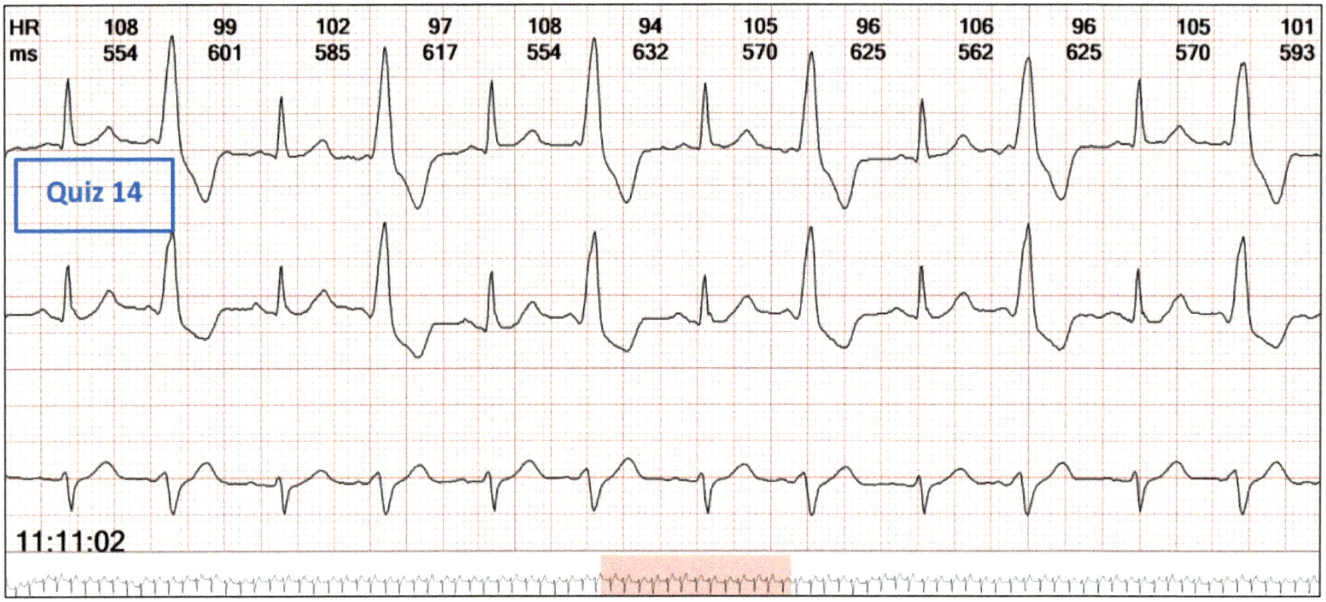
HR 108 99 102 97 108 94 105 96 106 96 105 101
ms 554 601 585 617 554 632 570 625 562 625 570 593
Quiz 14
11:11:02

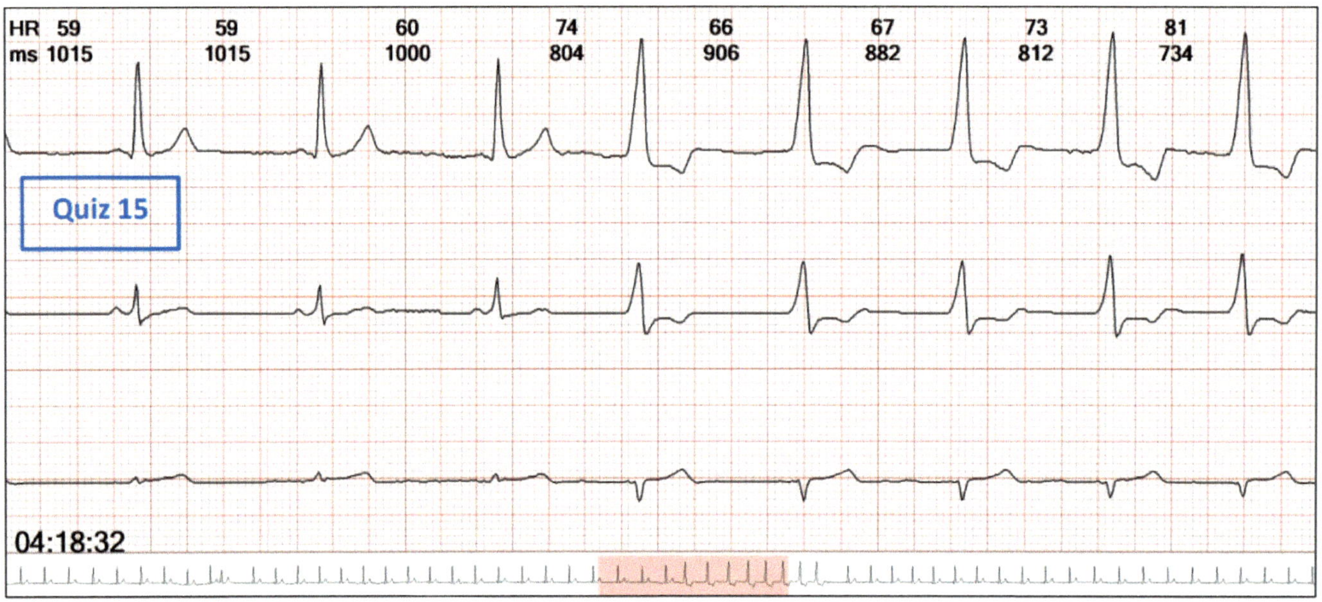
HR 59 59 60 74 66 67 73 81
ms 1015 1015 1000 804 906 882 812 734
Quiz 15
04:18:32

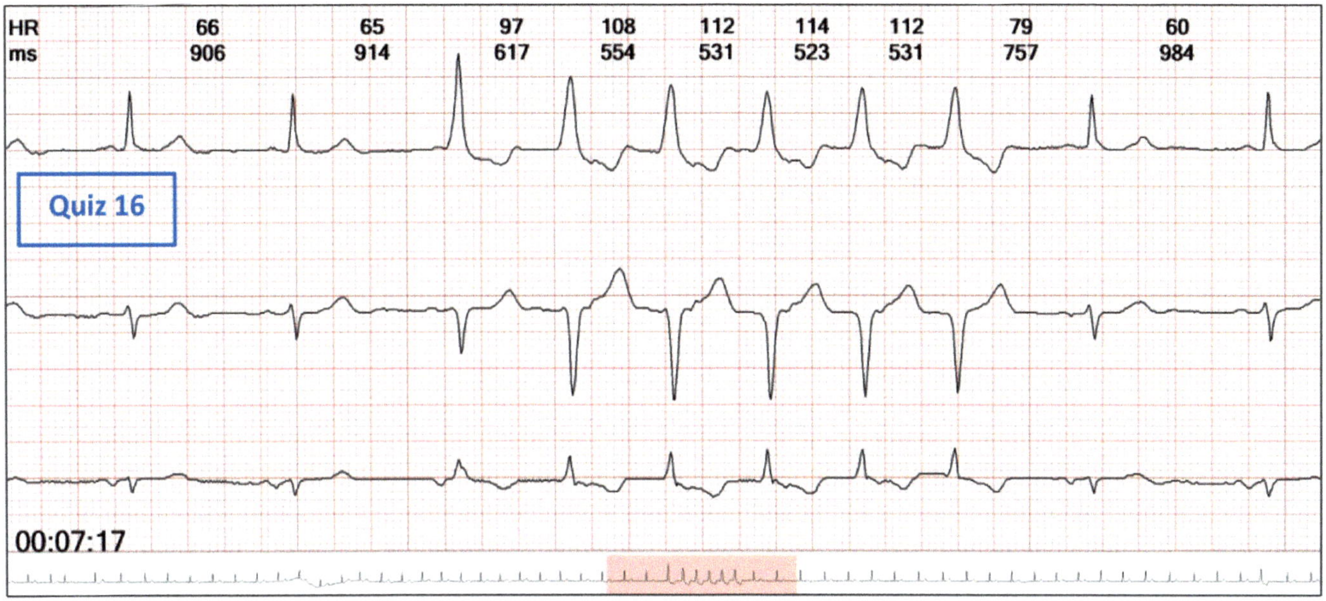
HR 66 65 97 108 112 114 112 79 60
ms 906 914 617 554 531 523 531 757 984
Quiz 16
00:07:17

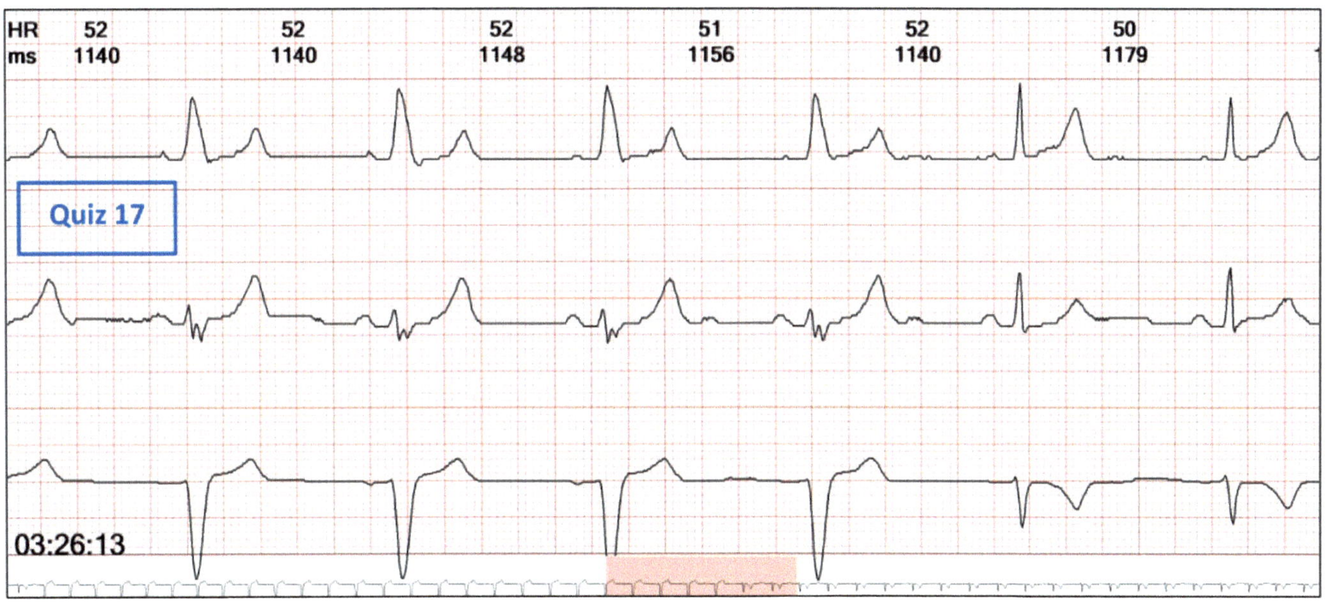
HR 52 52 52 51 52 50
ms 1140 1140 1148 1156 1140 1179
Quiz 17
03:26:13

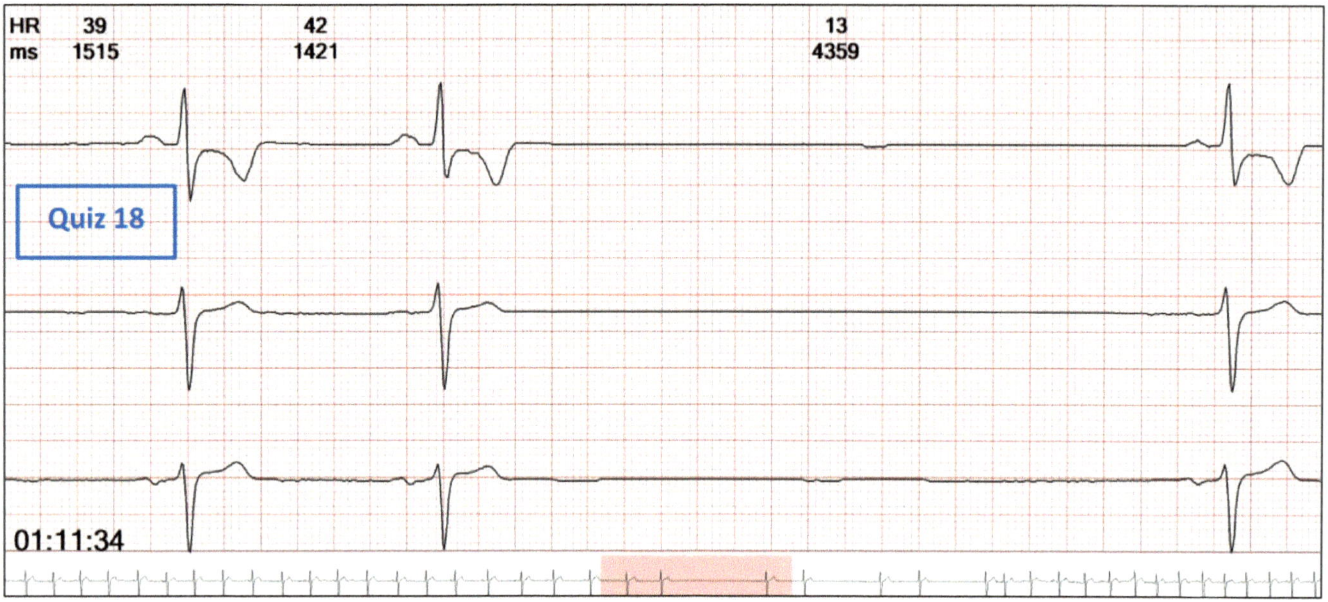
HR 39 42 13
ms 1515 1421 4359
Quiz 18
01:11:34

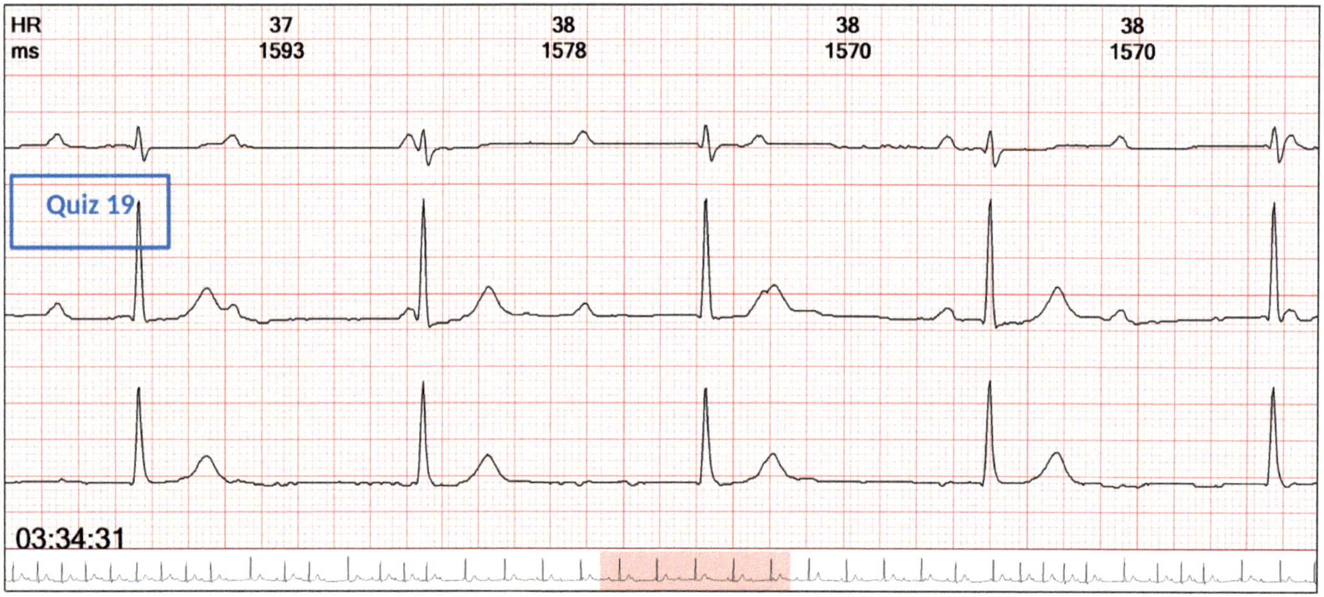
HR 37 38 38 38
ms 1593 1578 1570 1570
Quiz 19
03:34:31

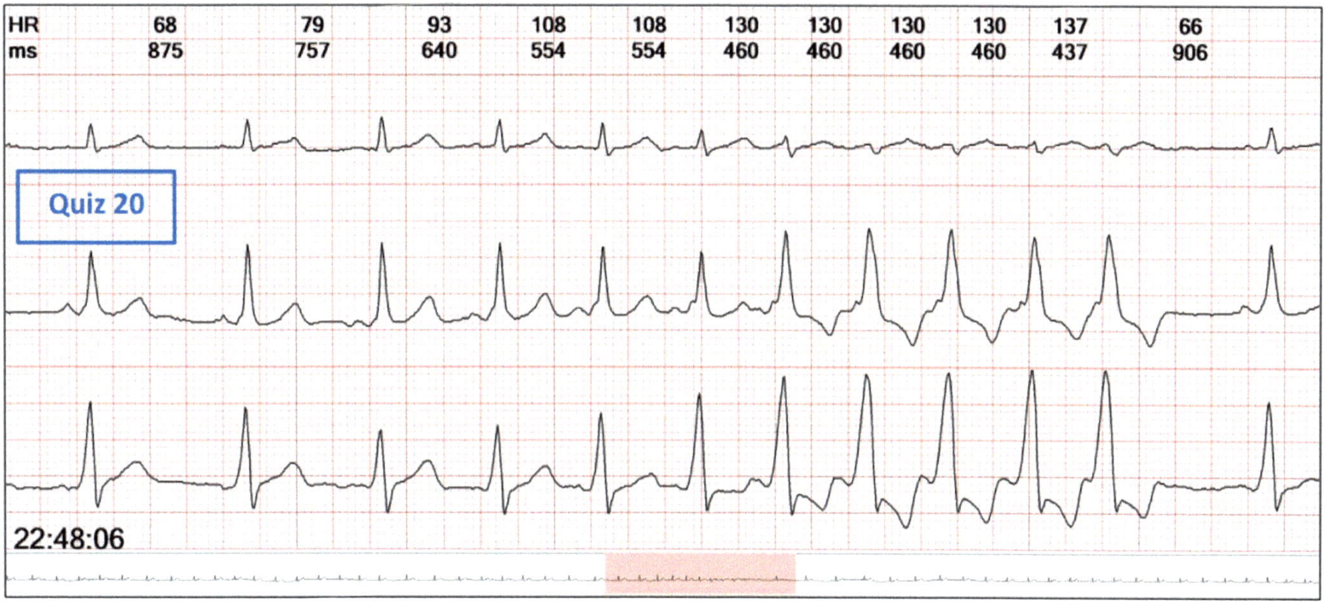
HR 68 79 93 108 108 130 130 130 130 137 66
ms 875 757 640 554 554 460 460 460 460 437 906
Quiz 20
22:48:06

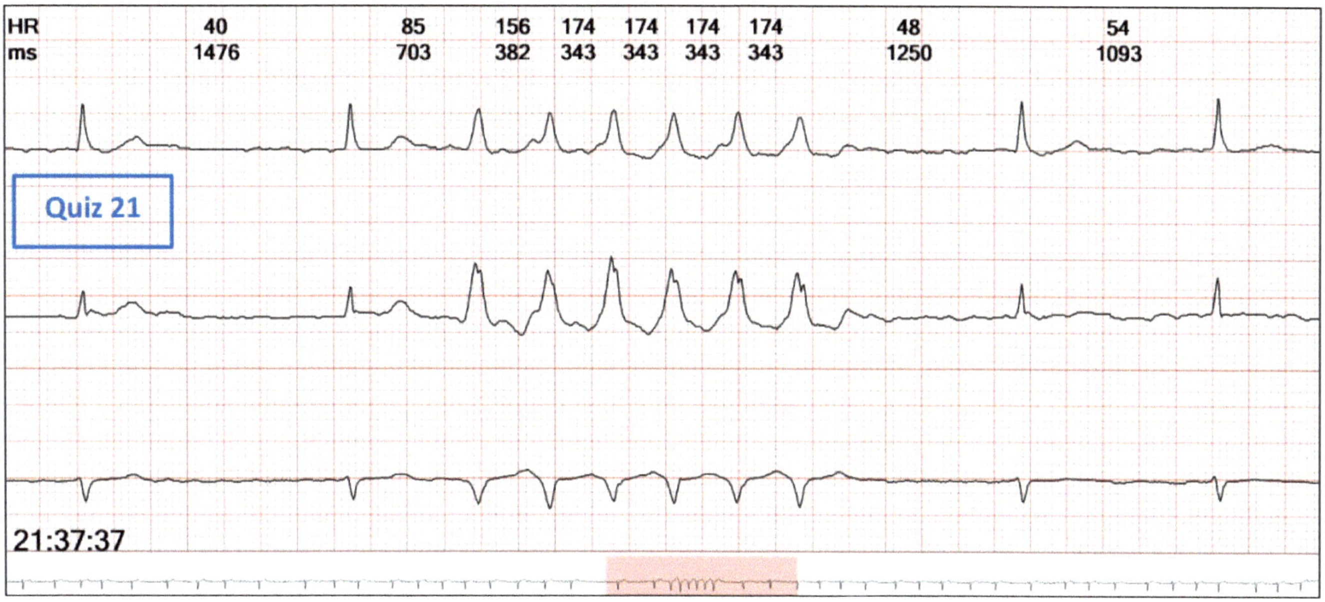
HR 40 85 156 174 174 174 174 48 54
ms 1476 703 382 343 343 343 343 1250 1093
Quiz 21
21:37:37

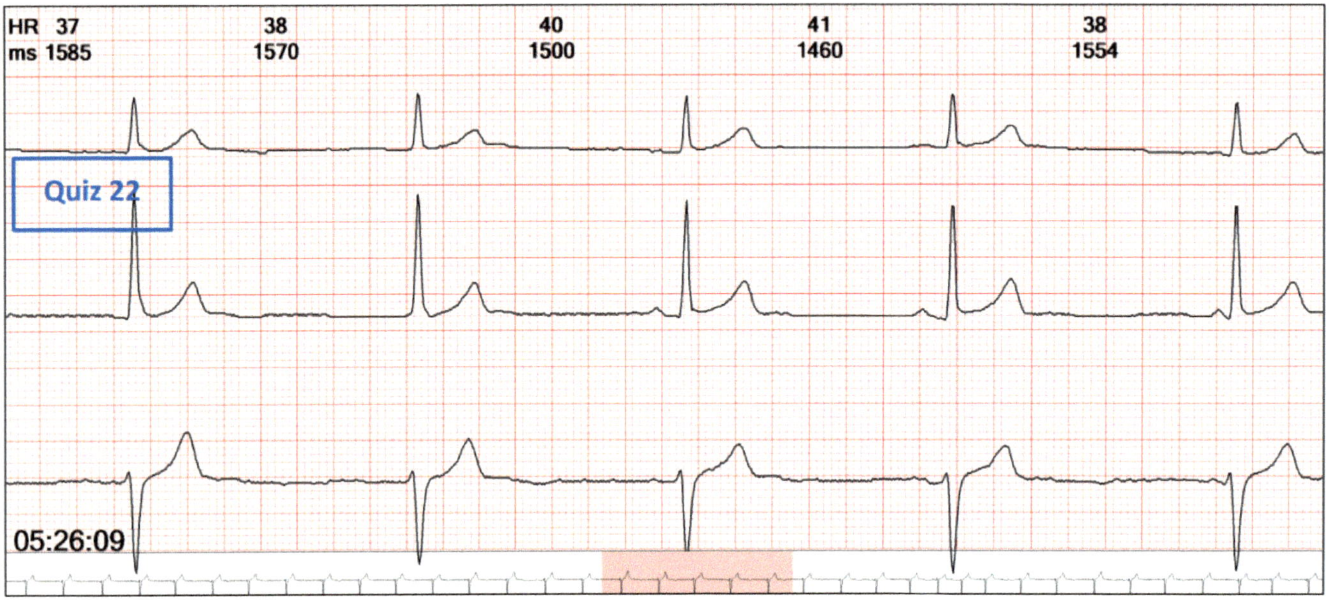
HR 37
ms 1585
38
1570
40
1500
41
1460
38
1554
Quiz 22
05:26:09

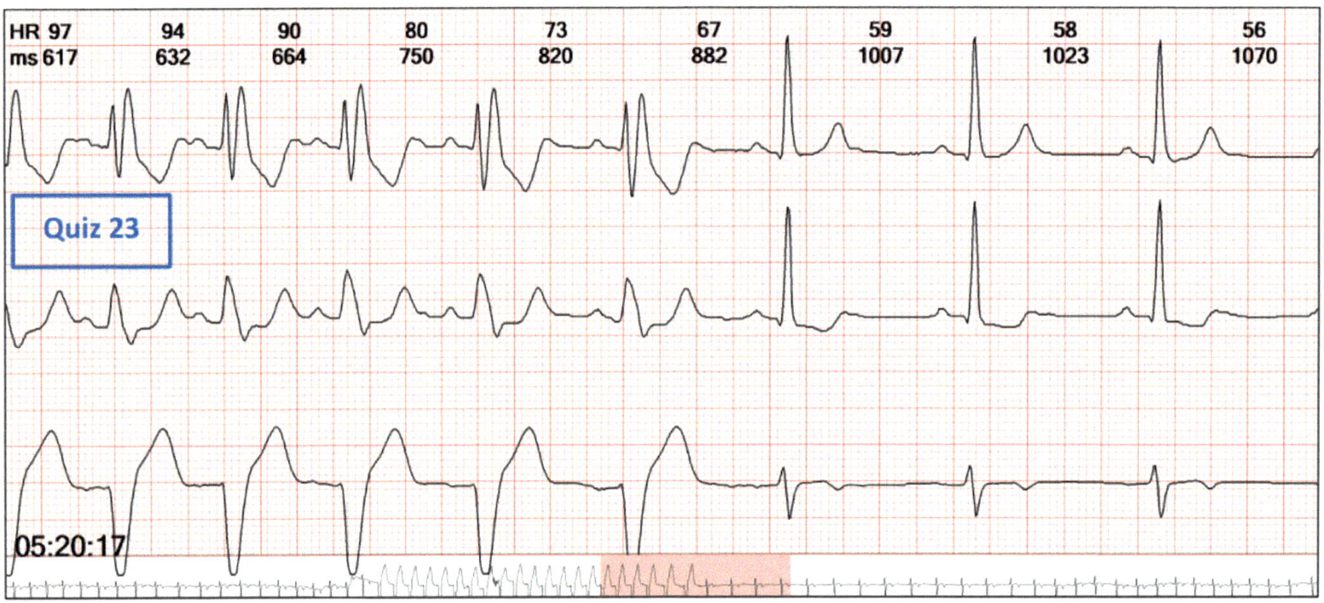
HR 97
ms 617
94
632
90
664
80
750
73
820
67
882
59
1007
58
1023
56
1070
Quiz 23
05:20:17

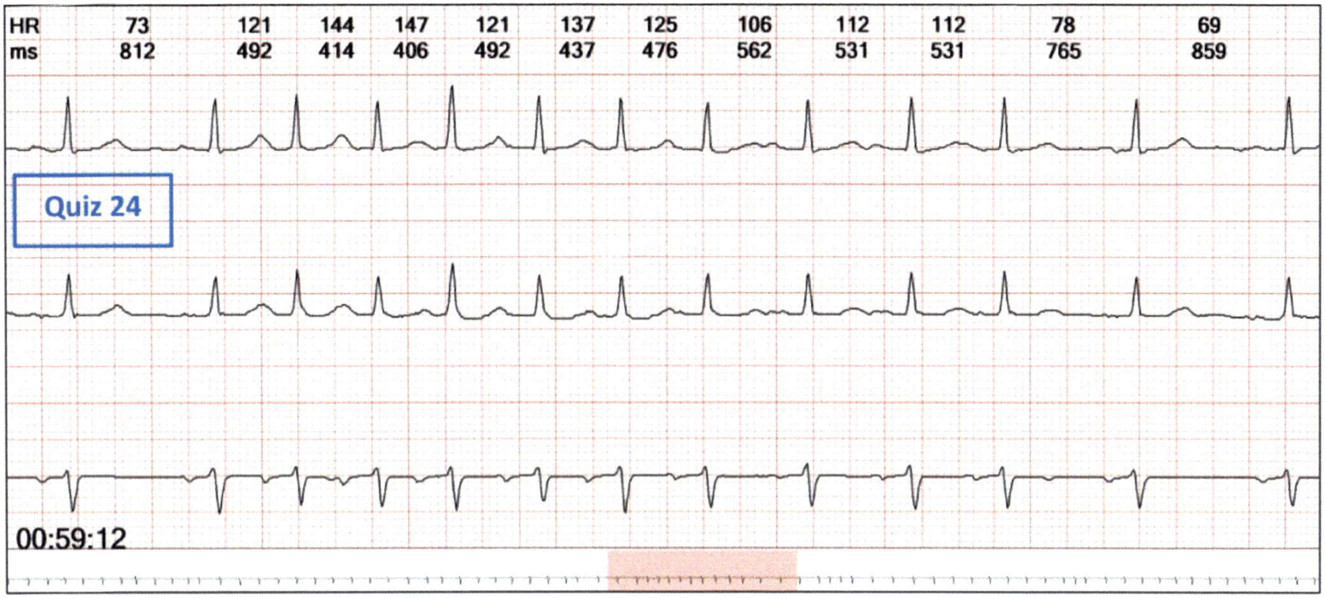
HR 73 121 144 147 121 137 125 106 112 112 78 69
ms 812 492 414 406 492 437 476 562 531 531 765 859
Quiz 24
00:59:12

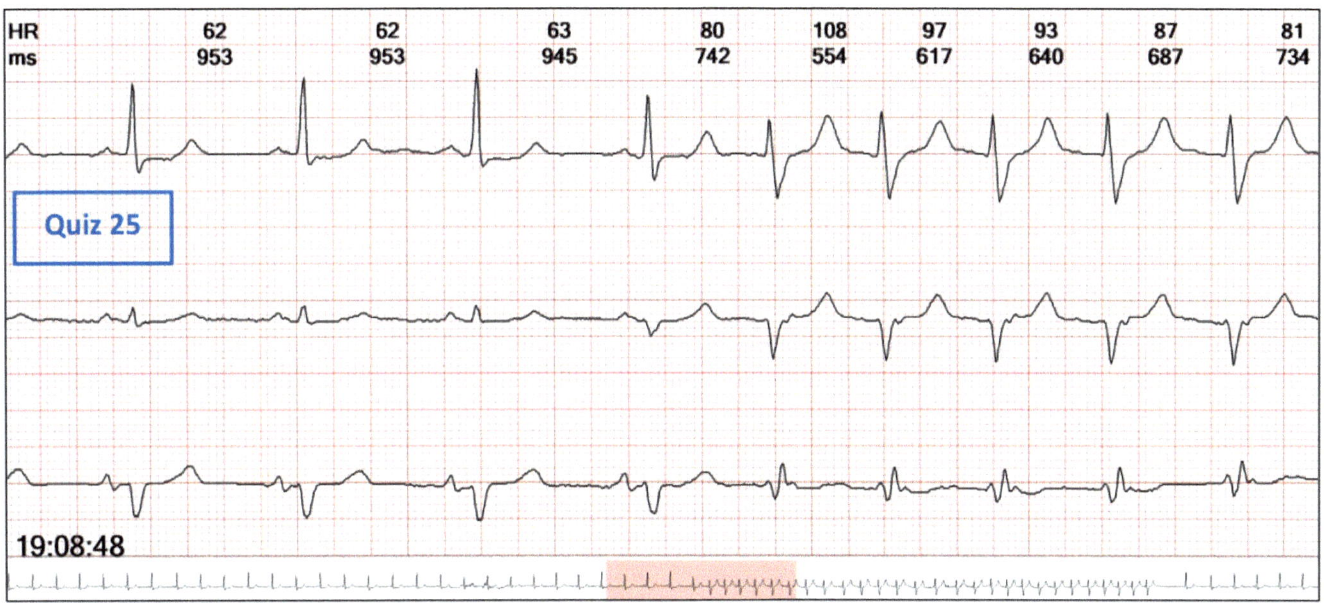
HR 62 62 63 80 108 97 93 87 81
ms 953 953 945 742 554 617 640 687 734
Quiz 25
19:08:48

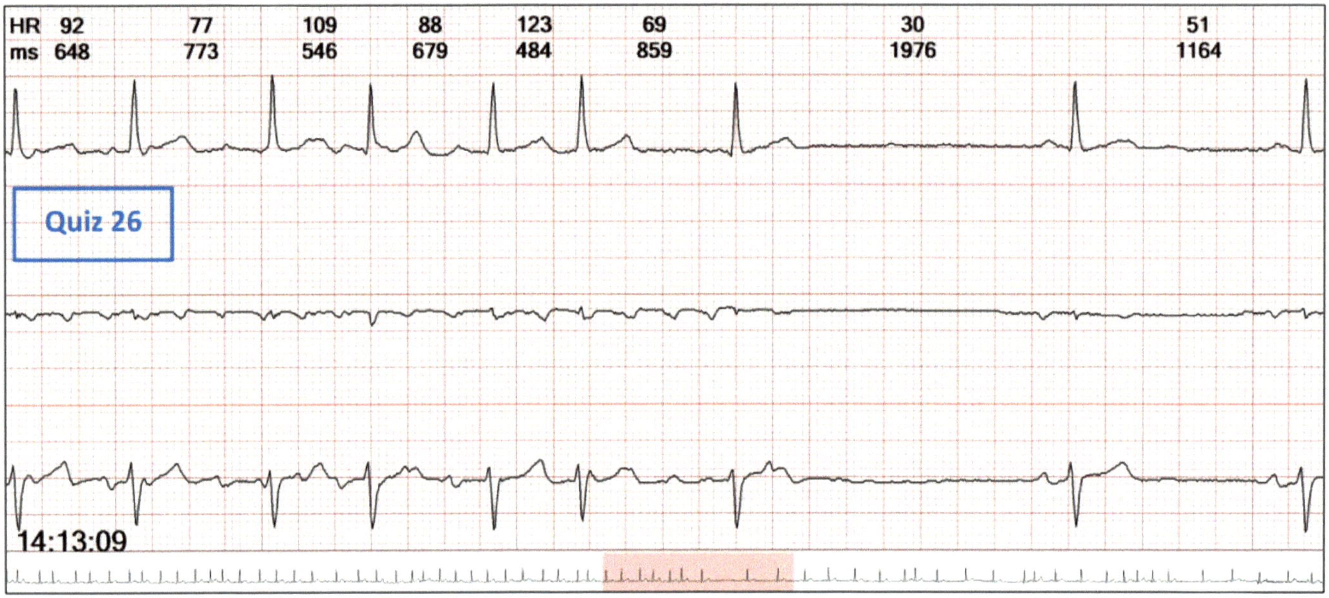
HR 92 77 109 88 123 69 30 51
ms 648 773 546 679 484 859 1976 1164
Quiz 26
14:13:09

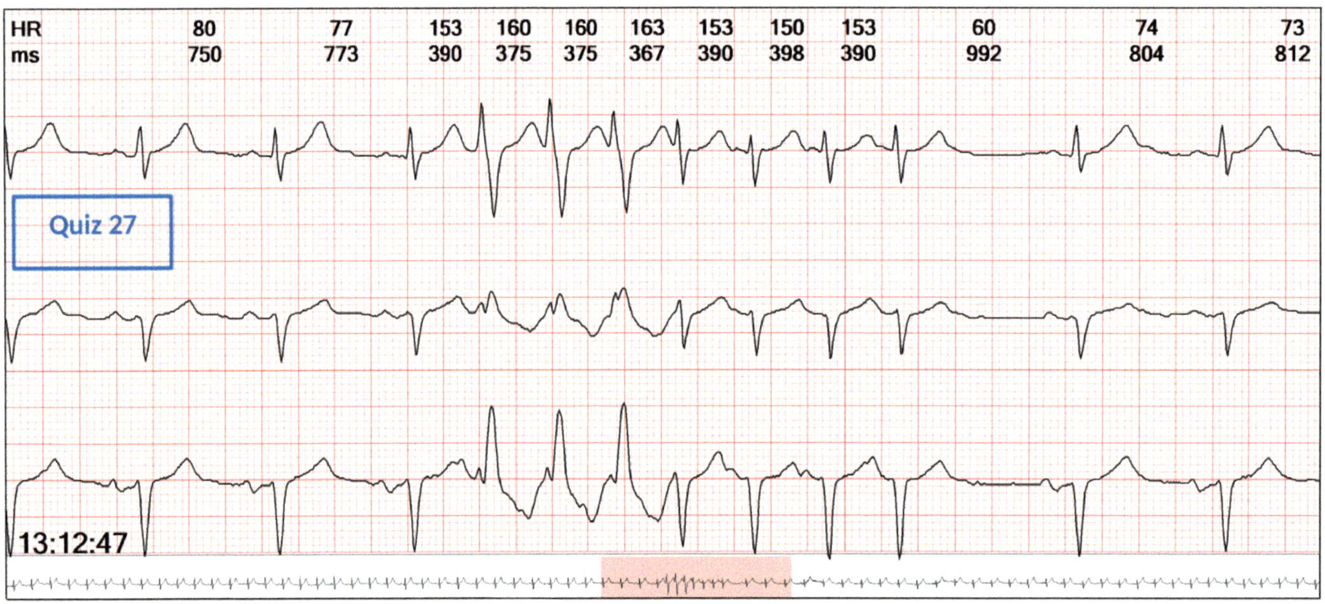
HR 80 77 153 160 160 163 153 150 153 60 74 73
ms 750 773 390 375 375 367 390 398 390 992 804 812
Quiz 27
13:12:47

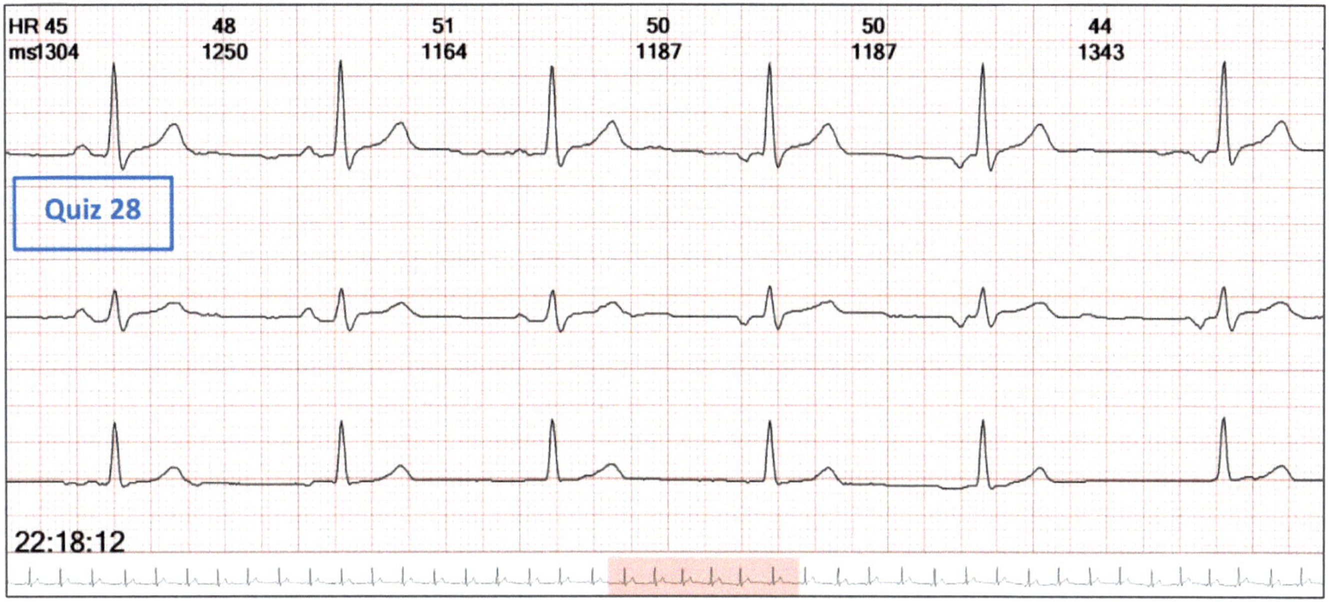
HR 45 48 51 50 50 44
ms1304 1250 1164 1187 1187 1343
Quiz 28
22:18:12

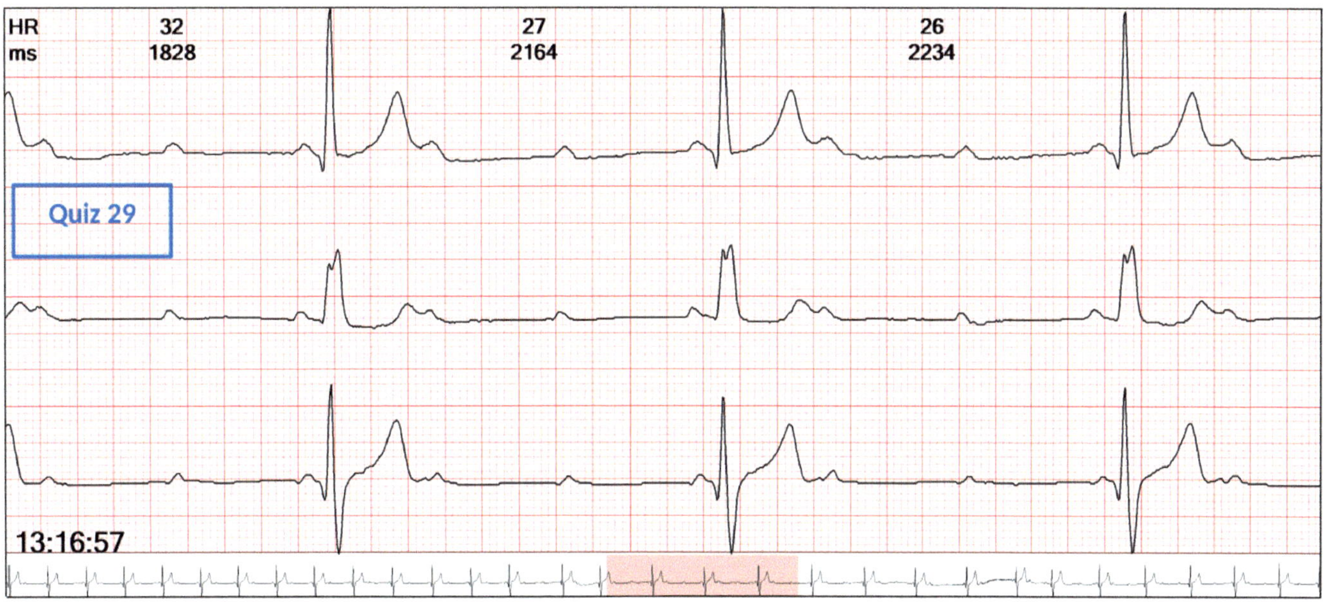
HR 32 27 26
ms 1828 2164 2234
Quiz 29
13:16:57

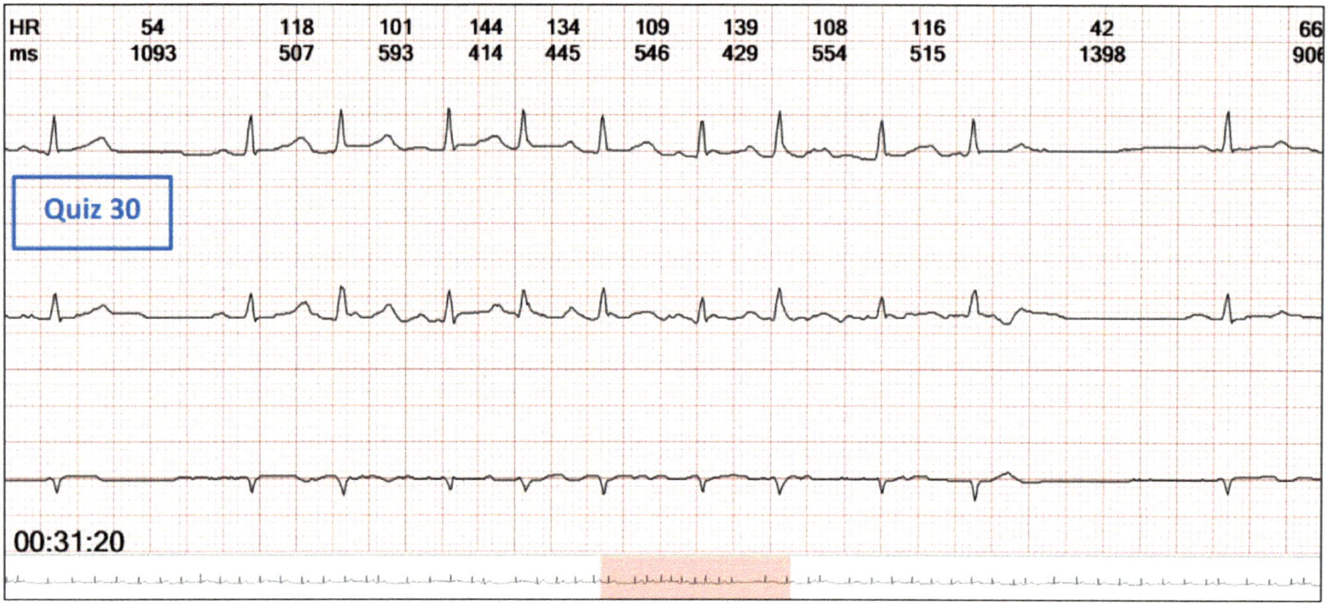
Quiz 30
HR 54 118 101 144 134 109 139 108 116 42 66
ms 1093 507 593 414 445 546 429 554 515 1398
00:31:20

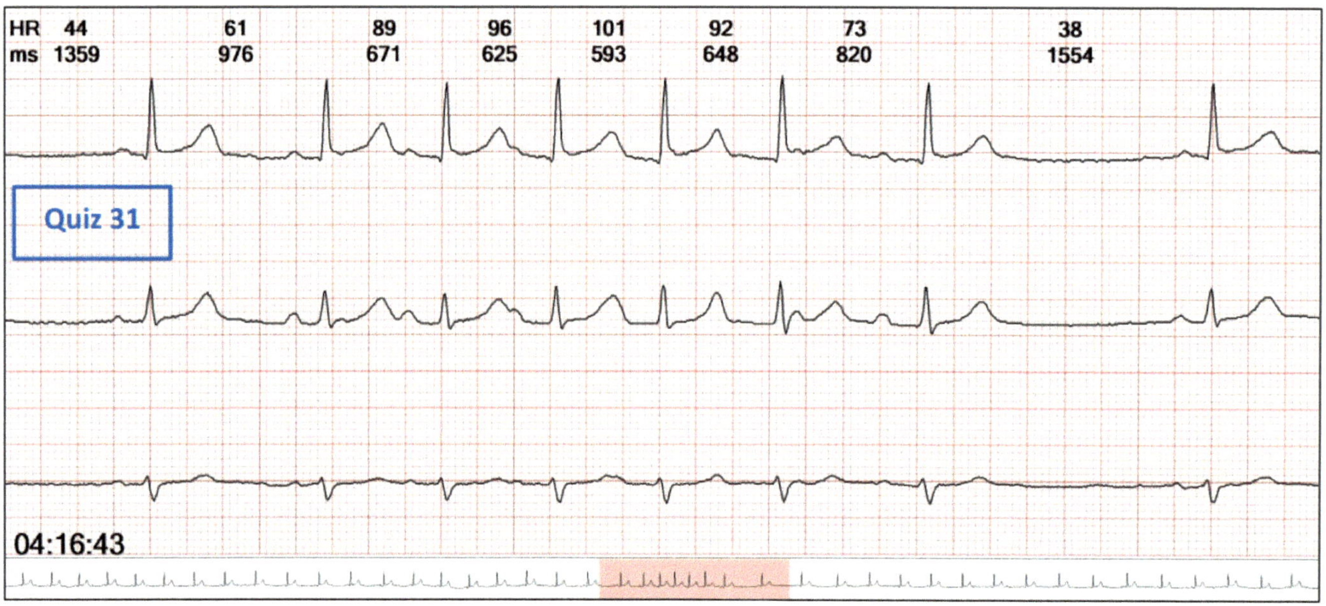
Quiz 31
HR 44 61 89 96 101 92 73 38
ms 1359 976 671 625 593 648 820 1554
04:16:43

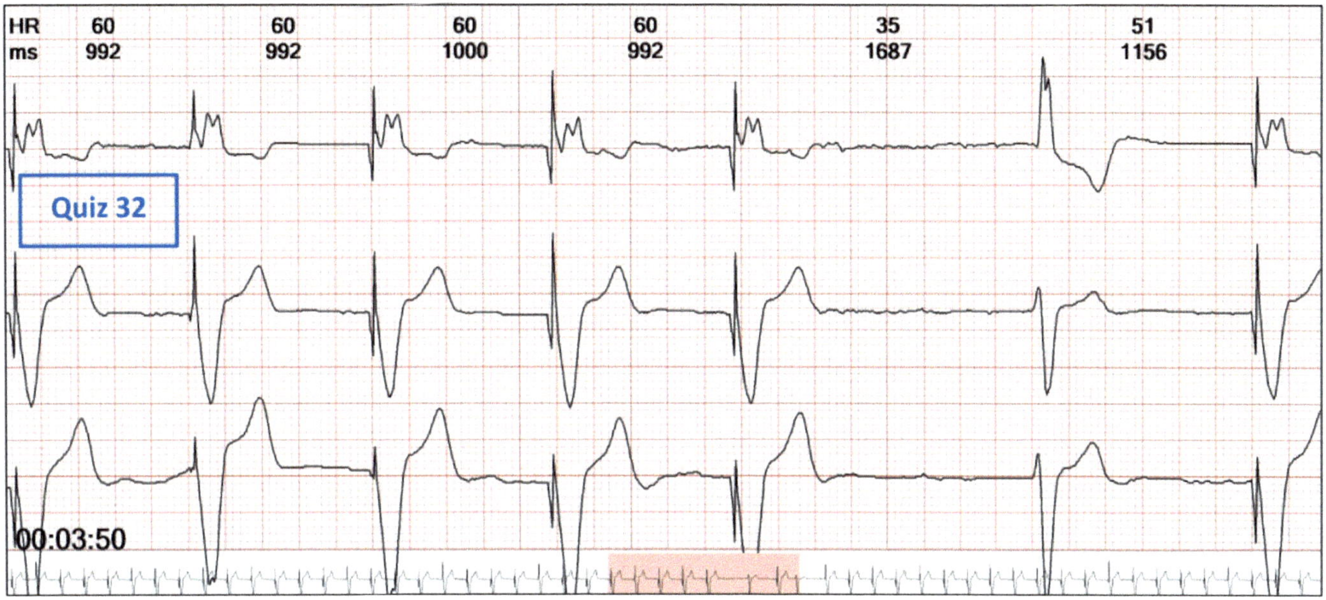
HR 60 60 60 60 35 51
ms 992 992 1000 992 1687 1156
Quiz 32
00:03:50

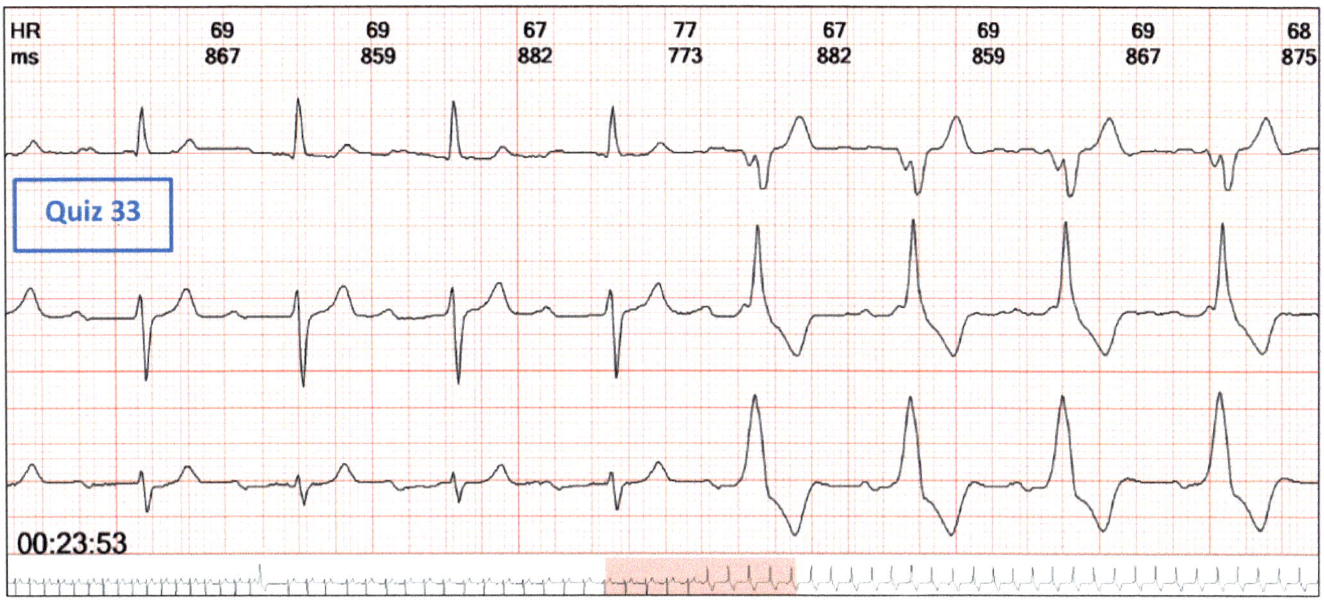
HR 69 69 67 77 67 69 69 68
ms 867 859 882 773 882 859 867 875
Quiz 33
00:23:53

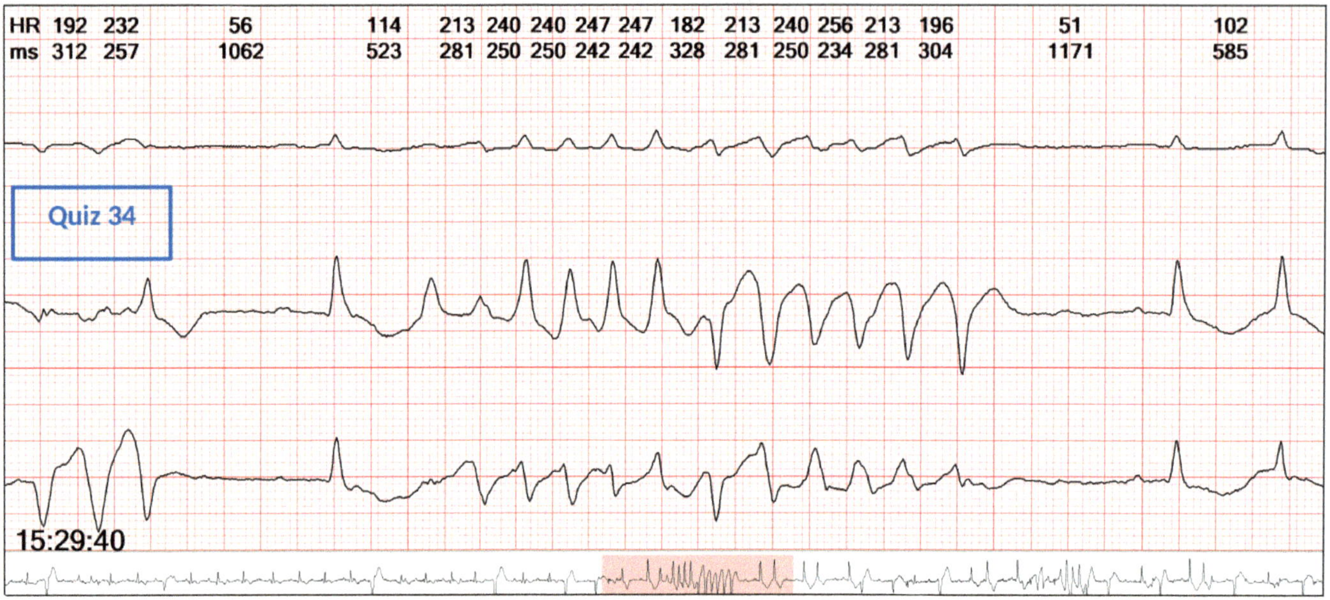
HR 192 232 56 114 213 240 240 247 247 182 213 240 256 213 196 51 102
ms 312 257 1062 523 281 250 250 242 242 328 281 250 234 281 304 1171 585
Quiz 34
15:29:40

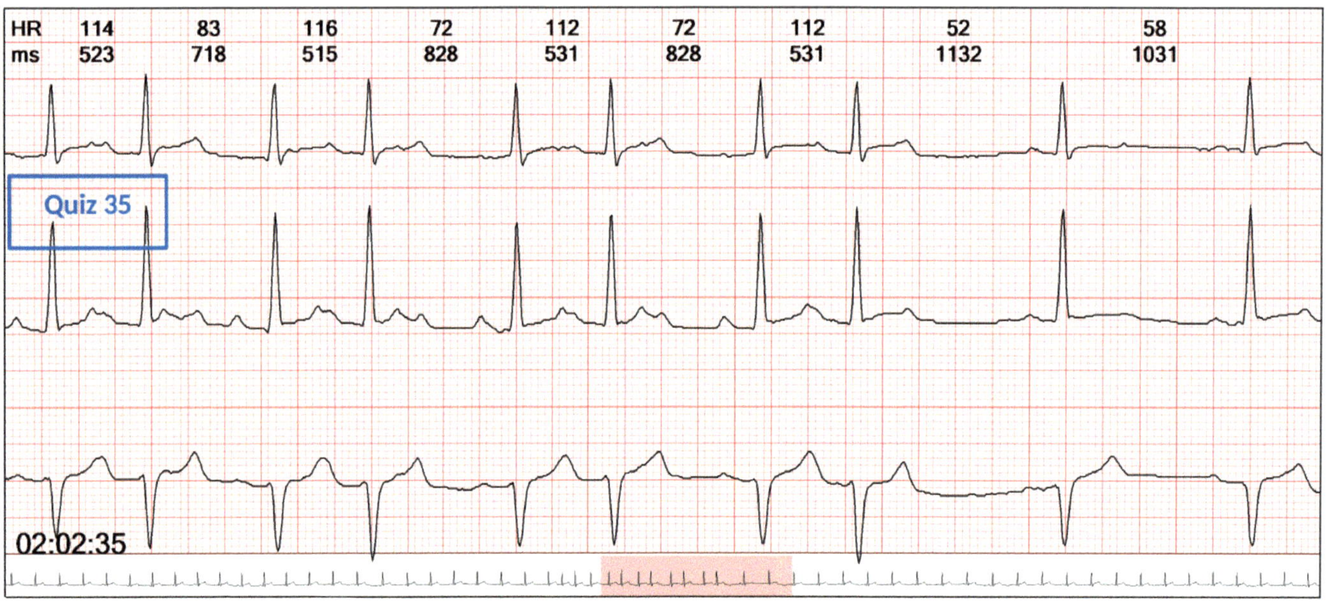
HR 114 83 116 72 112 72 112 52 58
ms 523 718 515 828 531 828 531 1132 1031
Quiz 35
02:02:35

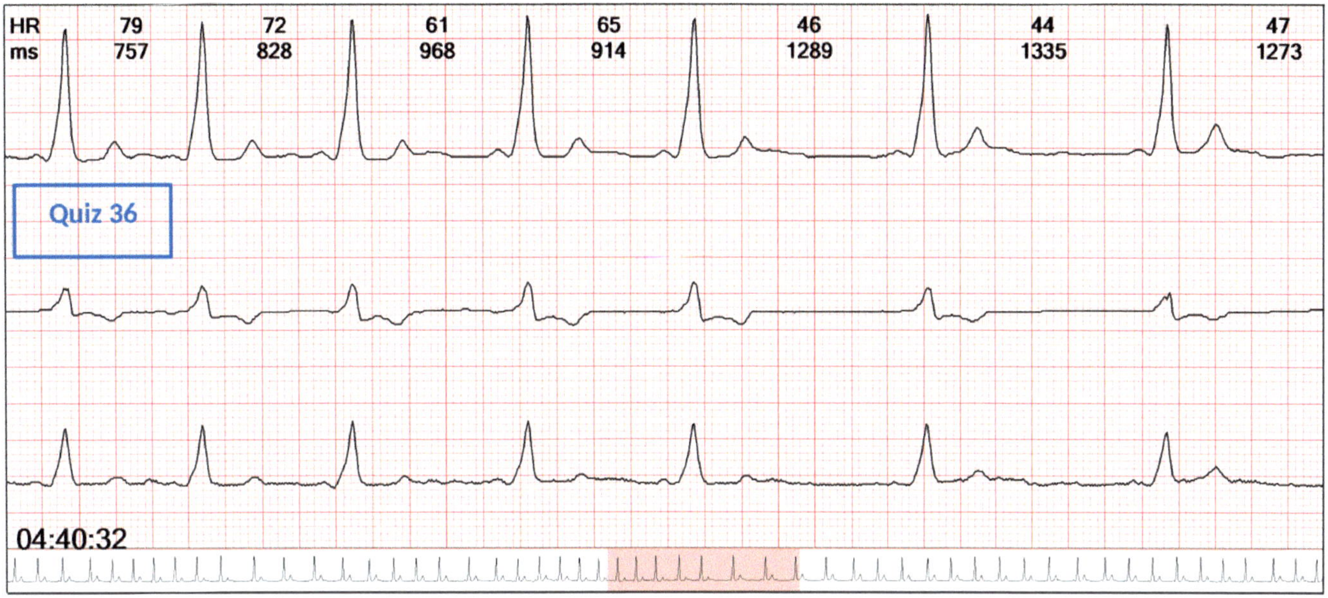
HR 79 72 61 65 46 44 47
ms 757 828 968 914 1289 1335 1273
Quiz 36
04:40:32

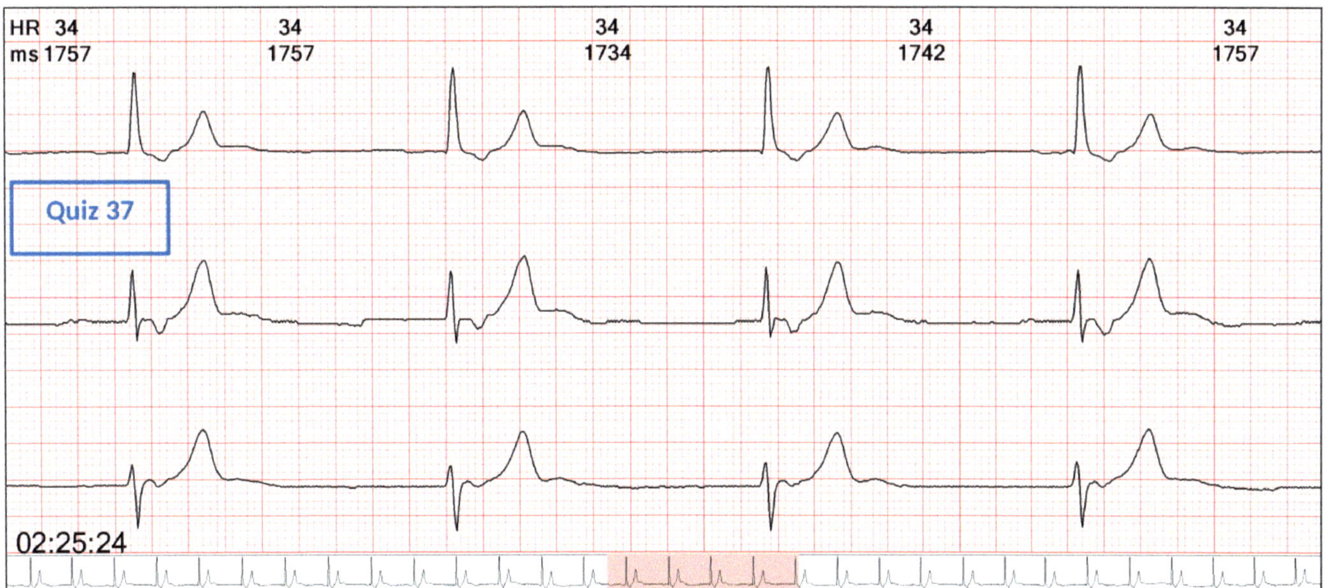
HR 34 34 34 34 34
ms 1757 1757 1734 1742 1757
Quiz 37
02:25:24

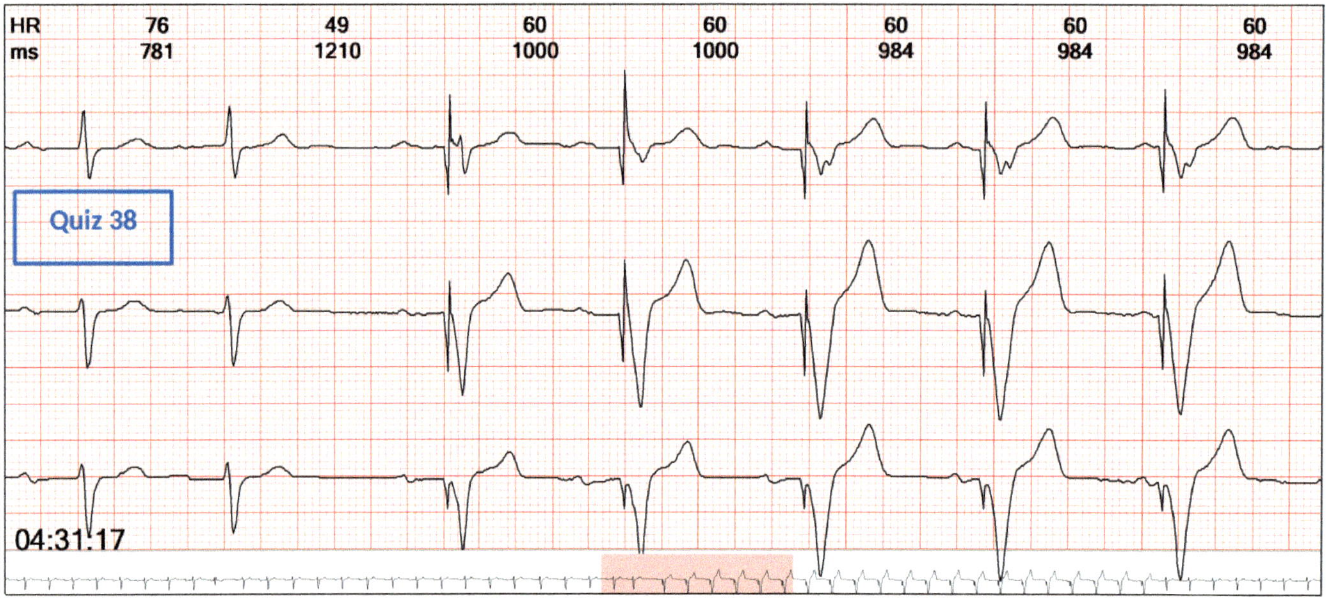
HR 76 49 60 60 60 60 60
ms 781 1210 1000 1000 984 984 984
Quiz 38
04:31:17

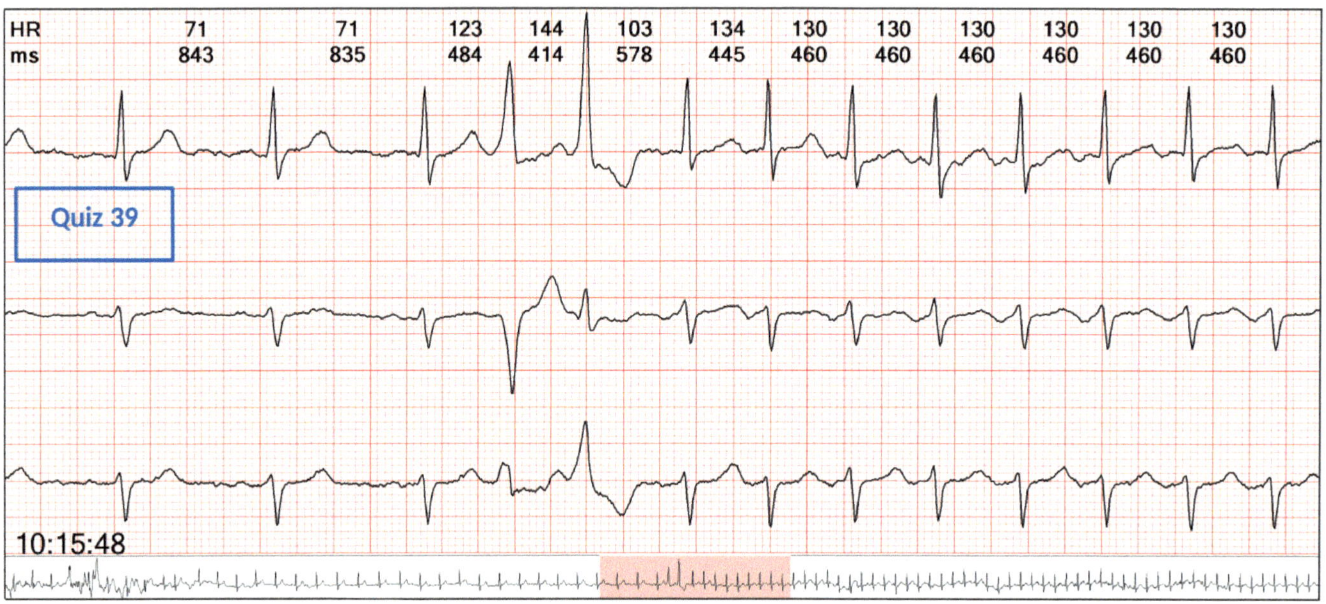
HR 71 71 123 144 103 134 130 130 130 130 130 130
ms 843 835 484 414 578 445 460 460 460 460 460 460
Quiz 39
10:15:48

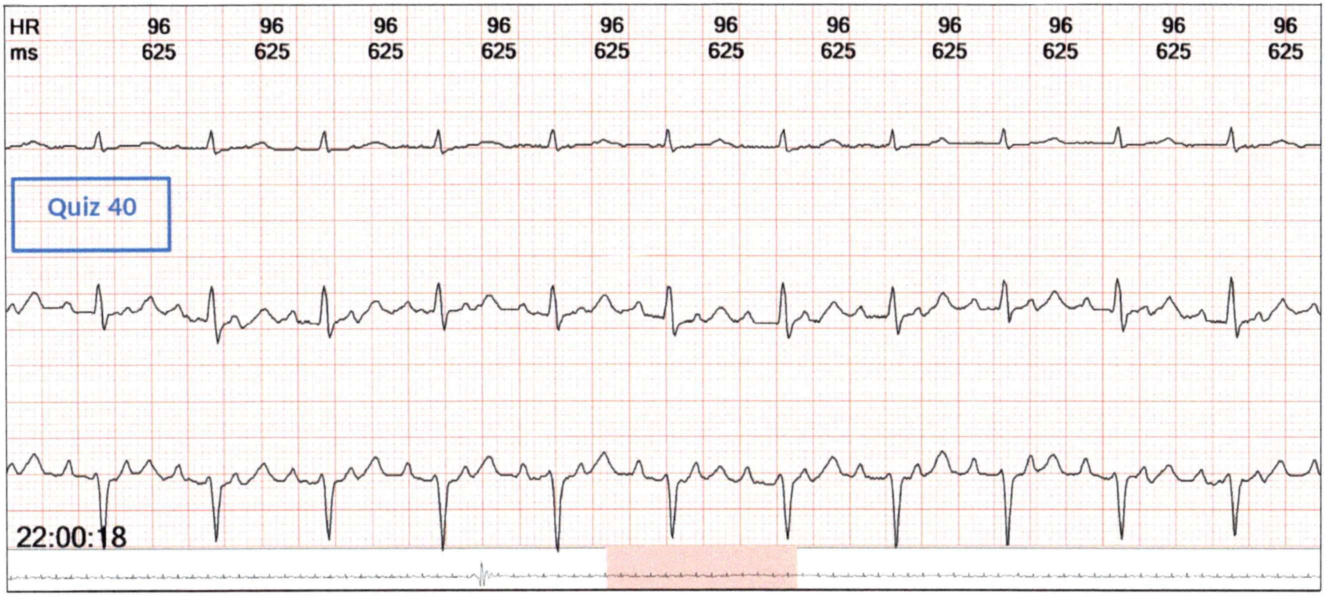
HR 96 96 96 96 96 96 96 96 96 96 96
ms 625 625 625 625 625 625 625 625 625 625 625
Quiz 40
22:00:18

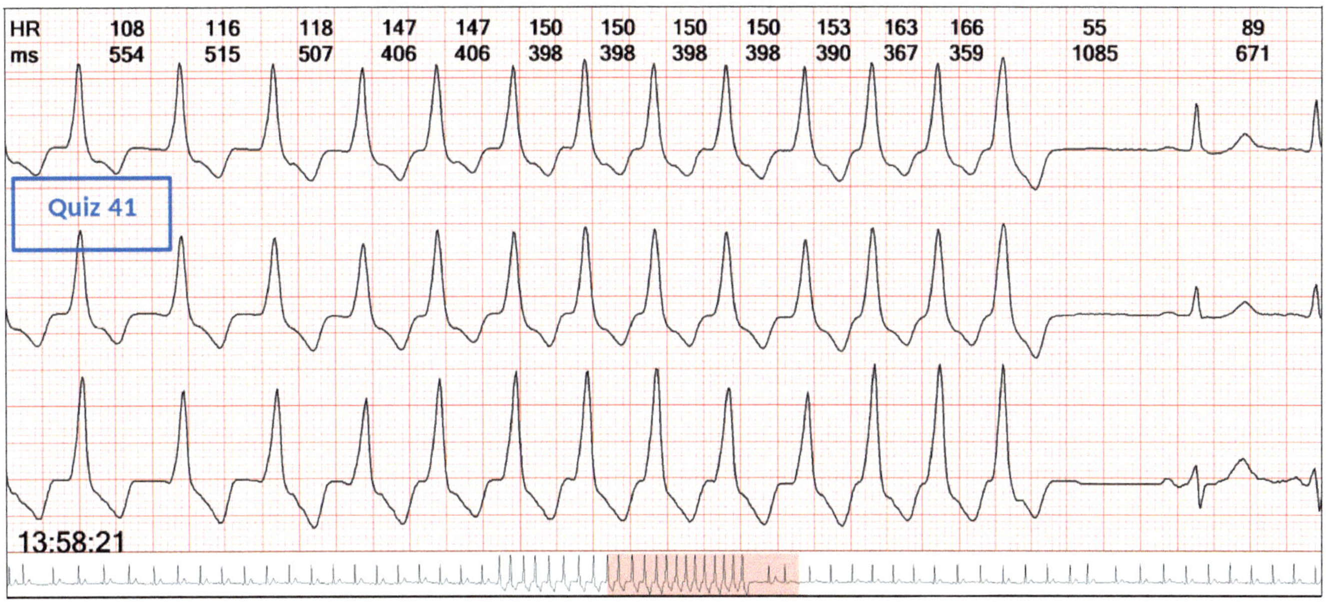
HR 108 116 118 147 147 150 150 150 150 153 163 166 55 89
ms 554 515 507 406 406 398 398 398 398 390 367 359 1085 671
Quiz 41
13:58:21

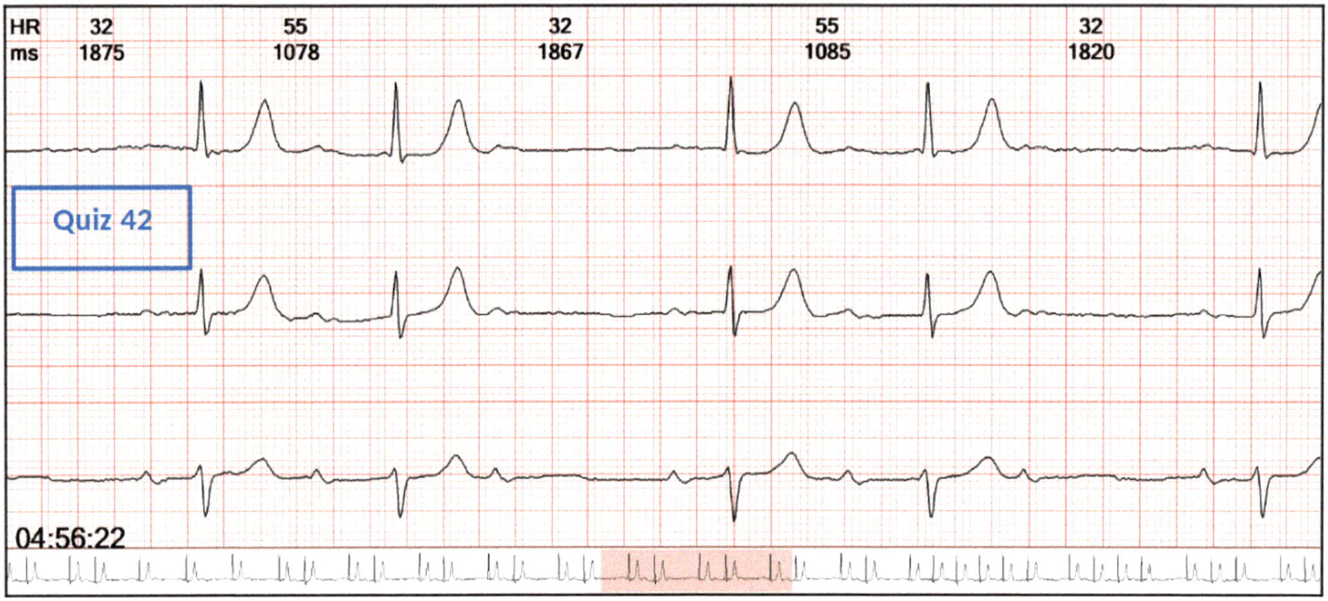
HR 32 55 32 55 32
ms 1875 1078 1867 1085 1820
Quiz 42
04:56:22

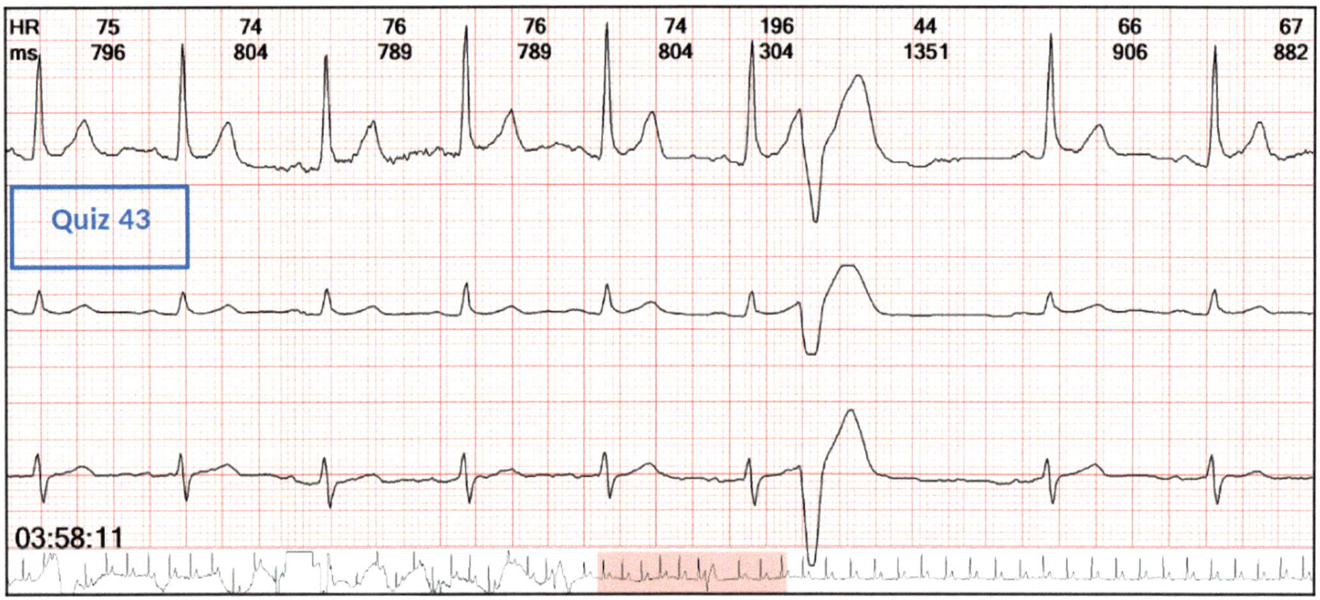
HR 75 74 76 76 74 196 44 66 67
ms 796 804 789 789 804 304 1351 906 882
Quiz 43
03:58:11

9 Quiz-Lösungen

Quiz 1 – Intermittierender Schenkelblock (bei jedem zweiten Schlag):

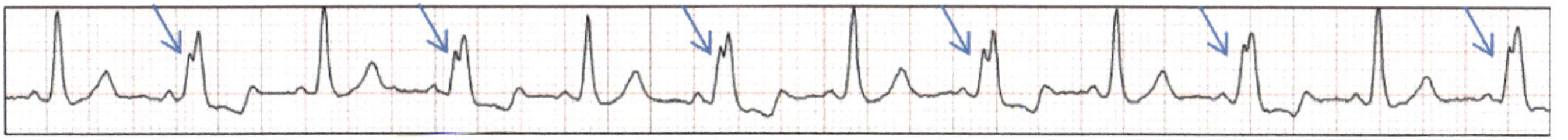

Einige Stunden später in derselben Registrierung wird der intermittierende Schenkelblock deutlicher:

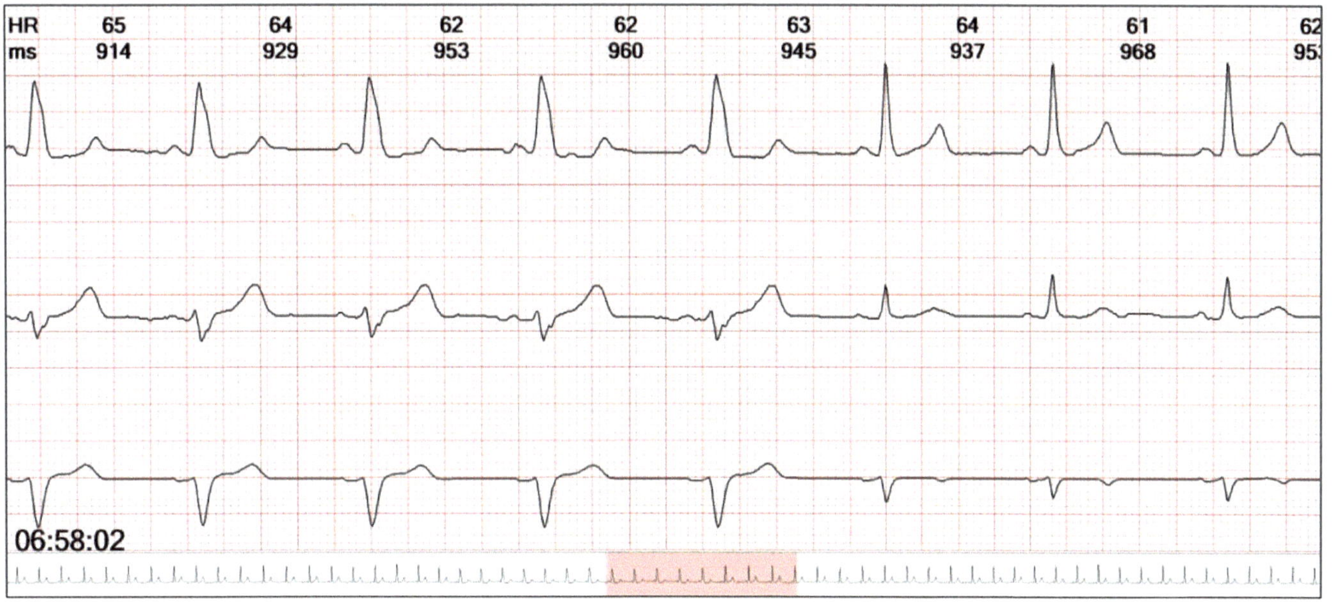

Quiz 2 – SA-Block 2:1, junkionaler Ersatzschlag mit Verschmelzung von P-Welle und QRS-Komplex:

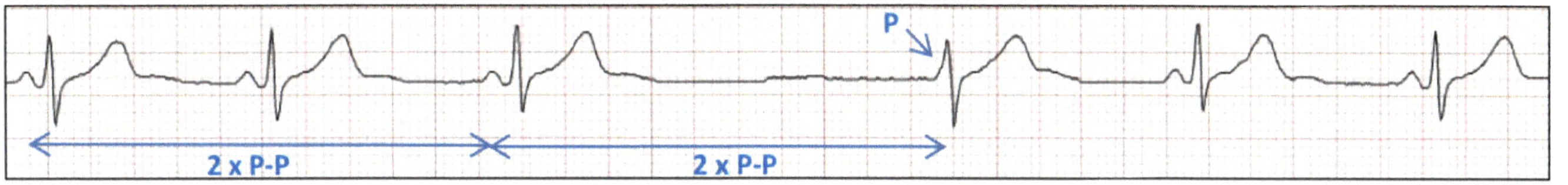

Quiz 3 – Spät einfallende VES mit Verschmelzung der P-Welle mit der VES:

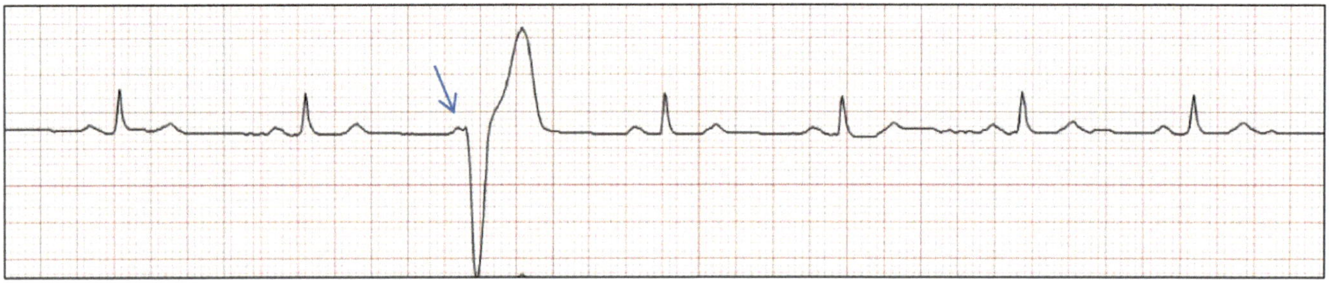

Quiz 4 – Artefakte durch defekte Platine des Langzeit-EKG-Aufnahmegeräts (keine echten Schrittmacher-Spikes!):

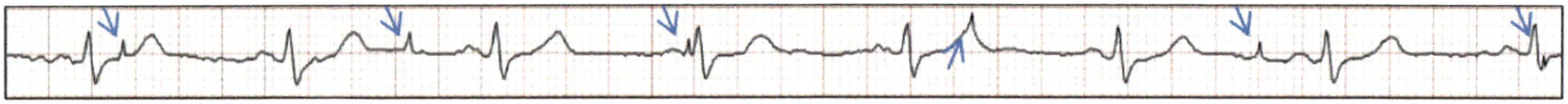

Quiz 5 – Tachyarrhythmie mit aszendierenden ST-Strecken-Senkungen:

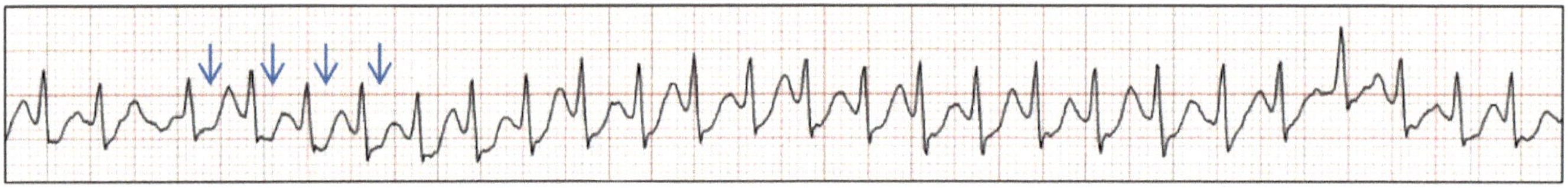

Quiz 6 – Vorhofflimmern mit intermittierender Aberranz (VT unwahrscheinlich, da unregelmäßige R-R-Abstände):

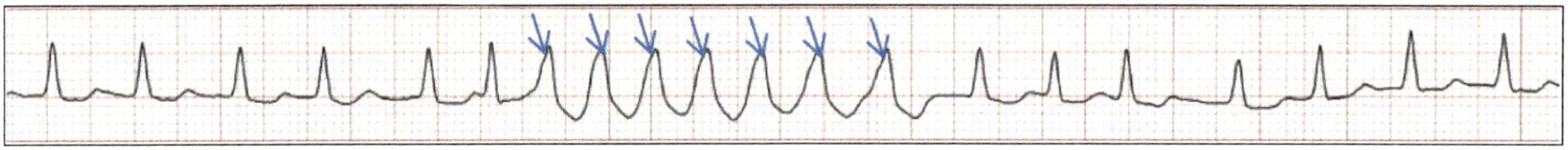

Quiz 7 – VVI-Schrittmacher bei Sinusrhythmus, teils mit Fusionsschlägen:

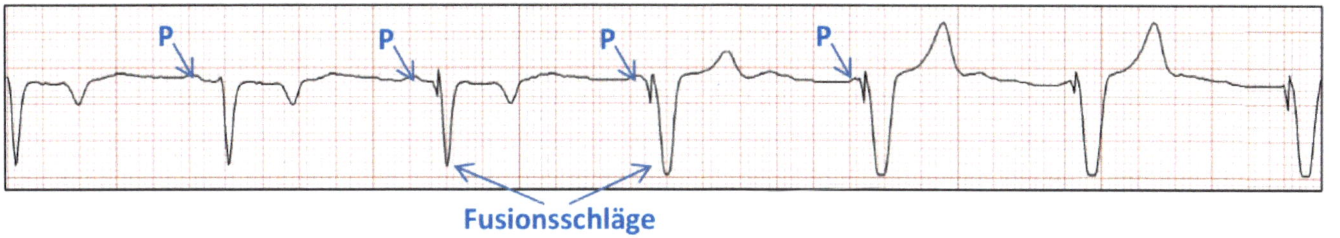

Quiz 8 – Ausgeprägter AV-Block I. Grades bei Schenkelblock mit Verschmelzung von P- und T-Welle:

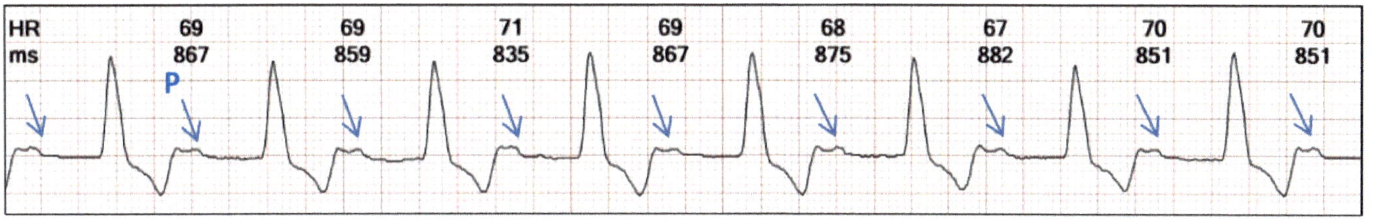

Zu einem anderen Zeitpunkt derselben Registrierung normalisiert sich bei langsamer HF die QRS-Breite und die P-Welle wird besser sichtbar:

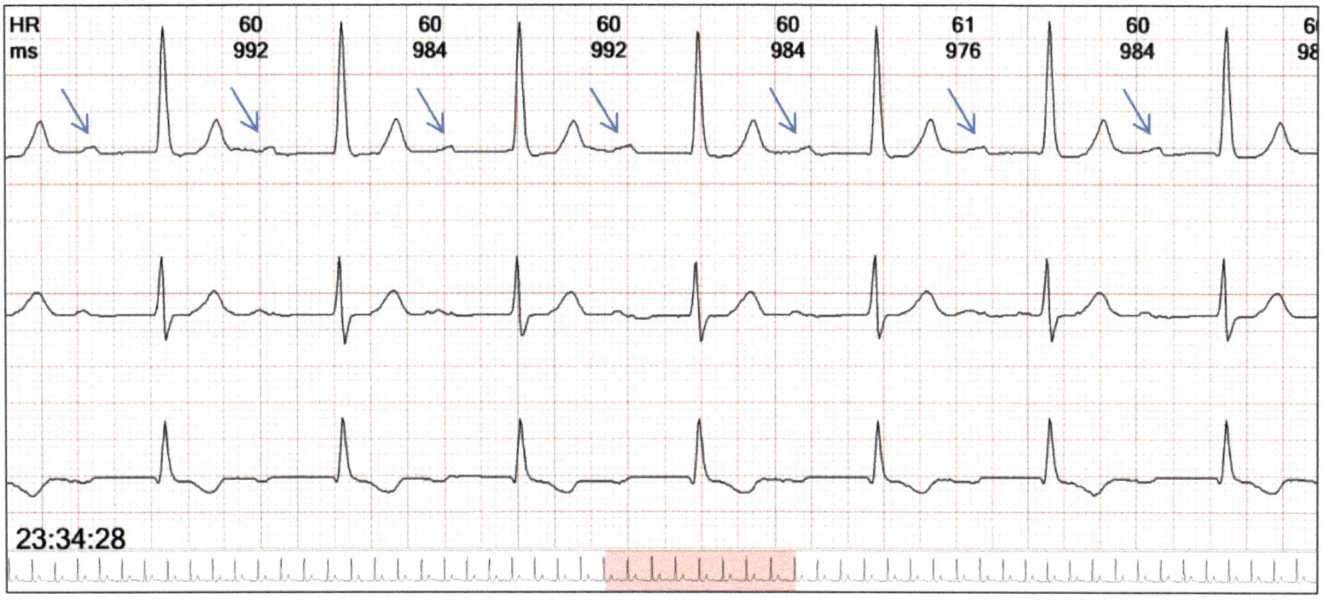

Quiz 9 – Akzelerierter junktionaler Rhythmus mit negativen P-Wellen direkt nach den QRS-Komplexen:

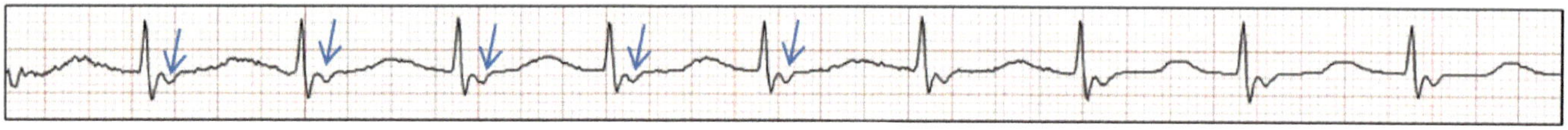

Quiz 10 – Bradykardie durch blockierte SVES im Bigeminus:

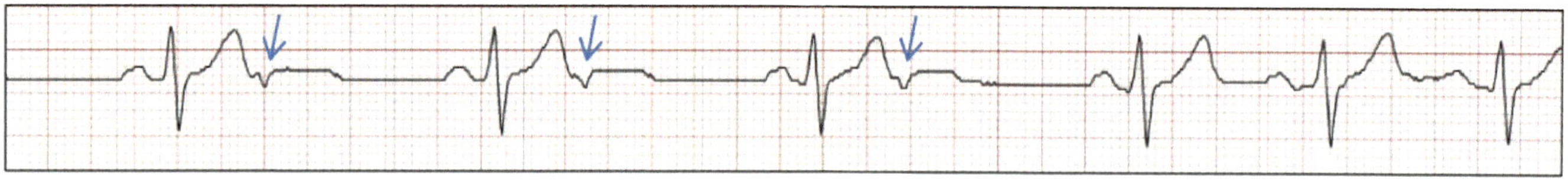

Quiz 11 – Vorhofflattern mit 2:1 Überleitung:

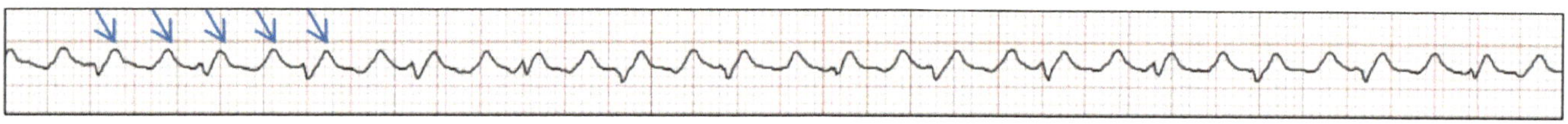

Besser erkennbar wird dies *zu einem anderen Zeitpunkt* derselben Registrierung (längere RR-Abstände):

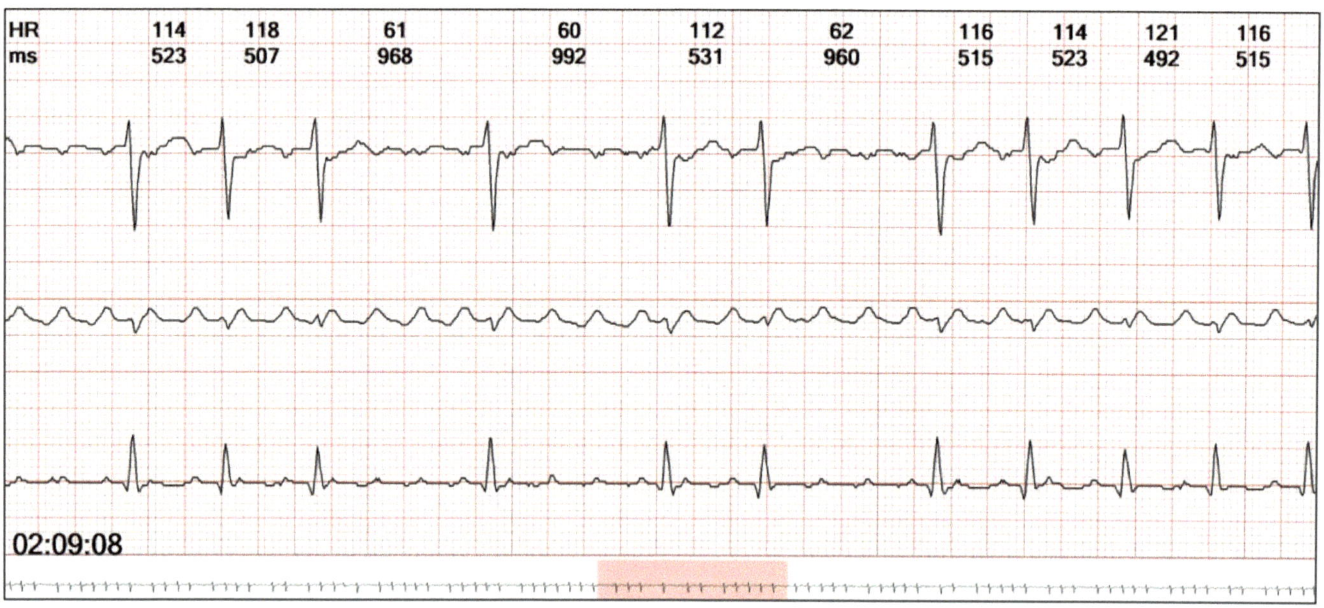

Quiz 12 – Artefakte. Es handelt sich *nicht* um eine *ventrikuläre Tachykardie oder Kammerflattern*, sondern um Artefakte! Die echten QRS-Komplexe sind im 1. Kanal zu erahnen:

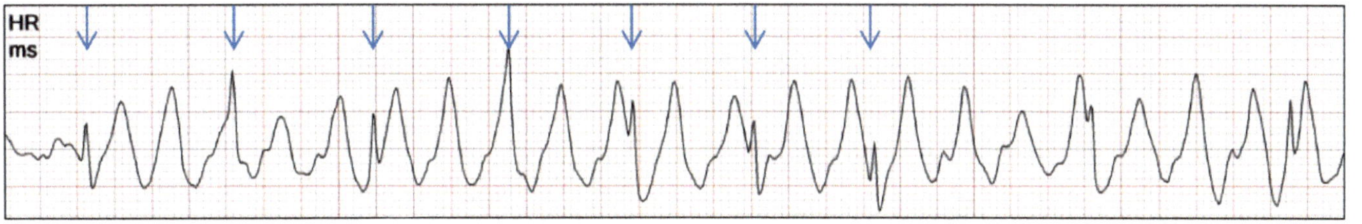

Quiz 13 – Zunächst langsamer Sinusrhythmus mit leichter QRS-Verbreiterung und zunehmender PQ-Zeit, dann junktionaler Ersatzrhythmus mit negativen P-Wellen direkt nach den QRS-Komplexen:

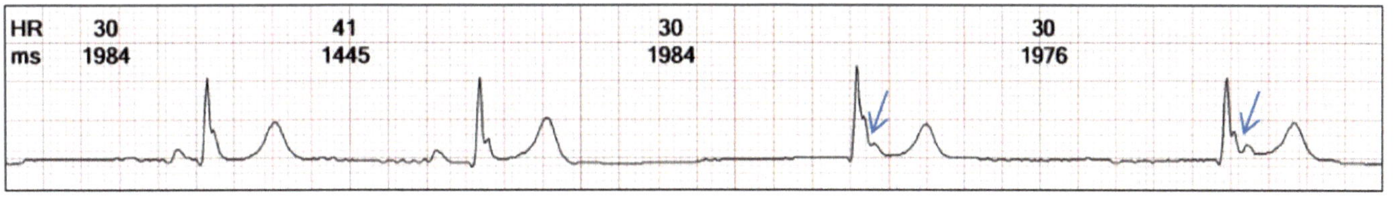

Quiz 14 – Intermittierende Aberranz bei WPW (keine VES im Bigeminus). Vor jedem verbreiterten QRS-Komplex ist die PQ-Zeit verkürzt:

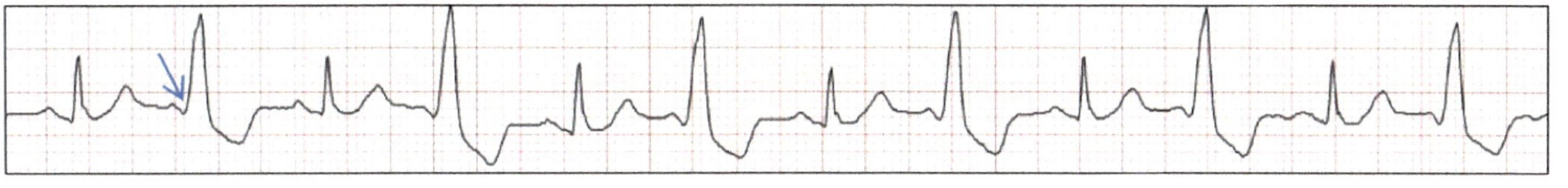

Die Delta-Wellen sind *zu einem anderen Zeitpunkt* derselben Registrierung intermittierend erkennbar:

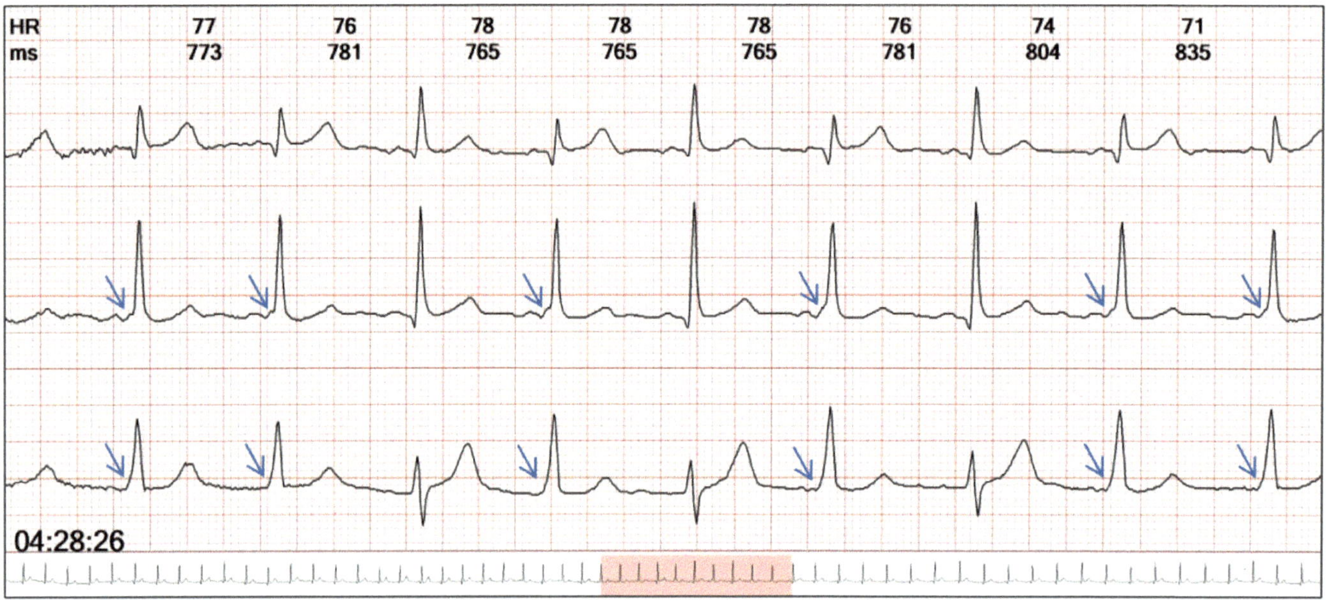

Quiz 15 – Auftreten eines akzelerierten idioventrikulären Rhythmus. Kein intermittierender Schenkelblock, da keine P-Wellen vor den verbreiterten QRS-Komplexen zu erkennen sind:

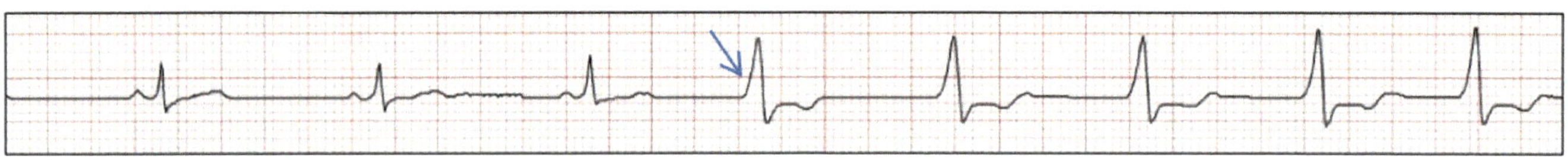

Quiz 16 – Auftreten eines akzelerierten idioventrikulären Rhythmus beginnend mit einem Fusionsschlag. Retrograde Vorhoferregungen:

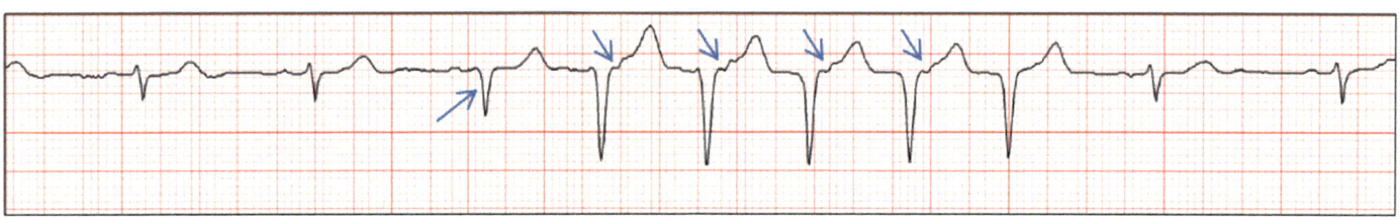

Quiz 17 – Ende einer Phase von intermittierendem Schenkelblock:

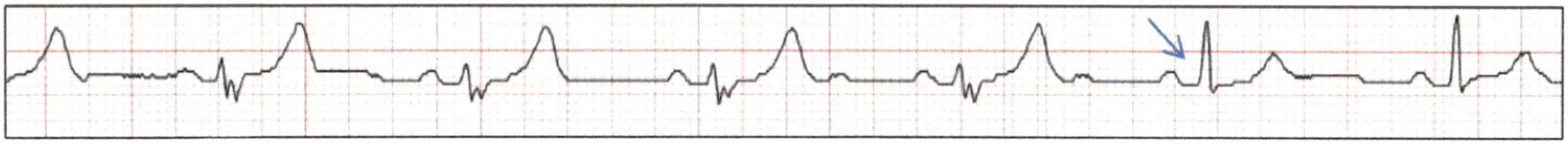

Quiz 18 – Pause von > 4,3 Sek. durch einen höhergradigen SA-Block oder einen Sinusarrest:

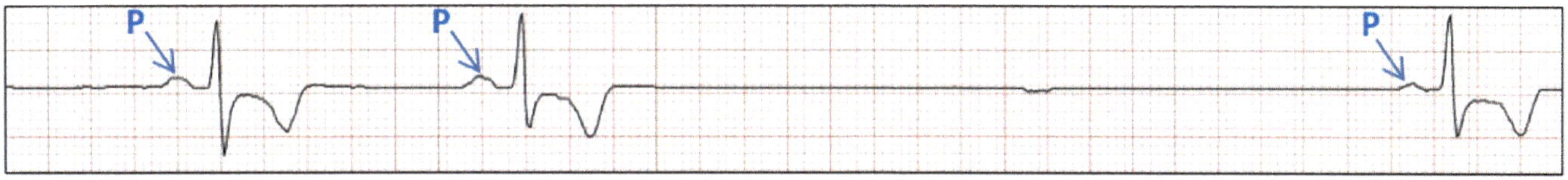

Quiz 19 – AV-Dissoziation mit einem langsamen, junktionalen Ersatzrhythmus („durchlaufende" P-Wellen):

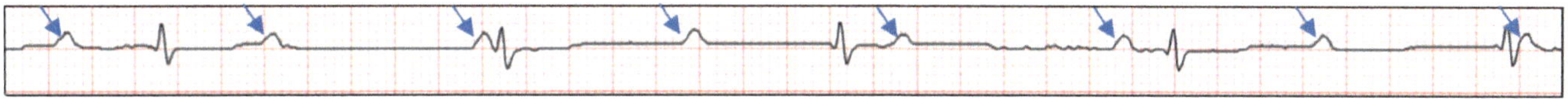

Quiz 20 – WPW-Anomalie mit kurzer SVT und zunehmender Aberranz:

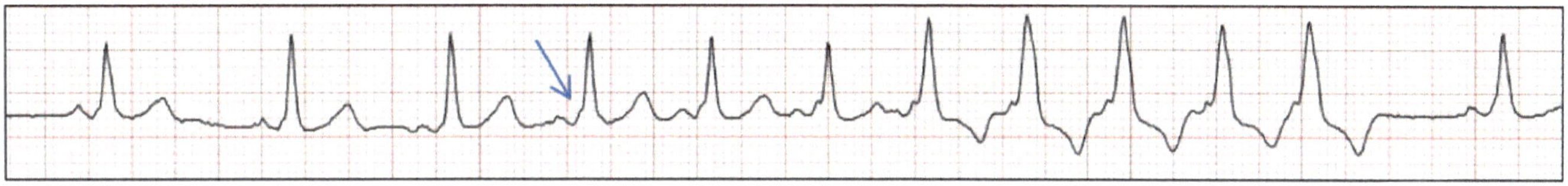

Quiz 21 – VT bei absoluter Arrhythmie bei Vorhofflimmern.

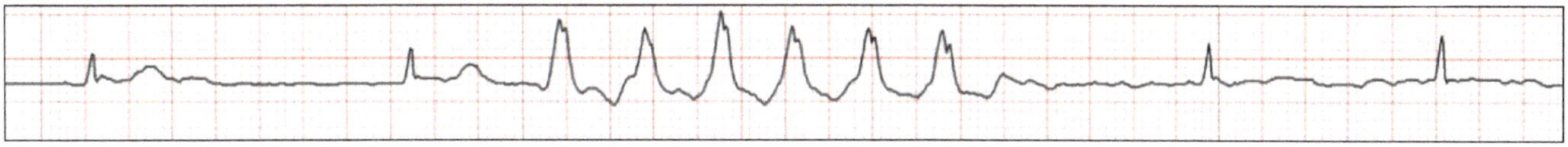

Quiz 22 – Junktionaler Rhythmus im Wechsel mit dem Sinusrhythmus.

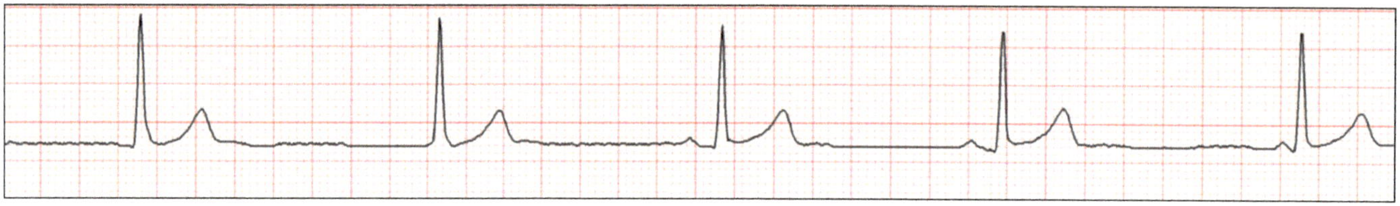

Quiz 23 – Ende einer Phase von frequenzabhängigem Schenkelblock.

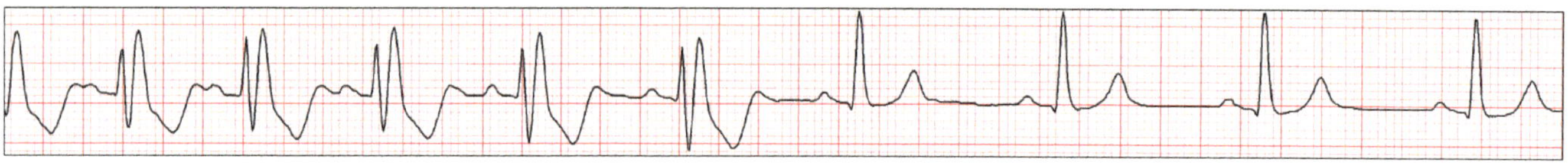

Quiz 24 – SVT mit Verlangsamung. Die P-Wellen sind im 3. Kanal gut erkennbar:

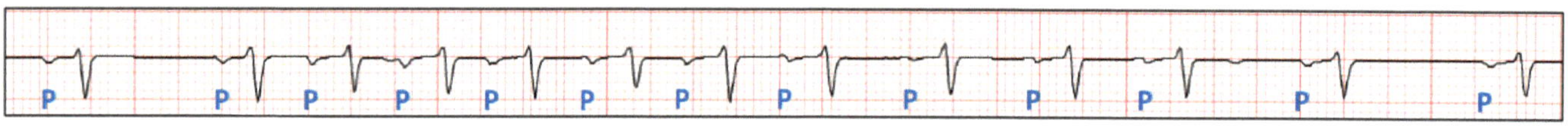

Quiz 25 – Beginn einer Phase von akzeleriertem idioventrikulärem Rhythmus mit einem Fusionsschlag:

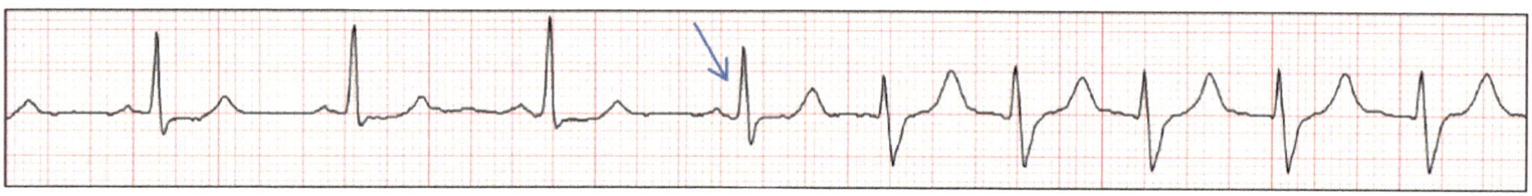

Quiz 26 – Ende einer Phase von Vorhofflattern mit kurzer präautomatischer Pause.

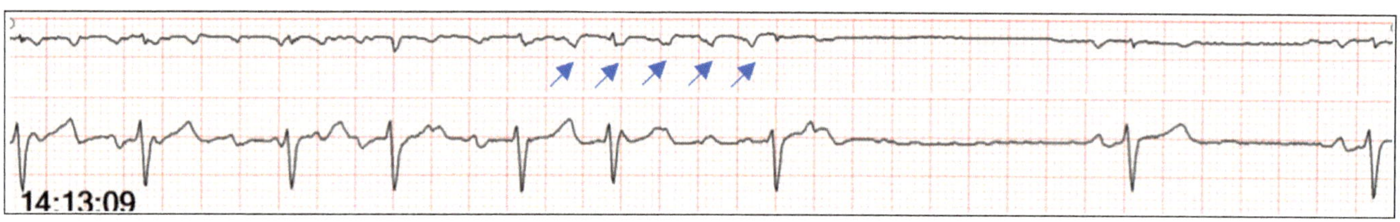

Quiz 27 – SVT, beginnend mit Aberranz. P-Wellen auch vor den verbreiterten QRS-Komplexen erkennbar:

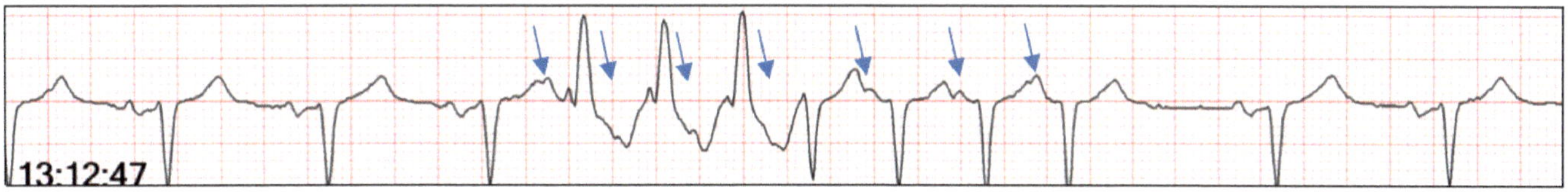

Quiz 28 – Phase von ektopem Vorhofrhythmus mit negativen P-Wellen:

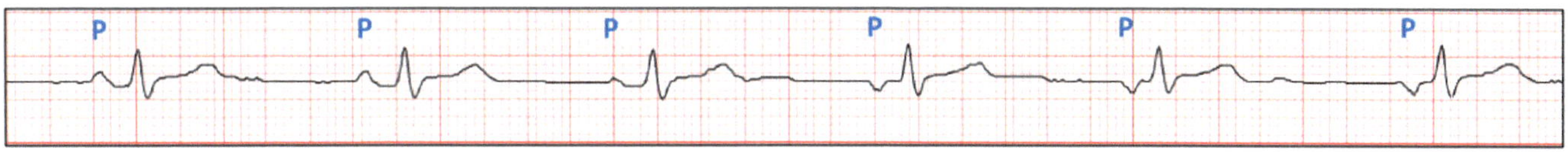

Quiz 29 – AV-Block II. Grades Typ Mobitz mit 3:1 Überleitung.

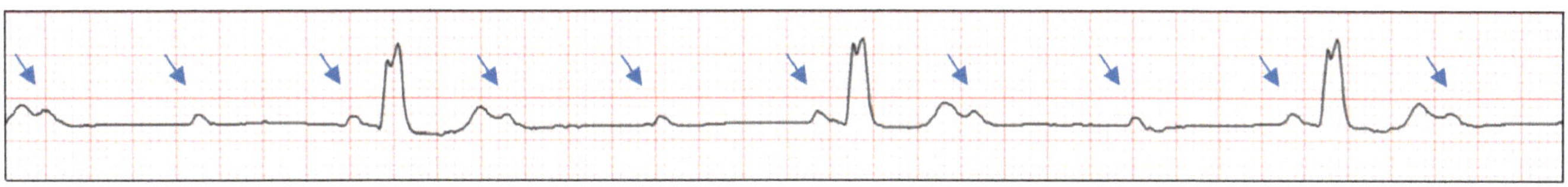

Quiz 30 – Ganz kurze Phase von absoluter Arrhythmie bei Vorhofflimmern.

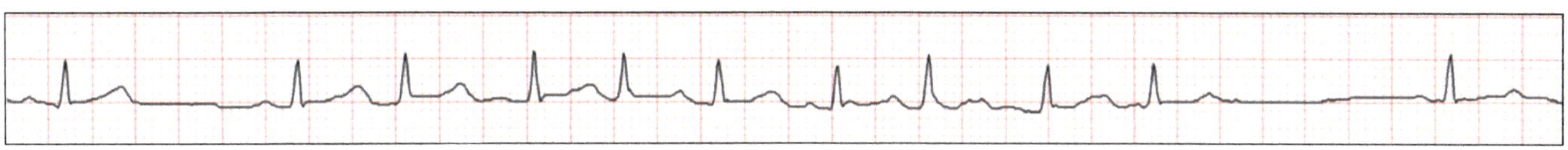

Quiz 31 – SVT mit zunehmender PQ-Zeit bis zur 2:1 Überleitung (Wenckebach-Periodik):

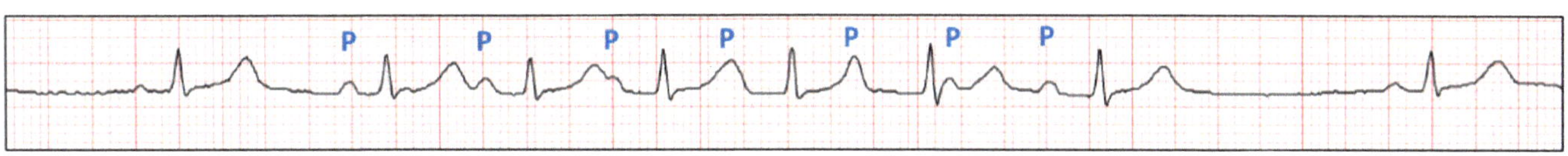

Quiz 32 – Oversensing eines VVI-Schrittmachers mit kurzer Pause. Vermutlich werden Muskelpotentiale vom Schrittmacher falsch interpretiert:

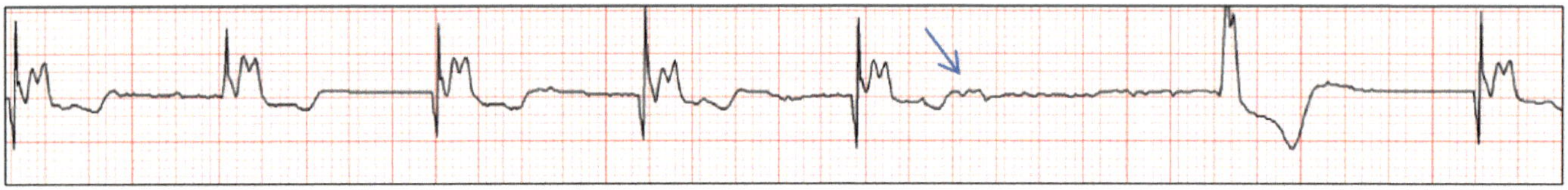

Quiz 33 – Ausgeprägter AV-Block I. Grades mit intermittierender Präexzitation vom WPW-Typ am ehesten aufgrund einer linkslateral gelegenen Extrabahn (Kent-Bündel):

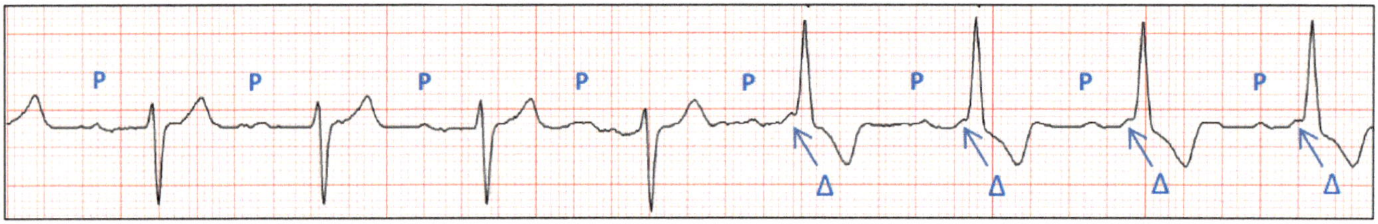

Bei den verbreiterten QRS-Komplexen ist eine Delta-Welle (Δ) erkennbar. Die trotz WPW eher lange PQ-Dauer wird durch den langen bzw. langsamen Weg erklärt, den die Erregungsausbreitung zwischen dem Sinusknoten und der linkslateral gelegenen Extrabahn nimmt.

Quiz 34 – Polymorphe ventrikuläre Tachykardie vom Typ Torsade de pointes. Einige Minuten später kommt es erneut zu einer Torsade de pointes-Tachykardie mit Übergang in Kammerflattern, das letztendlich in Kammerflimmern degeneriert und zum Tode des Patienten führt:

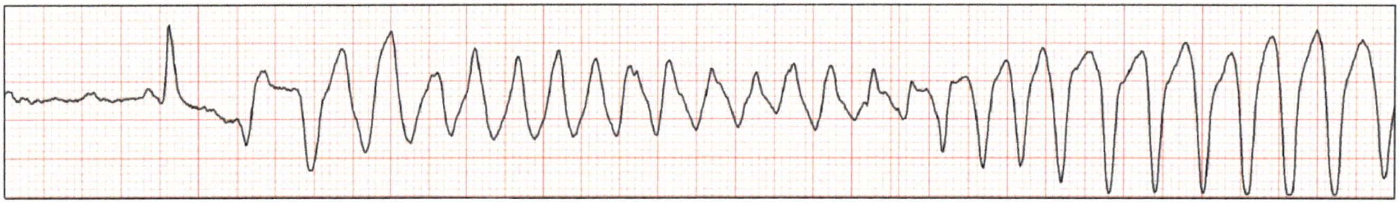

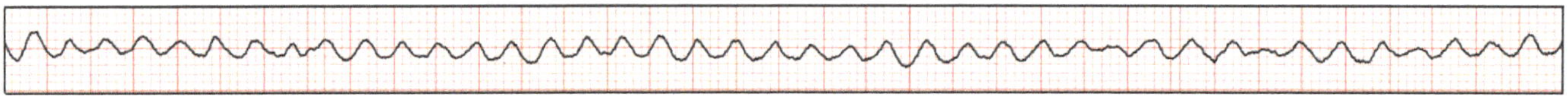

Quiz 35 – SVT-Ende mit Wenckebach-Periodik in Folge (beweist den Weg der Tachykardie über den AV-Knoten):

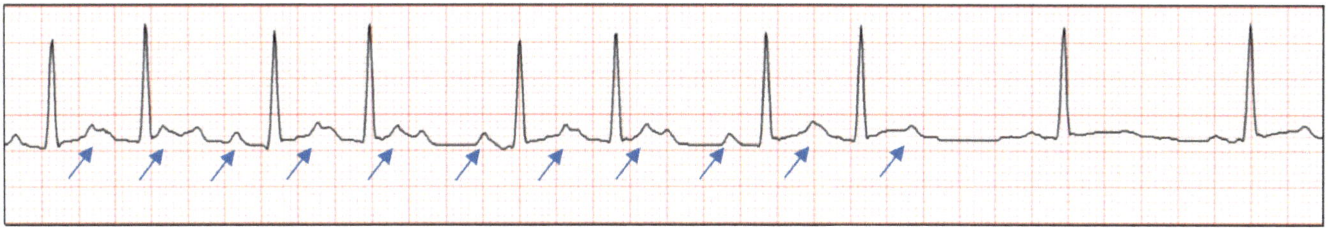

Quiz 36 – Respiratorische Sinusarrhythmie bei WPW-Anomalie mit verkürzter PQ-Zeit und gut erkennbaren Delta-Wellen.

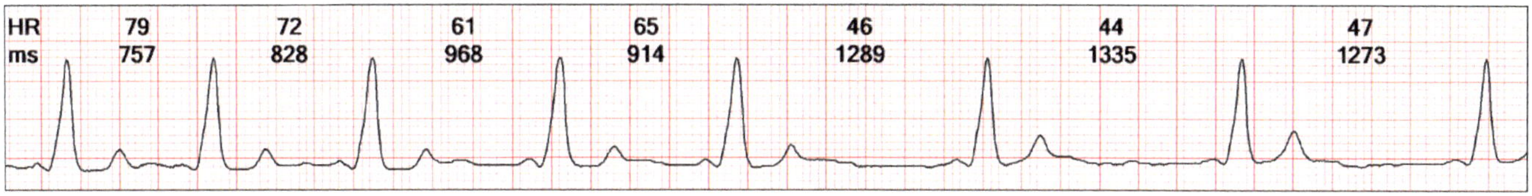

Quiz 37 – Junktionaler Ersatzrhythmus mit retrograden P-Wellen:

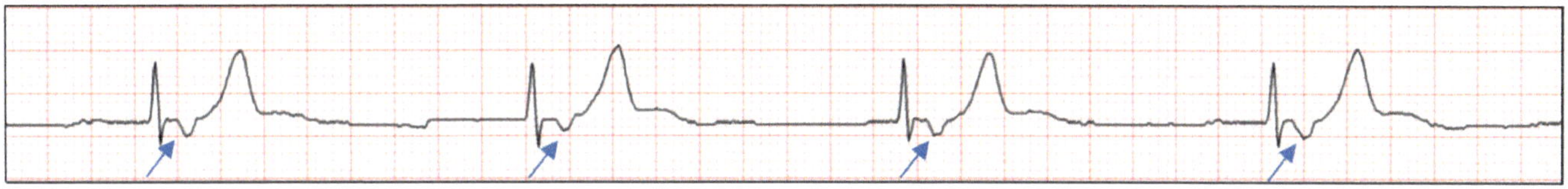

Quiz 38 – Inbetriebnahme des VVI-Schrittmachers nach einer SVES mit „durchlaufenden" P-Wellen.

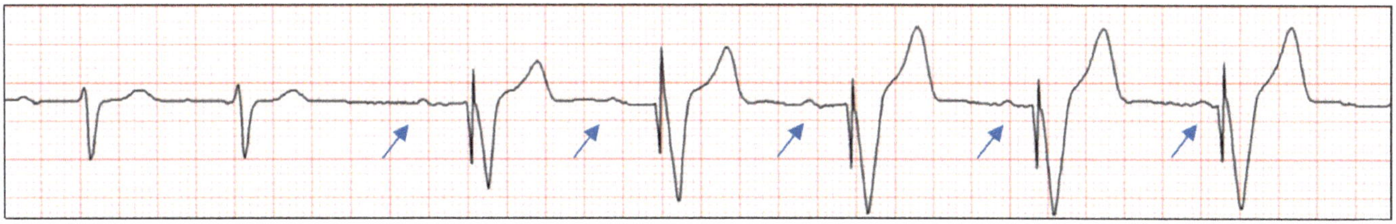

Quiz 39 – Plötzlicher Anstieg der Herzfrequenz durch Auftreten einer AV-junktionalen Reentry-Tachykardie (AVJRT) mit negativen P-Wellen (R-P > P-R), beginnend nach einem Couplet:

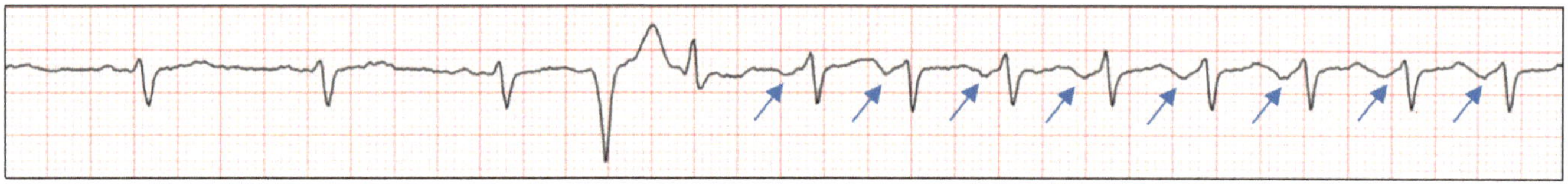

Quiz 40 – Fokale atriale Tachykardie mit regelmäßiger 2:1 AV-Überleitung. Die P-Wellen mit einer Frequenz von 192/Min. sind normal konfiguriert und die isoelektrische Linie ist vor dem QRS-Komplex gut erkennbar. Jede 2. P-Welle wird auf den Ventrikel übergeleitet.

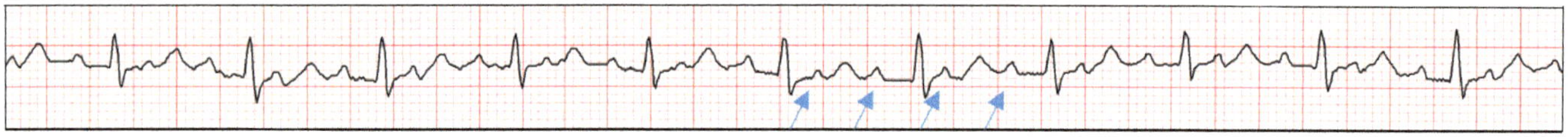

Quiz 41 – Akzelerierter idioventrikulärer Rhythmus (Frequenz < 120/Min.) mit Übergang in eine ventrikuläre Tachykardie (Frequenz > 120/Min.).

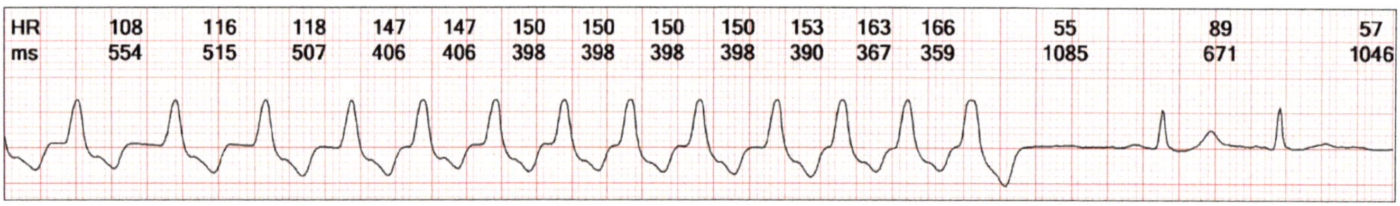

Quiz 42 – AV-Block 2. Grades Typ Wenckebach in Folge.

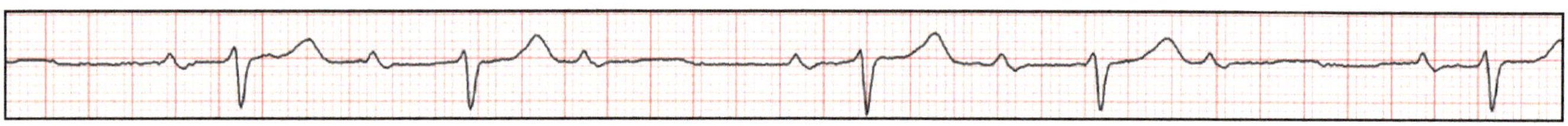

Quiz 43 – Früh einfallende VES, sogenanntes R auf T-Phänomen mit dem Risiko Kammerflimmern auszulösen.

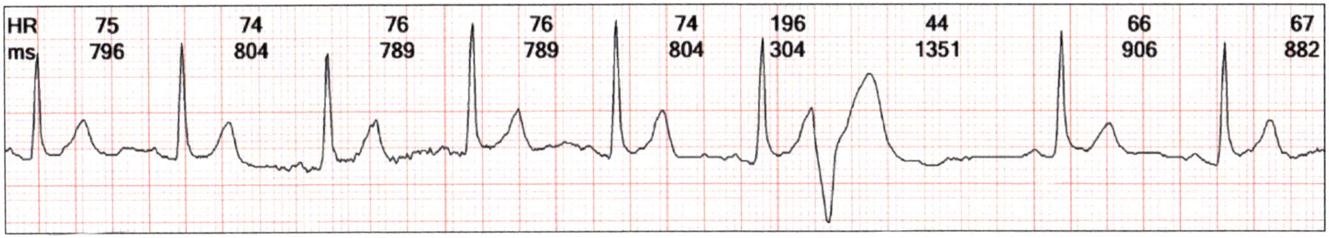

10 Abrechnung der Langzeit-EKG-Auswertung

10.1 Gesetzliche Krankenkassen

EBM-Ziffer 13253

„Computergestützte Auswertung eines kontinuierlich aufgezeichneten Langzeit-EKG von mindestens 18 Stunden Dauer. Anmerkung: Die Berechnung der Gebührenordnungsposition 13253 setzt eine Genehmigung der Kassenärztlichen Vereinigung nach der Vereinbarung zur Durchführung von langzeitelektrokardiographischen Untersuchungen gemäß § 135 Abs. 2 SGB V voraus.“ (www.kbv.de)

10.2 Private Krankenversicherungen

GOÄ-Ziffer: 659

„Elektrokardiographische Untersuchung über mindestens 18 Stunden (Langzeit-EKG) gegebenenfalls einschließlich gleichzeitiger Registrierung von Puls und Atmung , mit Auswertung.“(www.aerzteblatt.de)

Anmerkung: Diese GOÄ-Abrechnungsziffer beinhaltet sowohl das Anlegen als auch die Auswertung des Langzeit-EKGs, sodass üblicherweise der Anleger die Ziffer 659 abrechnet und der Auswerter ihm die Auswertung in Rechnung stellt.

GOÄ-Analogziffer: A636

Zusatz für die Herzfrequenzvariabilität im Rahmen der Langzeit-EKG-Auswertung bei entsprechender Fragestellung (z. B. Diabetes mellitus, KHK usw.).

11 Weiterführende, deutschsprachige Literatur

- Adamec J. und Adamec R. (2009): Das Langzeit-EKG, Verlag Hans Huber
- Arenja N., Cron T. und Kühne M. (2013): Klinik und EKG bei Herzrhythmusstörungen, Schweiz. Med. Forum 2013, 13 (12): 241-247
- Dillier R. (2015): Atrioventrikuläre Reentry-Tachykardie und WPW-Syndrom, herz+gefäss 02-2015: 20-25
- Dürst U. (2011): Supraventrikuläre Tachykardien, herz+gefäss 03-2011: 34-38
- Dürst U. (2011): Ventrikuläre oder Breitkomplex-Tachykardien, herz+gefäss 04-2011: 30-34
- Gilhofer T. S., Studer I. und Müggler S. A. (2013): Wenn das Herz zu tanzen beginnt, Schweiz. Med. Forum 2013, 13 (41) 822-823
- Glaser F. und Pohla M. (2008): EKG-Differentialdiagnostik der Breit-QRS-Komplex-Tachykardien, J Kardiol 2008; 15 (7-8): 218-236
- Hamm Ch. W. und Willems S. (2014): Checkliste EKG, Verlag Thieme
- Hampton J. R. (2005): EKG für Pflegeberufe, Verlag Urban & Fischer
- Hein L. (2009): Long-QT-Syndrom – wenn das Herz aus dem Takt gerät, pharmazeutische Zeitung 10-2009
- Horacek T. (2013): Der EKG-Trainer, Verlag Thieme
- Kalkreuth M. E.(2013): Das Handbuch der Langzeit-Elektrokardiographie, Verlag Steinkopff
- Krehan, L. (2017): Herzrhythmusstörungen, Verlag Lehmanns Media
- Kunze K.-P. und Schofer J. (1995): Herzrhythmusstörungen, Verlag Thieme
- Lam A. und Roten L. (2018): Supraventrikuläre Tachykardie, Schw. Med. Forum 2018;18(49):1028–1036
- Leitz P., Dechering D., Kirchhof P. und Eckardt L (2015).: Supraventrikuläre Tachykardien: In der Regel gutartig, Dtsch Arztebl 2015; 112(38): [16]; DOI: 10.3238/PersKardio.2015.09.18.04
- Müller-Burri S. A.: Bradykarde Herzrhythmusstörungen, herz + gefäss 06-2011: 32-36
- Noti F. und Fuhrer J. (2015): Vorhofflimmern und Vorhofflattern: so ähnlich und so verschieden! Schw. Med. Forum 2015;1 5(40):890–897
- Olligs J. und Eckardt L. (2014): Differentialdiagnose zwischen supraventrikulären und ventrikulären Tachykardien, herzmedizin 04/2014: 14-21
- v. Olshausen K. (2005): EKG-Information, Verlag Steinkopff
- Pop T. und v. Olshausen K. (2014): Differentialdiagnose der Breitkomplextachykardie im Langzeit-EKG, Der Kardiologe 2-2014: 151-160
- Sauer G., Andresen D. und Kollegen (2005): Positionspapier zur Durchführung von Qualitätskontrollen bei Ruhe-, Belastungs- und Langzeit-EKG, Z. Kardiol. 2005 (94): 844-857
- Schläpfer J. und Staeger Ph. (2017): Supraventrikuläre und ventrikuläre Extrasystolen, Schweiz. Med. Forum 2017, 17 (9): 208-213
- Trappe H.-J. und Gummert J. (2011): Aktuelle Schrittmacher- und Defibrillatortherapie, Deutsches Ärzteblatt 21-2011: 372-379
- Weberndörfer V. und Tanner H. (2014): AV-Block, Schweiz. Med. Forum 2014, 14 (14): 295-299

Tabellenverzeichnis

Abbildungsverzeichnis

Register

Die Autoren verzichten auf jegliches Honorar zugunsten der Organisation Ärzte ohne Grenzen e.V.

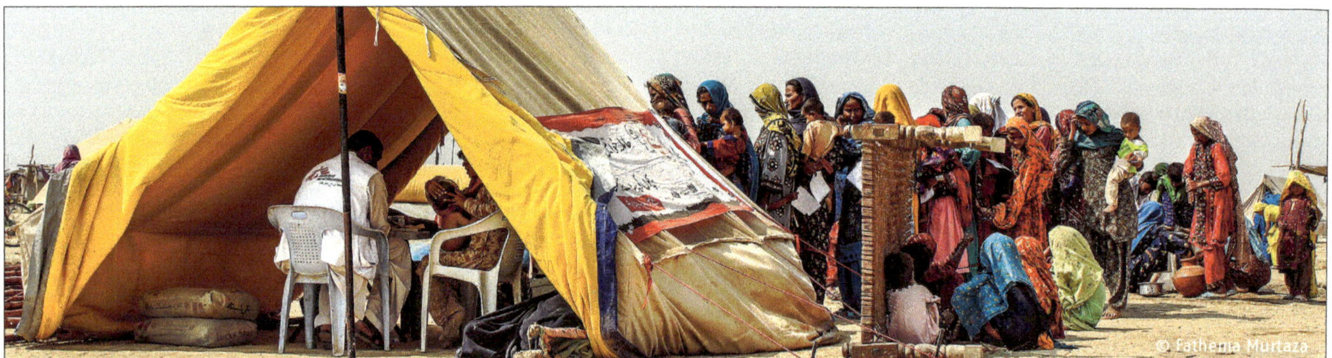

IHR NEUER ARBEITSPLATZ

WIR SUCHEN QUALIFIZIERTE MITARBEITERINNEN UND MITARBEITER, DIE MIT UNS IN DEN BEREICHEN MEDIZIN, TECHNIK, ADMINISTRATION UND PROJEKTKOORDINATION HUMANITÄRE HILFE LEISTEN.

Unsere Teams sind in rund 60 Ländern im Einsatz. Werden Sie ein Teil davon!
Informieren Sie sich online: **www.aerzte-ohne-grenzen.de/mitarbeiten**

MEDECINS SANS FRONTIERES
ÄRZTE OHNE GRENZEN e.V.
Träger des Friedensnobelpreises